·大国医经典医案赏析系列·

章次公

经典医案赏析

总主编　李家庚

主　编　邱明义　陶春晖

中国医药科技出版社

内容提要

　　章次公，名成之，字次公，号之庵，江苏镇江人，以字行医于世。师从孟河名医丁甘仁、经方大家曹颖甫、国医大师章太炎。1980年其门人整理出版《章次公医案》一书。

　　本书精选了部分章次公典型案例进行了赏析。案例以内科为主，兼顾妇科、儿科。选案以案例典型，复诊次数较多，理、法、方、药俱备为原则，保留医案原貌。赏析部分力求言简意赅，条理清晰，深刻阐明医案精神，充分反映章公学术思想，高度概括章公临证经验。本书可供临床中医师及学习研究中医者参考。

图书在版编目（CIP）数据

　　章次公经典医案赏析/邱明义，陶春晖主编．—北京：中国医药科技出版社，2015.2

　　（大国医经典医案赏析系列）

　　ISBN 978 - 7 - 5067 - 7191 - 7

　　Ⅰ.①章…　Ⅱ.①邱…②陶…　Ⅲ.①医案 - 汇编 - 中国 - 近代

　　Ⅳ.①R249.6

　　中国版本图书馆 CIP 数据核字（2014）第 282797 号

美术编辑　陈君杞
版式设计　郭小平

出版　中国医药科技出版社
地址　北京市海淀区文慧园北路甲 22 号
邮编　100082
电话　发行：010 - 62227427　邮购：010 - 62236938
网址　www.cmstp.com
规格　710×1020mm $^1/_{16}$
印张　15 $^3/_4$
字数　202 千字
版次　2015 年 2 月第 1 版
印次　2024 年 6 月第 2 次印刷
印刷　大厂回族自治县彩虹印刷有限公司
经销　全国各地新华书店
书号　ISBN 978 - 7 - 5067 - 7191 - 7
定价　**43.00 元**

前　言 ────────────────────────────

　　医案，古时称为诊籍、脉案及方案，现在亦称为病案、案典。医案是中医临床实践的记录，体现了理法方药的具体运用。中医医案起源极早，其萌芽可追溯到周代，《左传》及先秦诸子著作中亦散在记载关于医家诊治疾病的过程，可视为医案之雏形。现存最早且记录比较完整的病案为淳于意的诊籍，每则载有患者姓氏、住址、职务、病名、脉象、治法及预后等内容，涉及内、外、伤、妇、儿各科病证，诊法以脉为主，兼有病机分析，治法有药物、针刺、熏洗等，用药或汤或丸或酒。秦汉以降，医学崇尚方书，直至隋唐五代，医案未能取得突破性发展。宋金元时期为医案空前发展的阶段，宋代许叔微的《伤寒九十论》，是我国现存最早的医案专著。该书将常见的伤寒病证方分为90种，每证一案。立案严谨，内容全面完整，且以《内经》、《难经》、《伤寒论》等经典著作作为依据，对医案加以剖析，颇有启发。然纵览许多名家医案，其并非简单的诊疗纪实，也不同于一般的病历记录，而是取材于大量病案中的验案总结，蕴涵着医家心法和创意，反映了医家临床经验和学术特点，启迪思维，给人以智慧。因此，医案不仅是医学发展的奠基石，也是中医理论形成的最基本元素。

　　大国医是指在中医药历史发展过程中，具有较大声望和非凡中医造诣，对中医药事业发展具有推动作用的著名中医。《大国医经典医案赏析系列》，收集明清及民国时期著名中医医家如喻嘉言、尤在泾、叶天士、吴鞠通、程杏轩、王旭高、费伯雄、陈莲舫、张聿青、丁甘仁、张锡纯、曹颖甫、章次公等的经典医案，这13位医家均为当时名噪一时，并对后世影响深远的中医大家。丛书以各医家医案为分册，以临床各科常见疑难病为主题，内容涉及内、外、妇、儿等临床各科，选录医家具有较高临床价值的病案进行分析、辨别、评按。

　　总的编写原则：依据医家原病案体例，始录该医家原始病案，后对该病案进行赏析，重点揭示案例之精要，指明名医独特之学术思想、知常达变之诊治技巧和用药特色。力求使整个内容突出科学性、先进性、实用性，更进一步贴合临床。

　　是书由湖北中医药大学李家庚教授担任总主编，各分册主编聘请湖北中医药大学、湖北省中医院、武汉市中医院、华中科技大学协和医院、武汉大学人民医院、江汉大学、湖北省高等中医药专科学校等单位的知名中医药专家领衔。几经寒暑，焚膏继晷，数易其稿，终得完功。然因时间仓促，编者学识有限，古今语言差距，理解角度有别，难免挂一漏万，或有未合之处，尚祈学者不吝赐教，以便再版时修改。

大国医经典医案赏析系列编委会

2014 年 9 月 24 日于武昌

编写说明

章次公（1903～1959 年），名成之，字次公，号之庵，江苏镇江人，以字行医于世。1919 年就学于丁甘仁创办的上海中医专门学校，师从孟河名医丁甘仁及经方大家曹颖甫，又问学于国学大师章太炎，学业兼优。1980 年其门人整理出版《章次公医案》一书。是书内容丰富，包括外感、内伤、杂病，内、妇、儿、外各科病症，而以内科为主。"病案书写，简洁清新，出于古人，又不同于古人，参以新知，而无斧凿之痕"，其病案简洁精锻炼，辨证辨病，抓住重点，直入要害。章公博采众长，别出新意，临证触类旁通，时有巧思，推究病因，细致入微，遣方用药，不落俗套，衷中参西，多有创见。为了更好地发掘、传承中医学遗产，探讨名医诊疗疾病的思路与经验、处方用药的体会，以提高临床疗效，特编写《章次公经典医案赏析》一书。

本书以湖南科学技术出版社 2002 年 3 月出版的《章次公医术经验集》为蓝本，旁参江苏科学技术出版社 1980 年出版的《章次公医案》，从其中收集的 720 个案例中选择部分典型案例进行了赏析。案例以内科为主，兼顾妇科、儿科。选案以案例典型，复诊次数较多，理、法、方、药俱备为原则，保留医案原貌。赏析部分力求言简意赅，条理清晰，深刻阐明医案精神，充分反映章公学术思想，高度概括章公临证经验。本书可供临床中医师及学习研究中医者参考。

由于编者水平有限，不当或错误之处在所难免，恳请广大读者批评指正。

《章次公经典医案赏析》编委会
2014 年 8 月

目录

第一章　内　科

一、感冒 ·················· 1

　案 1　外感风寒 ············· 1

　案 2　外感风寒夹湿 ········· 2

　案 3　外感风寒兼阳明里实 ····· 3

　案 4　外感风寒湿兼脾胃内伤 ····· 4

　案 5　外感风寒夹湿，三经合病

　　　　 ················· 5

　案 6　素体阳虚，外感风寒 ······ 5

　案 7　虚人复感风寒 ·········· 6

　案 8　年老体虚，外感风寒 ······ 7

　案 9　孕妇外感风寒 ·········· 8

　案 10　外感湿热，邪客少阳 ····· 9

　案 11　夏季饮冷，外感寒湿 ······ 10

　案 12　外感暑邪，湿重于热 ······ 10

　案 13　风寒犯肺，肺失宣降 ······ 11

二、春温、风温 ············· 12

　案 1　气阴两伤（春温） ······· 12

　案 2　痰热壅肺兼阴伤（风温） ····· 13

　案 3　痰热壅肺（风温） ········ 14

　案 4　热结肠腑（风温） ········ 15

　案 5　正气外脱（风温） ········ 16

三、暑湿、湿温 ············· 17

　案 1　暑温夹湿 ············· 17

　案 2　邪伏膜原（湿温） ········ 18

　案 3　热重于湿（湿温） ········ 19

　案 4　温邪扰神（湿温） ········ 20

　案 5　邪入血分（湿温） ········ 21

　案 6　热入营分（湿温） ········ 23

　案 7　湿热并重（湿温） ········ 24

　案 8　湿热阻滞肠道（湿温） ····· 24

四、秋温、冬温 ············· 25

　案 1　温热扰神（秋温） ········ 25

　案 2　痰热结聚（秋温） ········ 26

　案 3　邪入血分（秋温） ········ 27

案 4 热陷心包（冬温）……… 28

五、温疫 ……………………… 29

案 1 温热毒邪结于肠腑（疫疹）

……………………………… 29

案 2 温热毒邪内蕴（疫疹轻证）

……………………………… 30

案 3 湿困中焦（湿温）……… 31

六、咳喘 ……………………… 31

案 1 外感寒邪，内有痰饮 …… 31

案 2 外感风邪兼心阴阳两虚 … 32

案 3 外感风燥，肺失宣降 …… 33

案 4 外感寒邪，肺气上逆 …… 34

案 5 阳虚卫弱 ……………… 34

案 6 外感风寒湿邪 ………… 35

案 7 肝失条达，木火刑金 …… 36

案 8 肺与大肠同燥 ………… 37

案 9 肺肾阴虚，阴火上炎 …… 38

七、肺痨 ……………………… 39

案 1 阴虚火旺，虚火生痰 …… 39

案 2 肺阴亏虚，虚火旺盛 …… 40

案 3 阴虚火旺，肺肾之阴大亏

……………………………… 41

案 4 阴虚火旺，胯间阴痰 …… 43

案 5 阴阳两虚 ……………… 44

案 6 阴阳气血俱虚 ………… 45

案 7 正气不足，阴火上炎 …… 46

八、血证 ……………………… 47

案 1 肺阴亏虚（咯血）……… 47

案 2 气血两虚，脾肾双亏（痰血）

……………………………… 48

案 3 肺肝肾三脏俱虚（痰血）

……………………………… 49

案 4 阴虚火旺，迫血妄行（咯血）

……………………………… 51

案 5 痰血愈后，阴阳两虚 …… 52

案 6 肝胃火旺（鼻衄）……… 53

案 7 肝肾阴虚（鼻衄）……… 54

案 8 吐血后脾肾阳虚，气血

阴阳俱虚 ……………… 55

案 9 气血两虚（痔血）……… 56

案 10 肾阳亏虚，阴血不足（尿血）

……………………………… 57

九、胸痹 ……………………… 58

案 1 心肾阳虚，痰饮内停 …… 58

案 2 心阳亏虚，浊邪盘踞 …… 59

案 3 心阴阳两虚 …………… 60

案 4 外伤瘀血内停 ………… 61

十、头痛 ……………………… 61

案 1 气血凝滞 ……………… 61

案 2 血虚生风 ……………… 62

案 3 肝肾阴虚 ……………… 63

案 4 肝火上炎，腑气不通 …… 64

十一、气病 …………………… 65

案 1 阳虚阴盛 ……………… 65

案 2　气郁血虚 ……… 66

案 3　气郁痰凝，阻滞胸咽 ……… 67

案 4　肝郁痰凝，气血瘀滞 ……… 68

案 5　寒凝气滞 ……… 68

案 6　肝气郁结，痰火内扰 ……… 69

十二、中风 ……… 70

案 1　肝肾阴虚，气血亏损，经络
　　　瘀阻 ……… 70

案 2　肝肾阴虚，肝阳上亢，痰瘀
　　　互结 ……… 71

案 3　素体亏虚，脏腑功能失调，
　　　痰火上扰清窍 ……… 72

十三、肝阳、肝风 ……… 74

案 1　肝风、肝火挟风热上攻（头痛）
　　　……… 74

案 2　血气亏少，心失所养（脏躁）
　　　……… 74

案 3　肝肾阴虚，热扰心神（不寐）
　　　……… 75

案 4　肝肾阴虚，肝阳上亢（眩晕）
　　　……… 76

案 5　脾肾阳虚（痫病） ……… 77

十四、痹证 ……… 78

案 1　寒邪兼夹风湿，痹阻经络
　　　（痛痹） ……… 78

案 2　风寒湿侵袭，气滞血瘀 ……… 79

案 3　风寒湿邪外侵，气血不畅

（历节） ……… 80

十五、痿证 ……… 81

案 1　督脉受损，瘀血阻络 ……… 81

案 2　精血不足 ……… 82

案 3　先天不足，肝肾亏虚 ……… 83

十六、腰酸、腰痛 ……… 84

案 1　肾阴阳两虚 ……… 84

案 2　风寒痹阻 ……… 84

案 3　风寒侵袭，痹阻经脉 ……… 85

十七、脚气 ……… 86

案 1　湿热脚气 ……… 86

案 2　寒湿脚气 ……… 87

案 3　脚气冲心 ……… 88

案 4　阴血亏虚，湿热内扰 ……… 88

十八、脾胃病 ……… 89

案 1　脾胃虚弱，痰火内结，瘀血
　　　阻络 ……… 89

案 2　痰火内结 ……… 90

案 3　脾胃虚寒，寒凝气滞 ……… 91

案 4　脾虚气滞 ……… 92

案 5　肝气犯胃 ……… 94

案 6　脾虚气滞 ……… 95

案 7　脾胃虚弱，气滞不通 ……… 96

案 8　脾胃虚寒，寒凝气滞 ……… 97

案 9　肠腑燥实，胃失和降 ……… 98

案 10　胃寒气滞 ……… 99

案 11　胃腑气滞不通 ……… 100

案 12　胃寒气滞 …………… 102

案 13　肝胃不和, 气滞不通 …… 103

案 14　胃脘气滞不通 ………… 104

案 15　虚劳里急, 气血阴阳不足,

　　　气虚为主 …………… 105

案 16　虚劳里急, 气血俱虚 …… 106

案 17　虚劳里急, 气血阴阳不足,

　　　血虚为主 …………… 106

案 18　虚劳里急, 气血阴阳不足,

　　　兼气滞不通 ………… 106

案 19　肝胃阴虚 ……………… 107

案 20　寒凝气滞 ……………… 108

案 21　脾胃虚寒, 寒凝气滞 …… 109

案 22　肝气郁结, 肝失条达 …… 110

案 23　脾虚气滞, 虚实夹杂…… 111

案 24　劳力过度, 气机不畅…… 113

案 25　胃中阳气虚损, 阴寒偏盛

　　　………………………… 115

案 26　胃中虚寒 ……………… 116

案 27　脾胃虚寒, 气滞不畅 …… 116

案 28　胃寒气滞 ……………… 116

案 29　脾胃虚寒, 气机痞塞 …… 117

案 30　饥饱失常, 食积不化,

　　　复感寒邪 …………… 118

案 31　胃寒气滞 ……………… 119

案 32　肝气犯胃 ……………… 120

案 33　脾虚生痰 (噎膈) ……… 121

十九、泄泻 ………………………… 122

案 1　湿热内蕴, 大肠传导失职

　　　………………………… 122

案 2　寒邪直中中阳 …………… 123

案 3　外感风寒, 脾肾阳虚 …… 124

案 4　脾肾阳虚 ……………… 125

案 5　脾肾阳虚, 水湿泛滥 …… 126

案 6　脾肾阳虚, 固摄无权 …… 126

案 7　湿热毒邪蕴结大肠 ……… 127

二十、痢疾 ………………………… 128

案 1　痢疾兼外感风寒 ………… 128

案 2　痢疾初起兼表证 ………… 130

案 3　湿热内蕴, 腐秽积于肠道

　　　………………………… 131

案 4　湿热内蕴, 气滞不通 …… 132

案 5　湿热内蕴, 腐秽积于肠道

　　　………………………… 133

案 6　湿热内蕴, 气血腐败, 气机

　　　阻滞 ………………… 134

案 7　孕妇身患痢疾 …………… 135

案 8　痢疾早产, 产后痢疾不止

　　　………………………… 136

案 9　湿热内蕴, 化腐成脓, 气机

　　　阻滞 ………………… 137

案 10　湿热内蕴, 热伤血络 …… 138

案 11　素体不足复感痢疾 ……… 139

案 12　湿热内蕴, 腐秽内积, 气机

阻滞 ……………… 139

案 13 湿热内蕴,热盛阴伤……… 141

案 14 湿热下注,里有积滞,气机
壅滞 ……………… 142

案 15 湿热内蕴,气滞不畅……… 142

案 16 脾胃虚寒,复感寒湿 …… 143

案 17 脾胃虚寒,寒湿积滞肠道
……………… 144

案 18 脾胃虚弱,气机阻滞 …… 145

案 19 脾肾阳虚,肠中积滞……… 148

案 20 脾肾阳虚,运化失常……… 150

案 21 痢疾日久,猝感外邪……… 151

案 22 痢疾复发,气滞不畅……… 152

案 23 素体有寒,气滞不通 …… 154

二十一、疟疾 ……………… 155

案 1 邪伏少阳夹湿 ……… 155

案 2 阳热炽盛,疟邪兼夹暑湿
……………… 156

案 3 疟邪伏于少阳,正气亏虚
……………… 157

案 4 疟邪未除,正气亏虚……… 158

案 5 久疟不愈,气血亏虚……… 158

二十二、便秘 ……………… 159

案 1 津枯肠燥 ……… 159

案 2 脾虚湿阻 ……… 160

案 3 脾阳不足,寒积中阻……… 161

案 4 肝气郁结,疏泄失常 ……… 162

二十三、黄疸 ……………… 163

案 1 湿热内蕴,肝胆疏泄失常
(阳黄) ……………… 163

案 2 湿热未尽,气机阻滞(阳黄)
……………… 164

案 3 感受疫毒,湿热蕴结中焦,
肝胆疏泄失常 ……… 164

案 4 饮食不慎,湿热熏蒸,肝胆
疏泄失常 ……………… 166

二十四、肿胀 ……………… 167

案 1 肾阳衰微 ……… 167

案 2 心肾阳虚兼气虚,水湿泛滥
……………… 168

案 3 肝失疏泄,水道失于通调
……………… 169

案 4 感受外邪,肺失宣降通调
……………… 171

二十五、失眠 ……………… 172

案 1 肝血亏虚,肝不藏魂……… 172

案 2 肾阳不足,虚火上扰心神
……………… 173

案 3 痰湿扰心 ……… 174

案 4 阴血亏虚,心失所养,肝阳
上亢 ……………… 175

案 5 阴虚火旺,心肾不交 …… 175

二十六、虚劳 ……………… 176

案 1 心气阴两虚 ……… 176

案2 阴虚火旺津亏 ········· 177

案3 肝肾阴虚 ··············· 178

案4 肝肾不足，相火离位 ··· 179

案5 气虚血亏，劳倦发热 ··· 181

案6 肝肾阴虚，相火炽盛 ··· 183

案7 内伤虚热兼外感 ······· 184

案8 肾阴亏虚 ··············· 185

案9 脾肾亏虚 ··············· 185

案10 肾阴阳俱虚 ··········· 186

案11 气阴不足，阴阳俱虚 ··· 186

案12 肾虚血燥 ············· 187

案13 气血亏虚 ············· 188

案14 肝肾阴虚 ············· 189

案15 肾阴亏虚，虚火上炎 ··· 190

案16 肾阳不足 ············· 190

案17 肾阴不足，湿火上冲 ··· 191

案18 肾水亏虚，气血不足，兼风
　　　湿毒邪 ················· 192

二十七、淋浊 ················· 193

案1 湿热蕴结下焦 ········· 193

案2 肺肾阴虚兼表证 ······· 194

案3 下焦湿热，热盛津伤 ··· 195

二十八、其他 ················· 196

案1 邪热蕴肺（肺痈）····· 196

案2 脾胃伏火，邪气外发（风疹）
　　　··············· 198

案3 少阳阳明合病（心痛）
　　　··············· 199

案4 阴寒凝滞，脾肾阳虚（疝气）
　　　··············· 200

案5 邪郁少阳，热结阳明（耳聋）
　　　··············· 202

第二章　妇　科

一、月经病 ················· 204

案1 肝气郁结（经行后期）
　　　··············· 204

案2 脾肾阳虚（经行后期）
　　　··············· 205

案3 精血亏虚（经行后期）
　　　··············· 205

案4 气血亏虚（闭经）····· 206

案5 肾虚不固（崩漏）····· 207

案6 血虚（崩漏）········· 207

案7 血瘀（崩漏）········· 208

案8 血瘀（崩漏）········· 208

案9 虚实夹杂（崩漏）····· 209

二、带下病 ················· 210

案1 湿热下注 ············· 210

案2 脾肾两虚 ············· 210

案 3　湿热兼瘀 …………… 211

三、妊娠病 …………………… 212

　　案 1　脾肾两虚 …………… 212

　　案 2　肾虚腹痛 …………… 212

　　案 3　脾肾两虚（胎漏）………… 212

四、产后病 …………………… 213

　　案 1　脾肾两虚（恶露不尽）

　　　　　…………………… 213

　　案 2　湿热瘀滞（恶露不尽）

　　　　　…………………… 213

第三章　儿　科

一、温病 ……………………… 215

　　案 1　热重于湿 …………… 215

　　案 2　阳明热盛 …………… 216

二、小儿肺炎 ………………… 217

　　案 1　麻毒内陷 …………… 217

　　案 2　肺热壅盛 …………… 218

　　案 3　风温犯肺 …………… 220

　　案 4　风寒犯肺 …………… 221

　　案 5　痰热闭肺 …………… 221

三、麻疹 ……………………… 222

　　案 1　麻疹初起 …………… 222

　　案 2　麻疹合并肺炎 ……… 223

四、小儿泄泻 ………………… 224

　　案 1　脾肾阳虚 …………… 224

　　案 2　脾虚泄泻 …………… 224

　　案 3　大肠热炽 …………… 225

　　案 4　邪郁少阳 …………… 226

　　案 5　心肾阳虚 …………… 227

五、小儿痢疾 ………………… 227

　　案 1　热毒痢 ……………… 227

　　案 2　脾肾阳虚痢 ………… 228

　　案 3　寒热错杂痢 ………… 229

六、小儿咳嗽 ………………… 229

　　案 1　风寒咳嗽 …………… 229

　　案 2　痰浊内阻 …………… 230

　　案 3　风热咳嗽 …………… 230

七、丹痧 ……………………… 231

　　喉痧重症 …………………… 231

第一章 内 科

一、感冒

案1 外感风寒

魏男

壮热骤然而起,无前驱症,腰腿剧痛,苔白薄满布。非温散不可。

生麻黄3克　川桂枝5克　羌独活各6克　秦艽、西河柳、六神曲各9克　杏仁泥12克　粉甘草3克

【赏析】

　　本案为外感风寒所致。风寒袭表,营卫首当其冲,卫阳奋而抗邪,复因寒性收引凝滞,腠理不通,卫阳被遏,邪正交争,故见发热。因感寒较重,故起病急骤且发作较甚,骤见壮热而无前驱症状。章公治用麻黄汤为主,以方测证,必发热、恶寒、无汗同见。寒袭太阳,留滞经脉,气血凝滞失于流通,故见腰腿剧痛,腿及腰背皆太阳经循行所过也。《伤寒论》35条"太阳病,头痛,发热,身疼,腰痛,骨节疼痛,恶风,无汗而喘者,麻黄汤主之",正为感受风寒之邪易现诸疼痛之症之明证。苔白薄满布正是感寒且发病不久之征象。既外感风寒,则治用辛温发散之品发汗解表,复参其腰背疼痛之剧烈,兼以通经络止疼痛,故章公言"非温散不可"。章公用麻黄汤治此案,正是合拍。方中麻黄发汗解表,桂枝发汗解肌,麻黄配桂枝则发汗之力强劲,杏仁止咳平喘,并可助麻黄发汗之力。因疼痛较甚,故加羌活、独活

既可止痛，又可祛风寒之邪。秦艽通经络止痛，西河柳即桎柳，二者合用，每多用于风湿关节疼痛，筋脉挛急之证，故推测该证应为平素阳气壮旺之人突受冬日寒雨而起，如此之治方为的候。且寒湿多有碍胃，故加神曲以助脾胃运化。甘草可调和诸药，并防辛温太过而有损于正。全方散寒兼以通络，除湿复加和胃，运用之妙，存乎一心。

案2　外感风寒夹湿

侯男

热6日，未得畅汗，腰部酸楚不可耐，头为之痛。

生麻黄3克　杏仁泥9克　杭白芍5克　羌活6克　蔓荆子9克　桂枝5克　香白芷9克　川芎5克　甘草3克

【赏析】

本案为外感风寒夹杂湿邪所致。风寒束表，腠理不通，卫阳郁遏，邪正交争，故见发热；卫阳被遏，肌表不得卫阳之温煦，故有恶寒；寒性收引，腠理闭塞、玄府不通则无汗；太阳受邪，寒滞经脉，影响气血流通，故见腰酸；头窍为风寒之邪侵袭，故见头痛。《伤寒论》35条："太阳病，头痛，发热，身疼，腰痛，骨节疼痛，恶风，无汗而喘者，麻黄汤主之。"此时正当用辛温发汗解表的麻黄汤一汗而解风寒，无奈前医治不得法，或自治治不得效，故未得畅汗，寒邪羁留，使病情迁延，虽发热6日而病不愈。此时虽有汗出但未得畅汗，发热、腰部酸楚不可耐仍为风寒之邪侵袭太阳之证，则仍当用麻黄汤发汗解表。但章公同时注意到该证与风寒表实之伤寒已然不同，因得汗但未畅，汗虽出邪却未能尽去，必然营阴有损，故加白芍养营益阴，桂枝、白芍、甘草正是桂枝汤之主药，此取麻桂合方之意；加羌活、白芷祛风除湿止腰痛，加蔓荆子、川芎止头痛；用甘草调和诸药。全方方证对应，正合"未得畅汗"之变证。章公于本案中虽取麻桂合方之意，但未尽如《伤寒论》之例，这与其强调临床实效因而厚古但不薄今，法古绝未拘泥，博采众长自能信手拈来，忽视惯例然后天马行空的一贯学术风格有明显关系。

案3　外感风寒兼阳明里实

曹男

形寒骨楚，风寒束于太阳之表，腠理不得疏泄也。不更衣7日，仲景有桂枝汤加大黄之例，今师其意。

川桂枝 (后下)、生麻黄、蔓荆子各3克　羌活9克　生锦纹3克 (锉细末分吞)
郁李仁12克　杏仁泥18克　晚蚕沙9克 (包)　粉甘草3克

【赏析】

本案为外感风寒而兼阳明里实之证。不更衣7日，此为阳明里实之证。此时又外感风寒之邪，故章公云："风寒束于太阳之表，腠理不得疏泄。"风寒束于太阳之表，卫阳被遏，不得温煦肌表，则形寒；风寒之邪侵袭太阳之经络，故见骨节酸楚；风寒束表，营阴郁滞，腠理不得疏泄则无汗出。故治当表里两解，外散风寒，内去里实，用桂枝加大黄汤加减。方中桂枝发汗解肌散寒，麻黄善于发汗解表、祛风寒，蔓荆子、羌活止头身疼痛，且可增强解表之力，晚蚕沙和胃止痛，大黄小量且生用正是取其轻泻之功，重用郁李仁、杏仁润肠通便，以助大黄通腑泻下，甘草调和诸药。诸药合用，表邪得解，里实得通，则表里之邪得解。

一如既往的是，章公学经典法却未死于句下，"师古方意而不泥于成方"，融会贯通，无招胜有招之功自仲景之下能如是者鲜矣。仲师于《伤寒论》101条示："伤寒中风，有柴胡证，但见一证便是，不必悉具。"不必悉具的岂仅柴胡证诸症，其他汤证亦是莫不如此。如《伤寒论》35条："太阳病，头痛，发热，身疼，腰痛，骨节疼痛，恶风，无汗而喘者，麻黄汤主之。"临证之时，自不必待诸症悉具方可诊为麻黄汤证。诊断既已不必悉具，推而广之，处方用药亦可不必悉具，《伤寒论》中用药灵活不拘之处俯身遍拾，不再赘述。齐白石谓"学我者生，似我者死"，而章公则"师古方意而不泥于成方"，二者有异曲同工之妙。

案4　外感风寒湿兼脾胃内伤

张女

骤然而热，恶寒，无汗，头痛，一身酸楚，胸中苦闷，苔薄白而腻，脉不数。感冒之象毕露，一般非一候不能解。

荆芥、防风各6克　大川芎5克　薤白头9克　春砂壳3克　生枳实6克　粉甘草3克

【赏析】

本案为暑湿之季外感风寒湿邪、内伤脾胃所致。暑湿之季感受风寒湿邪，多由贪凉饮冷、当风灌汗而诱发，临床中亦不鲜见。本已有诸多风寒见证，复因湿邪阻滞气机，故见胸中苦闷；苔薄白而腻为寒湿之象，故治当发汗解表、理气化湿。常有热与湿邪相混，则如油入面之说，风寒之邪与湿相杂，岂非亦是如此？故其证常缠绵难愈。章公初用辛凉解表轻剂（具体用药未列）未效，正是此例，故案中明确总结"一般非一候不能解"。然章公改用加味麻黄汤之意治之。因暑湿之季且江浙之人，麻、桂断然不可用，故用荆芥、防风辛温发汗解表，川芎祛风止头痛，砂壳、枳实、薤白辛香化湿理气，甘草调和诸药。药症虽已相符，但希冀本已杂混之风寒湿邪能一药而解，显然强人所难。风寒之邪已解，但湿邪仍然残留未尽，故继之以佩兰、神曲、砂壳等芳香化浊、理气消导之品以奏全功。同时，章公临证时用辛温解表药后，必嘱病人温服、覆被等将息之法，则完全取之于《伤寒论》。章公遣方用药灵活不拘，但此处将息之法却谨遵《伤寒论》之例，充分反映其治疗以临床实效为根本、组方则全无框架束缚之目的明确、手法灵动的特点，颇值学习借鉴。

案5　外感风寒夹湿，三经合病

杨男

外感夹湿，湿为阴邪，故恶寒特甚而两足冷。

桂枝、当归、白芷、草果各9克　蚕沙12克（包）　秦艽9克　川芎6克　细辛3克　灵仙、神曲各9克

【赏析】

此为外感风寒夹湿而致太阳、太阴、厥阴同时受病所致，是《伤寒论》所称的"合病"，证情较重。外感风寒，风寒束表，卫阳被遏，肌表不得卫阳之温煦，故恶寒特甚；且寒邪直犯太阴、厥阴，伤及机体阳气，故会加重恶寒；素有血虚旧疾，寒湿之邪入中厥阴，导致血虚肝寒，血寒不温不得温煦肢体，故见两足冷；外感夹湿，当见脾虚湿邪阻滞见证，如纳差、胸闷等症状。治当祛风散寒、温里除湿，药用桂枝、细辛、白芷祛风散寒、除湿温里，当归、川芎行气养血，草果、蚕沙、神曲燥湿健脾和胃，秦艽、威灵仙疏通经络，诸药合用共奏祛风散寒、温里除湿之功。本病寒湿之邪较重，恐白芍滋腻阴寒，有碍脾胃运化，故而不用。

案6　素体阳虚，外感风寒

陈男

阳虚之人，重受风寒而咳，身半以下，其痛如刺；热虽不高，而合目有迷蒙状。夫实则谵语，虚则郑声，而脉沉细，虚象也。柯氏有"太阳虚便是少阴"之说，予麻黄附子细辛汤加味。

蜜炙麻黄3克　炮附块6克　北细辛3克　全当归9克　杭白芍9克　炙紫菀9克　炙远志5克　旋覆花9克（包）　炙款冬9克　清炙草3克

【赏析】

此案为素体阳虚之人重感风寒所致，阳虚与外感俱重。此即为《伤寒论》

的太少两感（太阳与少阴同时感邪得病）。《伤寒论》301条："少阴病始得之，反发热，脉沉者，麻黄细辛附子汤主之。"本案叙证简略，重感风寒，风寒犯肺故见咳嗽；风寒之邪袭表阻滞太阳经络，太阳经气不利，故见身痛；素体阳虚本有内寒，身半以下更属阴位，复重感风寒阴邪，二阴相叠，故身半以下其痛如刺。阳虚感寒，寒邪重伤阳气，机体正虚更甚，故脉沉；阳气虚乏无力鼓动血脉运行，故同见脉细；其合目有迷蒙状何解？《伤寒论》281条："少阴之为病，脉微细，但欲寐也。"但欲寐乃为心肾阳虚，精神萎靡不振，双目无神，眼睑如开似闭，此案合目后有迷蒙状，其意识障碍虽未至嗜睡程度，亦不远矣，与但欲寐相较，显无二致；发热却热度不高实乃阳气虚损之故，正气不足，致正邪交争但不剧烈。既已太少两感，其治单纯表散则伤正，单纯温补则留邪，惟麻黄附子细辛汤标本兼顾，温阳解表，方为合拍。方中麻黄解表散寒；附子温经扶阳；细辛既助麻黄解表，又协附子温里；当归、白芍养血和营，并可制约麻黄、附子温燥之性；炙紫菀、炙远志、炙款冬润肺化痰止咳；旋覆花下气消痰；炙甘草调和诸药。全方共奏温阳散寒解表，润肺化痰止咳之功。

案7 虚人复感风寒

葛女

在感冒流行之际，虚人最易感染，其发亦异于常人。今恶寒特甚，手足厥冷，脉细欲绝，盖当归四逆汤证也。

全当归9克 川桂枝6克（后下） 杭白芍9克 北细辛3克 梗通草5克 淡吴萸3克 川羌活9克 左秦艽9克 清炙草3克 生姜2片 大枣7枚

【赏析】

本案为患者素有阳虚血弱，复感风寒所致。素有肝血虚，又感风寒，血虚寒凝，脉道失充且为寒所束，则见脉细欲绝；阳气本虚，复为寒阻而不得温煦四末，则见手足厥冷；风寒不但袭表而且直犯厥阴，所以表寒加里寒而恶寒特甚。《伤寒论》351条云："手足厥寒，脉细欲绝者，当归四逆汤主之。"《伤寒论》352条亦云："若其人内有久寒者，宜当归四逆加吴茱萸生姜汤。"本证辨证要点在于手足厥寒、脉细欲绝及内有久寒。本证手足厥寒与四逆汤证手足厥冷同为寒厥，惟四逆汤证是少阴肾阳衰疲，阴寒内盛，阳气不达于四末而手足厥冷且脉微欲绝，本证是厥阴血虚寒凝，经脉失养，故手足厥寒而脉细欲绝，二证厥冷轻重有别，脉有微细不同。因恶寒特甚，其里寒必重。故治当养血散寒，温经通脉，用当归四逆加吴茱萸生姜汤加减。对于本方，《伤寒贯珠集》谓"手足厥寒，脉微欲绝者，阳之虚也，宜四逆辈。脉细欲绝者，血虚不能温于四末，并不能荣于脉中也。夫脉为血之府，而阳为阴之先，故欲续其脉，必益其血，欲益其血，必温其经。方用当归、芍药之润以滋之；甘草、大枣之甘以养之；桂枝、细辛之温以行之；而尤藉通草之入经通脉，以续其绝而止其厥。若其人内有久寒者，必加吴茱萸、生姜之辛以散之……"，此解甚妙。本案再配羌活以发散表邪，秦艽以加强通经络之效，诸药合用，温而不燥，补而不滞，共奏温经散寒养血通脉之功效，用方恰为对证。

案8　年老体虚，外感风寒

李男

老年人各部功能皆形衰减，稍有感冒，遂困惫异常，冷汗如潘。予桂枝汤加附子，咳加紫菀，苔腻加草果。

桂枝5克（后下）　炮附子5克　白芥子5克　杭白芍12克　炙紫菀9克　煨草果6克　粉甘草3克　羌活6克　桑寄生12克　香白芷9克　生姜3片　大枣7枚

【赏析】

本案为阳虚体弱之人外感风寒所致。老年人形气俱衰，本就表阳虚弱，又触冒风寒，寒伤卫阳，风性开泄，卫外不固，故见汗出；心阳虚衰，心液固护不能，故冷汗如潘（潘，音shěn。《说文》：潘，汁也。从水，审声。

《齐民要术》：布绞取瀋，以和花汁。冷汗如瀋，即冷汗如水流漓之意。）；素体气虚，复为表邪所累，故困惫异常；风寒袭表，肺合皮毛，肺气不利则咳嗽；素体阳虚，水湿不化，感邪后湿象更显，故有苔腻。表证已备，但更为重要的是心阳虚衰之冷汗如瀋。《伤寒论》20 条："太阳病，发汗，遂漏不止，其人恶风，小便难，四肢微急，难以屈伸者，桂枝加附子汤主之。"此条为汗不得法而致汗漏不止，而本案为素体阳虚复为邪所感而心阳虚衰冷汗如瀋，其内在机制一致，故其治当扶阳解表，方用桂枝加附子汤加减。方用桂枝汤散寒解肌、调和营卫，以解外感之风寒，且可止汗；表阳不固，冷汗淋漓，故加炮附子温阳固表止汗。陈修园曰："……附子以固少阴之阳，固阳即所以止汗，止汗即所以救液，其理微矣。"以上各药合用即为桂枝加附子汤，又加羌活、白芷以加强散寒之力，加白芥子、紫菀以化痰止咳，加草果以除湿，加桑寄生以祛湿强腰膝，诸药合用则扶阳、解表、化痰止咳、祛湿数法同用，实为对证。

案9　孕妇外感风寒

马女

临风洒然毛耸，一身酸楚如被杖，此时气之征也。重身六个月，大便难，不可峻下。

川桂枝5克（后下）　杭白芍9克　粉甘草3克　青防风9克　川羌活9克　左秦艽9克　光杏仁15克　炒枳实9克　全瓜蒌12克　六神曲9克　生姜2片　大枣7枚

【赏析】

本案为外感风寒之桂枝汤证，但得之于孕妇，不可孟浪。风寒外袭，卫阳受损，不得顾护肌表，则临风洒然毛耸不胜风袭，此即《伤寒论》12 条所谓："太阳中风，……啬啬恶寒，淅淅恶风，翕翕发热，……"太阳经表受邪而经络气血运行不畅，故见一身酸楚如被杖；大便难或因怀孕而本已有之，或因太阳受邪，影响于肺，并及大肠而致。当此表里俱病之时，可考虑表里双解，采用外散表寒内通腑实之法，如桂枝加大黄汤。但本案为孕妇，桂枝汤用之无碍，但若使用大黄等悍勇荡涤之辈未免太过孟浪，故章公明言"不可峻下"。解表仍宜桂枝汤，通里则加润下辈。方中桂枝汤散寒解表、调和营卫，且有止痛之效；加防风、羌活以加强散寒解表止痛之力；加杏仁、全瓜蒌以润下通便；枳实、神曲和胃消积，且枳实可通降腑气，以助杏仁、全瓜蒌通便。诸药合用，不但祛风寒解表邪，而且通下不伤胎气，配伍精当。

案 10　外感湿热，邪客少阳

奚男

白昼绝对不热，其热作于夜间，连作 3 夜，热时汗出，其舌苔薄黄带腻，兼见骨节酸痛，则主感冒。感冒亦有此种热型者。

醋炒柴胡 6 克　白芍 6 克　酒炒黑大豆 12 克　淡黄芩 5 克　白薇 9 克　煨草果 5 克　秦艽 9 克　片姜黄 5 克　威灵仙 9 克　粉甘草 3 克

【赏析】

本案为外感湿热，湿热之邪客于少阳半表半里所致。感受湿热，湿性重着，常见肌肉骨节酸楚，湿邪阻滞经络之气，则见骨节疼痛，舌苔薄黄带腻为湿热之邪所致。舌苔薄黄示热邪不炽，舌苔带有腻象而非苔腻说明湿邪亦轻，故本案虽为湿热，但并无身热不扬等湿热的显著特点。相反，该案发热的特点为白日不热，其热发于夜间，对此，章公明确说"感冒亦有此种热型者"。夜间发热多为阴虚发热，而本例为湿热所致，究其原因，显然湿热之邪客于少阳半表半里，但邪较轻。因热邪轻而不著，故白昼不热；而入夜阳气入于阴分，则湿与热纠结作祟，故发热于夜间出现，且有汗出。因病发时间较短，只有三夜，故拟诊为感冒，如果夜间发热日久不愈，则当考虑阴虚发热或温邪伏于营血或瘀血发热的可能。治当化湿透热，和解少阳，方用小柴胡汤加减。方中柴胡、黄芩和解少阳而退热，白薇、秦艽清退潮热，草果燥化湿浊，黑大豆、姜黄、威灵仙祛湿止痛通经络，白芍、黑大豆可和营益阴，防发热汗出多而伤阴，甘草调和诸药。全方共奏化湿透热、通络止痛之功效。

案 11　夏季饮冷，外感寒湿

冯男

苔有湿象，头眩，神倦，此暑邪也。

香薷9克　扁豆9克　厚朴花3克　枳壳9克　赤茯苓9克　木瓜9克　佩兰梗6克　鲜藿香9克　晚蚕沙9克（包）　佛手6克　五磨饮子9克（分两次吞服）

【赏析】

本病常因夏季乘凉饮冷外感寒湿所致。夏季天气炎热，毛孔开泄，过于贪凉则易受阴风冷气侵袭，胃热阳张，饮冷无制则易水湿败伤脾胃，致水湿内停，此即叶天士所谓"夏热气闭无汗，渴饮停水"。脾阳受挫，外湿、内湿同时侵袭，舌苔当色白而厚腻，此即苔有湿象；湿邪上蒙清窍，清阳被扰则头眩、神倦。治当祛暑解表、化湿和中，方用香薷散加减。方中香薷辛温芳香，解表除寒，祛暑化湿，是夏季解表之要药，叶天士谓香薷"辛温发汗，能泄宿水"。厚朴花苦辛而温，行气除满，内化湿滞，白扁豆健脾和中，渗湿消暑，更加藿香、佩兰、木瓜、蚕沙、茯苓健脾祛湿，藿香兼解表之用，加枳壳、佛手理气宽胸，恐理气药力单薄，故又用五磨饮子（木香、沉香、枳实、乌药、槟榔）温水吞服行气消胸腹气滞。诸药合用，化湿、散寒、理气功效俱强。

案 12　外感暑邪，湿重于热

曹女

从童年迄今，每逢夏令有疰夏。下午有微热，纳呆，苔腻，予芳香化浊法。

佩兰叶12克　生苍术6克　橘皮6克　扁豆衣12克　厚朴3克　车前子12克　炒薏苡仁18克　藿香梗12克　佛手片5克

二诊：下午体温正常，食量亦增，唯疲乏而已。

生苍术6克 木瓜6克 陈皮6克 川朴3克 米仁15克 佛手5克 谷麦芽
各12克 砂仁3克

【赏析】

痄夏即夏季热，病人每每在夏季发热，而在春秋冬三季则无，多见于小儿，因小儿形气未充，体温调节功能尚未完善；成人素体偏弱者亦可见之。夏季阳气壮盛，天地气蒸，亦是阴阳之气转换之时，阴气内伏，暑毒外蒸，最易引发"阳泄于外，湿蕴于内"的疾病，痄夏即其中最为常见之一。其病因多为暑邪夹湿，但有偏暑热、偏湿的不同。偏湿盛者，其热不扬，治以芳香化浊、淡渗利湿为主；偏暑热者，每每发热较高，用白虎加苍术汤之类。本病案为湿邪偏盛者。湿热相兼，多阳明受病，故见午后微热；湿盛碍脾，则现纳呆食少。本案患者从童年起既患此痄夏证，素体脾气略有不足兼湿邪停留可知，治以芳香化浊之法，用平胃散加减。方中苍术味苦性温而燥，善于燥湿，兼以健脾；湿邪之运化，皆赖气之运行，气滞则湿郁，厚朴辛苦性温，善能行气消胀，并有芳香苦燥之性，行气而兼祛湿；陈皮理气和胃，芳香醒脾；加藿香、佩兰加强芳化湿浊之功；白扁豆、薏苡仁健脾渗湿；车前子清热利湿，均可加强祛湿之力；佛手理气和胃；甘草和中，调和诸药。服药后湿热大去，下午体温已正常，鉴于其从小即患痄夏，其脾气欠旺可知，故于二诊时去藿香、佩兰、车前子等芳香渗利、易于伤阴之品，加谷麦芽、砂仁、木瓜等消食、祛湿平和之品，以图根治。

案13 风寒犯肺，肺失宣降

张女

感冒发热三四日，咳引胸膺痛，咯痰不爽，临风毛耸。

荆芥9克 白前9克 桔梗3克 紫菀9克 陈皮6克 百部6克 甘草3克
苏子12克

二诊：服止嗽散后，咳嗽减轻，咳引胸膺痛已除，咯痰仍不爽，怕风。

桔梗3克　苏子12克　陈皮6克　牛蒡子9克　薄荷叶5克（后下）　象贝母9克　粉草3克　车前子9克（包）

【赏析】

本案为风寒犯肺咳嗽证，以风为主。外感风寒之邪侵袭肌表，卫阳奋而抗邪与邪交争则见发热；邪伤卫阳，卫阳温煦不能，有恶风之症；风寒犯肺，肺气失宣则咳；邪气郁遏，故咯痰不爽，咳剧则痛引胸膺。治当宣肺止咳，疏风散寒，方用止嗽散加减。方中紫菀、百部温而不热，润而不寒，止咳化痰，桔梗开宣肺气化痰止咳，白前降气化痰止咳，两药一宣一降以复肺气之宣降，荆芥辛温疏风解表，陈皮理气化痰，甘草调和诸药，加苏子以加强温化寒痰止咳之力。服药后，咳嗽已明显减轻，胸膺疼痛已经消失，但咳痰仍不爽，怕冷。今寒邪已去，风邪犹存，兼有化热之象，治以疏风散热，化痰止咳，方取桑菊饮之意，用牛蒡子（即大力子）、薄荷疏风解热，用桔梗、苏子、陈皮、贝母化痰止咳，车前子清肺兼以化痰，甘草调和诸药，甘草与桔梗相伍即为桔梗汤，可以化痰利咽喉。全方共奏疏风清肝、化痰止咳之功。

二、春温、风温

案1　气阴两伤春温

殷男

体温39.9℃，脉数（124次/分），此春温症之重者也。病甫6日，精神殊觉困顿，舌光红起刺。两日之中，冀其速解，不解则缠绵时日矣。

鲜生地24克　知母、玄参、黄芩、连翘、青蒿各9克　天花粉、车前子（包）各12克　郁金3克　鲜石菖蒲6克

二诊：其热一如昨日，夜间两颧发赤，舌红起刺，咳嗽不甚剧而痰多，神志迷蒙，邪陷心包。心包者，实指中枢神经也。

南沙参9克　鲜生地24克　带心麦冬9克　带心连翘12克　桑白皮12克　陈

胆星3克　远志6克　白茅根30克　紫雪丹1.2克（每4小时服0.3克）

【赏析】

本案为春温。春温发生于春季，是感受温热病邪而引起的以发病急骤、初起就有明显里热证候，病情变化迅速，严重者可出现神志昏蒙、痉挛晕厥、斑疹、出血等危重证候的一种急性热病。对于本病的发生，《素问·阴阳应象大论》有"冬伤于寒，春必病温"之说，清·叶天士认为春温分为新感和伏邪，近年有人提出春温当是新感具有较强致病力的温热病邪所致。本案患者感受温热病邪，初诊时即病已6日，壮热，脉数，精神殊觉困顿，舌光红起刺，显然热盛津伤，已入营分。如果不及时治疗，则温热邪气进一步耗气伤阴就会出现神昏、痉厥、斑疹等危候，治当清营解毒，透热养阴，方用清营汤加减。方中生地、玄参、知母、天花粉清热养阴，用黄芩、连翘、青蒿、车前子加强清热解毒之力，用郁金、石菖蒲化痰醒神开窍，连翘透热于外，黄芩清热于上，车前子分消于下，显合叶天士"入营犹可透热转气"之旨。二诊之时神志已现昏蒙之状，而表明邪气进一步深入，邪陷心包矣。故急以清热滋阴，凉血解毒，清心开窍镇痉，方用清营汤加减合紫雪丹。药用生地、沙参、麦冬养阴清热，连翘清热解毒，桑白皮泄肺热，胆星、远志化痰，白茅根清热凉血利尿，使热从小便而出，紫雪丹清热解毒开窍。

案2　痰热壅肺兼阴伤风温

周男

体温39.5℃，谵语见于病起之第3日，在肠伤寒殊为少见。呼吸紧张，时有痰凝于喉间，咯吐不爽，此温邪首先犯肺之候。

桑白皮9克　地骨皮9克　连翘12克　知母9克　杏苡仁各9克　葶苈子9克
地龙9克　远志肉4.5克　瓜蒌仁9克（玄明粉9克同捣）　生甘草2.4克

二诊：气略平，入夜两颧发赤。如见神蒙，便是逆传心包之候。

生麻黄2.4克　生石膏30克　光杏仁9克　粉甘草3克　淡黄芩9克　地龙9

克 桑白皮9克 远志肉4.5克 陈胆星2.4克 石菖蒲9克

【赏析】

本案为痰热壅肺之风温病。本案患者感受风热病邪较重，叶天士谓："温邪上受，首先犯肺，逆传心包。"病邪传入气分，邪热较著，故高热；邪热壅肺，肺气不利则见气喘；肺热灼液为痰则痰凝于喉间而咯吐不爽；邪热扰及心神则见谵语。治当清泻肺热、化痰安神。方用泻白散加减。方中桑白皮、地骨皮、生甘草、连翘、知母、地龙以泻肺经之热，葶苈子、杏仁、薏苡仁、瓜蒌仁消痰利肺，远志化痰且安神，玄明粉与瓜蒌同捣既可清化热痰，且肺与大肠相表里，玄明粉泻热软坚润燥，可通泄大肠而肃泄肺热，行釜底抽薪之举。诸药合用，上下之热兼清，痰与热邪共去，并及心神暂安。二诊时气喘略平，痰凝稍散，痰热稍去但未尽平，用麻杏石甘汤清泻肺热，直折火势，加黄芩、桑白皮、地龙开闭泄热，胆南星、石菖蒲、远志祛痰开窍、宁心安神，诸药共奏廓清痰热之效。肺热得清，自可截断温热病邪逆传心包之险。凡有肺（痰）热壅盛之证，多兼大肠燥结之候，即使病人尚未以此为苦，即《内经》所谓"肺热移于大肠也"。临证之际，在清肺热之时，兼以通腑泄热，每能直截病势。

案3 痰热壅肺（风温）

伊男

平卧则喘，痰有铁锈色，左肋痛，此三者皆肺炎之证候。初起曾有战栗，壮热而神蒙者，属大叶性肺炎。

生麻黄4.5克 桔梗6克 生石膏12克（研末另吞） 黄芩6克 葶苈子6克 杏仁泥12克 杭白芍9克 桑白皮9克 粉草4.5克 活芦根30克（去节）

二诊：痰中仍有铁锈色，肺循环郁血故也。两脉细数不整，平卧则气逆，此二者皆循环系病。病虽因咳而起，治咳尚是次要。麻黄所以为此症主要药，即因其能亢进血压，消失郁血故也。

生麻黄4.5克　升麻4.5克　车前子12克（包）　五味子4.5克　桔梗9克　海蛤壳24克（先煎）　葶苈子9克　杏仁15克　杭白芍12克　桑皮9克　紫菀9克粉甘草4.5克

【赏析】

本案为痰热壅肺之风温病。该患者病初感受风热病邪，但迅速入里犯肺。故虽见战栗恶寒，但切不可误以为是伤寒表证而治之以辛温解表。肺热壅盛则壮热；平卧肺气不利则喘；肺热炼津为痰；热邪灼伤肺络则见痰中有铁锈色；肺络受损则见胸肋疼痛，其中铁锈色痰为大叶性肺炎的典型特征。治当辛凉宣肺、清热平喘、化痰止咳，方用麻杏石甘汤加减。方中生石膏辛甘大寒，清泄肺胃之热以生津，麻黄宣肺止咳平喘，两药相辅相成，既能宣肺又能泄热，生石膏倍于麻黄，不失为辛凉之剂，麻黄得生石膏，则宣肺平喘而不助热，且生石膏得麻黄则清解肺热而不凉遏，杏仁可降利肺气而平喘咳，加桔梗、葶苈子、桑白皮泻肺化痰，加黄芩、芦根清肺热，加白芍养阴止痛，甘草清热解毒止痛且调和诸药。方中生石膏不用煎剂，而用研末另吞，可在保证生石膏清热之力的同时，减少生石膏使用量，此乃先生独特用法，值得学习。二诊时，壮热已退，故去清热之生石膏、黄芩、芦根，加止咳之五味子、海蛤壳、紫菀，海蛤壳兼有清热化痰之用。

案4　热结肠腑（风温）

沈女

肌热恶寒，旬日不解，清晨忽然战栗。凡战栗得汗则解者，名为战汗；不解者，乃高热之前驱。不更衣6日，先予凉膈散。

薄荷6克　山栀9克　黄芩9克　连翘9克　竹叶6克　元明粉9克　制川军9克　甘草3克

【赏析】

本案为风温之热结肠腑证。初始发热恶寒，为邪袭肺卫证，用辛凉解表法如银翘散之类则邪气可解，但因失治疾病迁延十日不解，邪热自太阳而入阳明，自卫分而入气分矣。阳明之热，若仅为无形邪热，或因汗出而稍退，重者可用白虎汤而解，而本案却现战栗汗出、热不稍退，何也？此必非纯为无形之热，结合其不更衣 6 日，当为邪热与肠中糟粕相结而成热结肠腑证。热邪炽盛充斥全身，则见高热，其他见证或有面红目赤、胸膈灼热如焚、烦躁不安、唇焦咽燥口渴、舌红苔黄、脉滑数等，皆为腑实热盛所致，治当通下腑实、清泄膈热，方用凉膈散。方中大黄、元明粉、甘草即调胃承气汤药物组成，可泻热通下腑实，栀子、黄芩清泄膈热，连翘、竹叶、薄荷可泄热透表，诚为本案适用之方。

案5　正气外脱（风温）

陈男

体弱之人，而病极严重之温邪，缠绵时日，正气更伤。今两候终了，转入极期，高热不退、耳聋、谵语，脉微欲绝，此生死之关键系焉。夫正气旺盛则生，衰竭则死。纯用清温开泄，祸不旋踵。昔张景岳治京师一少年，舌焦神愦。以大剂温补回生，其书犹在。

炮附块 9 克　连翘 15 克　郁金 4.5 克　鲜石菖蒲 9 克　鲜生地 30 克　党参 12 克麦冬 15 克　五味子 9 克　黑大豆 30 克（煎汤代水）

【赏析】

本案为温病之正气欲脱证。温病之正气外脱，可见于邪热内陷心包之后。本病患者本属体弱之人，正气素有不足，复染严重之温热病邪，且缠绵时日，温热病邪本易伤津耗气，更奈何其邪气炽盛、正气衰弱乎？正虚无以祛邪，故高热不退；因邪热闭于心包，故神昏谵语，邪热炽盛上扰清窍则耳聋，阳气欲脱则脉微欲绝，舌苔焦燥为邪热致阴伤欲涸之征。邪气炽盛、正气欲脱之际，病情深重、生死存亡之时，意图先予祛邪，待邪去之后再行扶正之法已不可行矣。《素问·标本病传论》谓"间者并行，甚者独行"，此虽"甚者",但亦不可"独行",因若单以泻火解毒而不顾护正气则正气必脱,单以滋阴回阳而不泻火解毒,则必阳不能回且阴不能滋。当此之时,必须甚者并行,治以益气敛阴固脱为主,辅以清火解毒,开窍醒神,方用生脉散合参附汤加减。方中麦冬、党参、五味子组成生脉散,可补益气阴、酸甘化阴、守阴留阳,党参、炮附子组成参附汤,可大补元气、回阳益气固脱,可振奋中阳,挽救心力之衰微,加生地清热养阴,连翘复行透热转气,郁金、石菖蒲开窍醒神,黑大豆除热解毒、补肾益阴。读完此案,复读祝味菊诸使用附子验案,令人收获良多。

三、暑湿、湿温

案1 暑温夹湿

宗男

病甫3日,身热不退,腹痛便溏,日七八行,色红如血,苔腻脉数。暑湿之邪,深伏其内,非小恙也。

白头翁9克　川雅连2.4克　黄柏9克　黄芩9克　银花炭15克　连翘9克郁金6克　马齿苋12克　荠菜花12克　滑石9克　鲜荷梗30厘米

二诊:药后便血大见瘥可,今晨大便色黑而溏,前方再进。

白头翁9克　秦皮9克　川雅连1.8克　黄柏9克　白槿花15克　马齿苋15克败酱草12克　滑石9克　苦参片6克　陈红茶9克

三诊:凡时症初起,便溏如血,继以色黑如胶者,预后大都不良。进白头翁汤,大便次数减。然头昏目眩,神情疲惫,深虑正气不支,发生虚脱。

银花15克　连翘12克　小蓟炭12克　马齿苋12克　贯众炭12克　赤苓12克碧玉散12克(包)　车前子9克(包)　荷梗30厘米

四诊:重用苦寒清肠之剂,便之如酱者已止,而又见咯血。其血虽因咳而来,但其人之血液易于渗溢,已无可讳。肺与大肠相为表里,必须大剂清肠润肺,双管齐下,以免顾此失彼。

玄参6克　寸冬9克　桑白皮9克　知母9克　生侧柏叶18克　茜草炭12克
金银花15克　冬瓜子9克　杏仁泥15克　甘草3克　白茅根1扎

五诊：便血咯血，俱不再作。数日来之变化，固然出乎意外；而今奏效之速，亦非始料所及。热虽下任，而脉犹虚数，还虑虚中生波。

北沙参9克　干地黄12克　白芍9克　麦冬9克　玉竹9克　冬青子9克　旱莲草9克　料豆衣12克

【赏析】

本案为暑湿证。暑湿在病变发展过程中，随着湿邪化热、化燥，其病机演变与暑温无异，故暑温与暑湿不是两个完全不同的温病类型。邪热炽盛，里热蒸腾则见身热不退，脾为湿困，则有便溏，脾失健运、气机阻滞不通则见腹痛，湿热灼伤肠道血络则见便血鲜红。治当清暑利湿止血，方用白头翁汤加减。方中白头翁清热解毒止血，黄连、黄柏清热燥湿，秦皮燥湿止利，并入黄芩、银花、连翘、滑石加强清热之力，加马齿苋、荠菜花、鲜荷梗加强止利功效，其中金银花用炒炭，清透热邪兼以止血。二诊时便血已从鲜血便变为便黑而溏，其湿热之邪灼伤肠道血络已有所缓和，前治有效，故方意不改，略以加减而已。三诊之时，病情大减，大便次数减少，但章公虑其头昏目眩、神情疲惫，为邪热耗气而正气不足之虚象，恐过于苦寒伤正，故改用银翘散透热之意，复加清热利湿止血之辈。四诊时，便如酱色已止，而见咯血，乃大肠邪热上迫所致，但因肺与大肠相表里，在里大肠之热上迫，热灼肺络，故见咯血。因肺与大肠表里俱热，法当肠肺之热兼清，养阴止血并进，方取桑白皮汤与沙参麦冬汤合方之意，并加用白茅根、侧柏叶、茜草炭等止血重剂。五诊时病情基本痊愈，但脉象虚数，为湿热病后气津两伤之象，故清热养阴以善其后。

案2　邪伏膜原（湿温）

谢女

壮热一候，苔白腻满布，胸中窒闷异常，呻吟之声，不绝于耳。此温邪夹湿，交阻肠胃，非短时间所能取效，予达原饮加味。

粉葛9克 柴胡4.5克 黄芩9克 知母9克 枳实9克 槟榔9克 煨草果4.5克 白芍9克 粉草1.5克 佛手9克

【赏析】

本案为湿温病。湿温以夏秋季节雨湿较盛、气候炎热之时为多。本病案湿浊偏盛，湿邪阻滞中上二焦，气机升降不畅，故胸中窒闷异常，患者呻吟不绝以图稍缓其气机郁滞，湿浊上熏于舌则见舌苔白腻厚浊或白腻满布，此二证为达原饮证之典型证候。气机郁滞，郁而化热，且或湿浊渐有化热之象，故见壮热。治当疏利透达膜原湿浊兼以除热，方用达原饮加减。方中槟榔、草果可透达湿热秽浊，知母滋阴清热，白芍敛阴和血，黄芩清湿中之蕴热，甘草和中，因有高热，故加柴胡、葛根除热，另加枳实、佛手理胸中窒闷之气机，全方疏利膜原湿浊而又可除热理气，药证相符，药后病愈。至于章公治湿温证用柴胡、葛根相伍之经验，尤其是柴胡在配方中之作用，吾辈后侪当学习之。

案3 热重于湿（湿温）

孔男

病湿温匝月，苔灰腻，脉濡数，扪其肌肤，不甚润泽而热。与人问答，有意识者半，不知所云者半，合目则谵语频作，不更衣10日许。邪气尚未肃清而正气虚，已是吃紧之极。

软柴胡4.5克 制川朴4.5克 生苍术4.5克 黄芩9克 全瓜蒌12克 杭白芍9克 生枳实9克 连皮槟榔9克 山楂肉12克 莱菔英9克 六神丸30粒（分3次吞）

另：参须15克，浓煎代茶。

【原注】此人午后服药，至翌晨3时许，得垢腻之大便甚畅，热减神清。从此方加减，凡10日许而病瘥。

【赏析】

本案为湿温病之热重于湿，兼正气损伤。因本病患者为湿热之邪致病，故苔显灰腻之色；热则脉数，湿则脉濡；因热邪炽盛故扪之肌肤而热，病久津伤故肌肤干燥而不甚润泽；津伤无水舟停故大便秘结久不得解；热邪扰神则有谵语，神气大损故意识时有昏聩之状。病延日久，正气已损。治当用清热化湿通便，兼以补虚，方用大柴胡汤加减。方中柴胡、黄芩解热透邪，厚朴、枳实、白芍、全瓜蒌降气通便，苍术、槟榔燥化湿邪，山楂、莱菔英理气消食，兼可养阴，更加人参须培补正气，加用六神丸（由麝香、冰片、牛黄、蟾酥、珍珠粉、百草霜组成）清热开窍醒神。方中不用人参而仅用参须者，以其邪气尚盛，不得峻补，以免留寇。午后服药，翌日清晨3时，得污垢腻浊之大便而热减神清，以该方加减，10日后病愈。章公治热病心力衰竭每用六神丸，并认为其可以强心，现已得到临床药理实验证实。章公平素疗疾，从未使用西药，但这并不妨碍其学习及运用西医知识，其学贯中西之处，在老一辈国医名手中颇为突出。

案4　温邪扰神（湿温）

吴男

热已旬余不退，其热早暮起伏，夜来谵语手痉，多半是肠伤寒。泄泻、腹中雷鸣，予葛根芩连汤加味。

粉葛根9克　黄芩9克　川连1.2克　银花炭9克　连翘9克　苦参6克　赤苓12克　六一散12克（包）

二诊：泻减，昨夜依旧谵语手痉，苔不厚腻，此温重于湿者。

清水豆卷12克　黄芩9克　银花9克　连翘12克　青蒿子9克　白薇12克　地龙9克　赤苓9克　天花粉9克　神犀丹1粒（化服）

三诊：据实验室检查报告，可确诊为肠伤寒。耳聋，谵语，手痉，舌红，加养阴药。

银花9克　连翘12克　白薇12克　玄参9克　细生地15克　石斛9克　川连1.5克　知母9克　赤苓12克　神犀丹1粒（化服）

四诊：谵语、手痉大定，数日之内，别无变化，便有出险之望。

银花12克　连翘12克　黄芩9克　生石膏30克（打）　青蒿子9克　白茅根1扎　赤苓9克　石菖蒲9克　神犀丹1粒（化服）

【赏析】

本案为湿温病之湿热困阻胃肠、热扰心神所致。湿温为病，往往缠绵难去，故发热十九日不退，且随正气之盛衰而热有起伏；热邪扰及神明则谵语；热邪伤阴，津伤则筋急，故手部痉急不舒；脾胃气机升降失序，湿浊下迫，则见泄泻、腹中雷鸣。治当清热利湿，方用葛根黄芩黄连汤加减。方中葛根既能退热，又能生发脾胃清阳之气而止下利，黄连、黄芩清热燥湿，厚肠止利，加金银花、连翘加强清热解毒之力且可透热于外，加苦参、赤茯苓、滑石清热燥湿，六一散清热利湿。服药后泄泻减轻，湿微而热仍重，即热重于湿，仍有夜间谵语、手痉挛之证候，乃热入营血，故用清热凉血解毒宣透之神犀丹为主，加用清热之品，服后病情依旧，又见舌红，此时热邪已伤阴，实验室检查报告确诊为肠伤寒，故取犀角地黄汤方意，于神犀丹基础上加用生地、玄参、石斛、知母等大量养阴之品，服后病情大减，既然已无阴伤见证，故以神犀丹加清热之品善后，服后病瘥。值得注意的是治疗过程中，银花、连翘的使用贯彻始终，较之神犀丹有过之而绝无不及，乃谨遵叶天士"入营犹可透热转气"之旨。

案5　邪入血分（湿温）

李男

此严重之湿温证，2日来大便色红，终日神蒙谵语，湿温证而见此候，生命之危，不绝如缕。

川黄柏9克　陈胆星9克　飞滑石15克　白槿花15克　银花炭12克　赤茯苓

18克 鲜石菖蒲9克 马齿苋15克 至宝丹1粒（分4次化服）

二诊：药后红色之便不再作，是为大幸，终日谵语不休，神烦不宁，而面容如此黄晦，脉搏如此细数，皆与证情相反，表示正气竭蹶，苦寒香开之药，势难再进。予全真一气汤作万一之想。

炮附块9克 党参9克 生白术9克 鲜生地30克 麦冬9克 远志6克 陈胆星6克 五味子4.5克 怀牛膝12克

三诊：神志仍旧迷蒙，热度与脉搏仍旧高涨，病在危殆中。

炮附块6克 鲜生地30克 陈胆星6克 鲜菖蒲6克 党参9克 麦冬9克 郁金4.5克 茯神9克

四诊：热虽稽留不退，脉渐次下降，谵语亦减。此证之最严重在谵语之频，脉之细数，此而能稳定，便有转机。

上方加远志6克、带心川贝2.4克。

五诊：热往下挫，神志亦渐次清晰，伤寒极期有进步，大有转危为安之望。

炮附块4.5克 制首乌15克 鲜生地30克 带心川贝2.4克 玉竹12克 麦冬9克 知母9克 远志9克 郁金4.5克 鲜石菖蒲9克

六诊：药后大便得解，热即下挫至常温，舌苔亦化，唯入夜仍有迷蒙状，痰黏难以咯出。如无枝节，可以化险入夷。

南北沙参各9克 远志4.5克 广郁金4.5克 鲜石菖蒲9克 赤苓9克 麦冬9克 桔梗6克 带心川贝2.4克 生苡仁15克 车前子12克（包）

七诊：热已退尽，谵语亦除，大为幸事。

党参9克 干地黄18克 茯苓12克 生黄芪9克 五味子4.5克 麦冬9克 山药9克 仙鹤草15克 浮小麦15克 糯稻根须15克

【赏析】

本案为湿温病之邪热入于血分。湿温病如果病程顺利，邪在气分阶段大多可逐渐解除而向愈，但若气分湿热郁蒸不解，可进而化燥化火，除了可形成燥结阳明等证外，还可内逼营血，内陷厥阴，出现神昏谵语、斑疹、出血、动风发痉等重症，尤其以热伤肠络、迫血外溢而大便下血为多见。严重者可因下血过多，气随血脱而危及生命。本案即是此例病情危重者。患者罹患湿温，邪热化火、化燥而入于血分，灼伤肠络导致肠道出血，故见大便色红；心主血脉，邪热炽盛入血扰乱心神则见神蒙谵语。此为湿温之危重之候，当直折病势，以醒神开窍、凉血止血为法，方用至宝丹加用凉血止血之品。方中至宝丹清热开窍、化浊解毒，加银花炭、马齿苋、白槿花止利止血，黄柏、滑石、赤茯苓燥湿止利，胆南星、石菖蒲开窍醒神。药后出血见止，但正气虚衰明显，恐其欲脱，故用全真一气汤（《冯氏锦囊秘录》，由熟地、麦冬、白术、制附子、人参、牛膝、五味子组成）滋阴救火，阴阳并补，以图留人治病。服后神志仍迷蒙，再加石菖蒲、郁金、茯神醒神开窍安神。药后脉象渐缓，谵语亦减少，但痰黏难以咳出，加远志、川贝开窍化痰。服后高热减退，神志渐渐清晰，因大便难解，于是加制首乌缓通大便，加玉竹、知母清热养阴。服后热退，唯入夜有迷蒙状，痰黏难出，故改用养阴开窍化痰之剂。终使热象退尽，谵语完全消除，而继之以养阴益气之剂善后。此案提示，医者当处处随病情变化而时时辨证用药，才能使复杂之病情逐渐向愈。

案6　热入营分（湿温）

陈男

湿温证中之烟煤舌，多见于2周之后，今七八日已如此，非轻恙也。高热灼手，神志有时迷蒙，予清营汤。

乌犀角（水牛角代）0.9克（磨汁对）　带心麦冬9克　带心连翘15克　知母12克　花粉9克　玄参12克　赤苓12克　鲜菖蒲9克　莲心30粒　淡竹叶30片

【赏析】

本案为湿温病之热入营血证。不仅热入营血，且气分仍有邪热稽留，乃气营两燔之候。邪热炽盛故见高热灼手；邪热扰心则见神志迷蒙；热邪入于营分而灼伤营血则见舌质绛红；真阴亏耗无以上济故舌苔色黑如烟煤，治当清热透营、清心解毒，方用清营汤加减。方中犀角（水牛角代）清热凉血解毒，寒而不遏，且能散瘀；玄参长于滋阴降火解毒；麦冬清热养阴生津；淡竹叶清心热；莲子心清心安神；连翘清热解毒，轻宣透邪，使营分之邪透出气分而解；加知母、天花粉清热养阴；加赤茯苓、鲜菖蒲祛湿开窍。药证相符，此即《素问·至真要大论》所说"热淫于内，治以咸寒，佐以甘苦"之旨。

案7　湿热并重（湿温）

洪女

高热猝然而起，屡次得汗而热不大挫，此温邪也；大便溏而臭，时欲呕。予葛根芩连汤。

葛根12克　川连1.5克　淡黄芩6克　晚蚕沙12克（包）　连翘6克　赤苓6克

金银花12克　姜竹茹6克　荠菜花炭12克

另：六一散30克，代茶。

【赏析】

本案为温热病，主要是湿温之湿热并重型。因感受湿热病邪，感邪较重，热邪炽盛故见高热猝然而起；热被湿恋故屡次发汗而热不大挫。辛温解表之法主要用于外感风寒，但此为温病，且为湿温，辛温发汗之品不中与之。湿热困阻中焦，胃失和降则欲呕吐；下迫大肠，则见大便溏臭。治当清热利湿止呕，方用葛根芩连汤。方中葛根解肌清热，升清气而止泻，黄芩、黄连苦寒清热，坚阴止利，加金银花、连翘清透热邪，六一散清热化湿，蚕沙除湿化浊，竹茹清热止呕，赤苓、荠菜花清热止泻，服后病愈。荠菜花功能清热凉血、解毒止痢，为章公取之民间医疗经验，可资借鉴。

案8　湿热阻滞肠道（湿温）

任男

热 6 日，其热不甚壮，而神色有迷蒙状。不更衣 6 日，时作呕，苔垢腻。此阳明腑实证，当急下存阴。

全当归 9 克　杭白芍 9 克　全瓜蒌 12 克　生锦纹 6 克　制厚朴 2.4 克　生枳实 9 克　姜半夏 9 克　莱菔子 12 克　石菖蒲 9 克　元明粉 12 克（分 2 次冲）

【赏析】

此为温病热结胃肠。温病里结胃肠，邪热内伏，故其热不甚壮；热结胃肠，气机阻滞，腑气不通，则见大便不通；阳明腑热上扰于心，则见神志迷蒙；浊热扰胃，胃气上逆则见呕吐；舌苔垢腻为兼有湿；除此之外，当有腹满硬痛等，此为温病热结胃肠而成阳明腑实。《伤寒论》204 条"伤寒呕多，虽有阳明证，不可攻之"，似乎本案也属不可攻之之例。但学习经典，当以活看，切不可死于句下。204 条意指外感疾病，即使有阳明可下之征，但若频繁呕吐，也不可盲目攻下。但于临床之中阳明腑实之证，大便完全不通，腹满硬痛而呕吐者，常可酌情攻下。本案尚见神色有迷蒙之状，若不攻之，恐迟则生变。如《伤寒论》252 条："伤寒六七日，目中不了了，睛不和，无表里证，大便难，身微热者，此为实也，急下之，宜大承气汤。"即为阳明腑热亢极、邪热伤阴、阴液内竭之证。故治当通下腑实，方用大承气汤加减。方中大黄、元明粉、枳实、厚朴即为大承气汤，通下腑实，加当归、白芍、全瓜蒌、润肠通便，且全当归、白芍兼能养阴，加莱菔子降气，加姜半夏降逆止呕，加石菖蒲芳香开窍。

四、秋温、冬温

案 1　温热扰神（秋温）

谢男

壮热 7 昼夜，夜间较白昼为严重，白昼尚清晰，暮则谵语。凡温邪之发于秋者，热入心包，较其他时令为早。以秋令之燥，温、燥相煽，来势颇重。

忍冬花 9 克　清水豆卷 12 克　连翘 9 克　赤苓 12 克　卷心竹叶 4.5 克　碧玉散

9克（包）　黑山栀9克　枳壳9克　全瓜蒌12克

二诊：其效如此之速，殆温而不夹湿者。

薄荷3克　粉葛6克　佩兰梗9克　全瓜蒌12克　晚蚕沙6克（包）　枳实3克
忍冬花12克　赤苓9克　莱菔英9克　淡子芩4.5克

【赏析】

本案为秋温病之重者。本案之病情乃感受温热邪气，故见壮热持续7昼夜；燥热病邪伤津，故见大便不通；燥气化火，扰乱心神，故暮则谵语。其白昼神志尚清晰但暮则谵语者，乃因白昼阳气外出，邪热存于内，病不甚重，故白日神志尚可；而入暮阳气入里，与在内之邪热两阳相激，热扰心神，故暮则谵语。病在气分，兼有入营之象。治当清热安神、润肠通便，方用银翘散加减。方中金银花、连翘、栀子、竹叶清热安神，加碧玉散、清水豆卷、赤苓清热利尿，使热邪有出路从小便而去，用枳壳、全瓜蒌润肠通便。服药一剂后效果大显，因本病未夹湿邪，故去利湿之清水豆卷、栀子、碧玉散，加清热透邪之黄芩、薄荷、葛根，除湿化浊之佩兰、蚕沙，润肠通便之莱菔英，服药一剂而病愈。分析本案，其病主要在气分，兼有入营，叶天士之谓"到气才可清气，入营犹可透热转气"，章公其治显合此旨。且其清气之热并非单纯清热，而是清热同时使热从肌表及小便而出，故其治取效之速，令人叹为观止。

案2　痰热结聚（秋温）

徐男

清代医家所谓秋温，包括感冒、胃肠炎、轻型之副伤寒三者。病者从无大病，面垢脉软，苔虽腻而白滑，须防上述之第三者。

清水豆卷12克　北柴胡24克　姜半夏9克　江枳实9克　浮萍草6克　黄芩6克　全瓜蒌12克　煨草果4.5克　佩兰梗9克　赤苓9克　粉甘草3克　太乙丹1粒
（分2次吞）

二诊：热虽较减，面垢苔腻亦见减退。前方轻其制。

清水豆卷 12 克　北柴胡 12 克　姜半夏 6 克　枳实 9 克　黄芩 9 克　佩兰梗 9 克　赤苓 9 克　全瓜蒌 9 克　粉甘草 3 克

【赏析】

秋季之温病不独只有秋燥一证，秋季亦有风温之证，本病案即为发于秋季之风温证。其证型主要为痰热结聚，痰浊之邪为病阻痹经脉，则见面垢；痰湿为患则脉见濡软之象；温热之邪为患，则见身热。治当清热利湿化痰，方用小陷胸加枳实汤加减。方中以黄芩代黄连清热燥湿，瓜蒌化痰宽胸，半夏除痰散结，枳实降气开结，属辛开苦降之法，加柴胡、清水豆卷、浮萍退热，加草果、佩兰、赤苓祛湿，甘草清热并调和诸药，用太乙丹祛湿通痹。服药一剂后面垢苔腻身热均有所减轻，药物见效，于是稍作加减轻其制，去发汗之浮萍、燥湿之草果、开窍之太乙丹。本案据载，前后加减用药十付均为清热利湿之剂，病终告愈。章公论柴胡功用有祛瘀、解热、泻下，需细心体会。

案 3　邪入血分（秋温）

张男

秋温侵入血分，面部胸部皮肤焮红如丹，两臂散布红点，咽头红痛。清其热、凉其血。

净连翘 9 克　白薇 12 克　小蓟 9 克　紫草茸 6 克　芦根 100 厘米（去节）　金银花 12 克　黄芩 6 克　丹皮 9 克　绿豆衣 12 克　射干 6 克

二诊：古人以望疹之色，定治疗之法，亦自有其见地。例如疹红者，属热、属血分、属有余之进行性。仍当解热、凉血，平其过胜，为必然矣。

杭菊花 9 克　赤芍 9 克　金银花 15 克　川雅连 1.5 克　全瓜蒌 12 克　嫩白薇 12 克　紫草茸 4.5 克　射干 9 克　紫花地丁 9 克　赤苓 9 克

【赏析】

本案为秋温侵入血分之证，温邪炽盛则见壮热，温热之邪外窜肌肤波及营血，则可外发皮疹而见皮肤出现红润之疹点，甚者见皮肤嫩红如丹，热毒聚结则见咽痛而红。治当清热凉血，药用金银花、连翘、白薇、芦根、黄芩、绿豆衣清热，用射干清热解毒利咽喉，用小蓟、紫草、丹皮凉血止血。服药后诸证大减，仍用前法清热凉血，稍作加减，药用金银花、菊花、紫花地丁、黄连、白薇、紫草、射干清热，全瓜蒌润肠通便，赤苓清利热邪，赤芍凉血止血。服药后热退神爽，皮肤见脱屑成片，此为血热得除之征象，继服数剂防邪热复燃，病果获愈。

案4　热陷心包（冬温）

曹女

冬温28天，神志时明时昧，唇焦齿燥，邪未去而阴已伤，阴伤则热愈炽，恐有痉厥之变。

北沙参9克　玄参9克　带心麦冬9克　天冬9克　白芍9克　连翘9克　黄芩9克　桑白皮9克　白薇12克　川贝6克　朱灯心1.5克　粳米1杯

二诊：检温不甚高，但脉数不静，其主因在咳。病温已匝月，两颧发赤，邪犹留恋，已见神蒙，不可再见气逆。

南北沙参各9克　玄参12克　桑白皮9克　连翘9克　川贝6克　甜葶苈9克　远志4.5克　石菖蒲9克　陈胆星6克　牛黄清心丸1粒（化服）

【赏析】

本案为冬温之热陷心包证。冬季气候反常，应寒反暖，则可能形成风热病邪，风热病邪若侵袭人体则会发生冬温病。本病患者已患冬温28天，已有邪陷心包征象。此时温热之邪气亢盛，故见高热；邪热阻闭心包络，堵塞窍机，扰乱神明，故见神志时明时昧；肺经气分邪热尚未完全内传，肺热气逆则见咳甚；肺热灼液为痰则有咳吐黄稠之痰；邪热伤阴，则见两颧发红、唇焦齿燥等阴津耗伤之证候。治当清热化痰、养阴生津，用沙参麦冬汤加减。方中连翘、玄参、带心麦冬、沙参、天冬、白芍清肺凉营养阴，黄芩、白薇、桑白皮、川贝清热化痰，灯心草清心经之热，粳米养肺胃之气。服药后，高热减退，但仍神蒙，且仍有咳痰、两颧发红，于原方稍作加减，加远志、石菖蒲、陈胆星以化痰开窍，加葶苈子以加强清肺化痰之力，更加局方牛黄清心丸清心开窍、化痰镇惊。

五、温疫

案1 温热毒邪结于肠腑（疫疹）

王女

最近本地流行"七日热"。初起恶寒骨楚，数日后，周身透布散在之红点，亦有神识模糊者，最迟2周可以恢复。今腹痛甚剧，7日仅更衣1次而不畅，治疗之关键在此。

生熟锦纹各6克　生枳实9克　五灵脂9克　莱菔子12克　海南片9克　郁李仁15克（打）　小青皮6克　玄明粉12克　糖炒山楂18克　六神曲12克　杭白芍9克

二诊：温度下挫，尚作惊厥，当然是毒素之刺激。排泄之，无非通利二便。今便通，改予清泄、开窍。

嫩白薇9克　嫩紫草9克　荠菜花炭12克　净连翘12克　黄芩炭9克　炒银花12克　广郁金6克　石菖蒲9克　泽泻9克　赤苓9克

【赏析】

本案为温疫之疫疹，即今之登革热。登革热又称七日热，以大部分病例发热持续七日而得名。温热疫邪初起侵袭卫表、肌腠，故有初起恶寒、骨楚；然后迅速内传入阳明气分，故见高热持续；并波及营分血络，则见周身透布散在之红点；邪热与肠中之糟粕相结则成为阳明腑实证，故见不大便、腹痛、拒按。本病案之关键点为温热毒邪与肠中糟粕相结合，故当采用苦寒攻下邪毒为主，方用大承气汤加减。方中大黄、玄明粉、枳实苦寒清热通腑、攻下邪毒，郁李仁、大腹皮、青皮、莱菔子理气润肠通便，加强通腑泻下之力，白芍、五灵脂凉血活血，使热邪不能与血相结，山楂、神曲顾护胃气，防止大剂量攻下药物伤及正气。服后体温明显下降，但仍有惊厥、疹点等，治当清热凉营、解毒开窍，用紫草、荠菜花炭凉营止血，连翘、金银花、白薇清热透营，泽泻、赤苓通利小便而排毒，郁金、石菖蒲醒神开窍。又，温病神识昏蒙，众人多责之于心包，谓其为湿热等邪所蒙蔽，此说本无大谬，临床中此种情形常有发生，但切不可一见温病神识昏蒙，尽谓其属心包，岂可不知温病神昏，常与阳明腑实有关？本案亦明确指出"今腹痛甚剧，7日仅更衣1次而不畅，治疗之关键在此"，即为此理。伤寒温病皆有谵语神昏之证，切勿忘可责之于阳明胃实者，常须识此，勿令误也。

案2　温热毒邪内蕴（疫疹轻证）

丁男

身热第4日，胸前、两臂散布红点，七日热也。

牛子9克　连翘9克　赤苓9克　紫草茸9克　白茅根1扎　浮萍6克　蝉衣3克　西河柳9克　胡荽子9克（包）　草决明9克

二诊：1周后，脉静身凉，诸恙消失而倦怠，默默不欲食。此最为流行习见者。

香白芷9克　枳实9克　酒炒桑枝12克　佛手9克　薤白头12克　木瓜9克　仙鹤草12克　豨莶草9克　左金丸2.4克（吞）

【赏析】

该案为登革热之病情轻者。温热病邪入于气分，因感受温热病邪较轻，故仅有发热而无神志模糊等症状，温热之邪入于肌腠、波及营分，则见胸前、两臂散布红疹，此时温热之邪侵袭尚浅，直须疏散温邪、宣毒透疹即可，方用透疹汤加减。方中西河柳、浮萍、胡荽子、蝉衣、牛蒡子、紫草疏散温热、清热凉血、透疹外达，连翘、白茅根、赤苓加强清热排毒之功，草决明润肠通便用来排泄肠中之毒，防止热与肠中糟粕相结。服后疾病基本痊愈，但病者倦怠、默默不欲食，此为温病之后正气尚未完全恢复、胃气受损之故，故以益气力、健脾和胃为法，用白芷、枳实、佛手、薤白、木瓜、左金丸（黄连、吴茱萸）理气化湿、健脾和胃，用仙鹤草、桑枝、豨莶草益气强筋骨，以善其后。又，国医大师干祖望对仙鹤草一味颇为推崇，其于《干祖望医话》中曾详细介绍，认为凡神疲乏力之证，仙鹤草均可用之，并自创三仙汤（仙鹤草、仙茅、淫羊藿）用治神疲乏力、精神萎靡，且戏称该方为"中药的激素"，特此录之，以供参考。

案3 湿困中焦（湿温）

罗女

去夏曾病回归热，壮热一来复，脉静身凉一来复，循环不休，1个多月，此番又发作如前状。

明雄黄2.4克 煨草果9克 生苍术9克 黄芩9克 绿豆衣18克

共研细末，分20次吞服，1日3次。

【赏析】

本案为回归热。回归热感染后获得的免疫力持续时间不长，大约为1年，若再次感染则可反复发作。此属湿热病邪侵袭，湿轻热重则发热较高，湿热蕴阻中焦则可见食欲欠佳、恶心呕吐，湿热困脾，则可见腹痛腹泻，邪正相争，邪气盛则发热病复，正气盛则脉静身凉，如此发热期和间歇期可反复发作多次，治当清热燥湿解毒，方中用草果、苍术燥湿辟秽，雄黄、黄芩、绿豆衣清热解毒。该方能对回归热螺旋体起抑制作用，可资参考。

六、咳喘

案1 外感寒邪，内有痰饮

裘男

病者是急性气管炎。素无咯痰，一也；在此时令（12月），二也；洒然有寒意，三也；痰作白沫，喉痛，四也。

牛蒡子12克　桔梗4.5克　白苏子12克　桑白皮9克　射干4.5克　山豆根4.5克
杏仁泥12克　知贝母各9克　杭白芍6克　冬瓜子12克　柏子仁9克　甘草3克

【赏析】

本案为急性气管炎发作。患者于12月患病，此寒令当道之时，外感风寒，卫阳被遏，故病后洒然有寒意。然患者素无咯痰，今见咯痰，痰作白沫，乃寒邪郁肺，气不布津，凝聚为痰所致。风寒外袭，郁而化热，故喉痛。综合来看，其病机应是外感风寒，内有郁热痰饮，肺失宣降，且外感为轻，内证为重。故章公治以疏表清热，祛痰镇咳之法，方用桑白皮汤合桔梗汤化裁。方中桑白皮泻肺平喘；射干清热解毒，利咽喉，消痰涎；苏子降气平喘；桔梗、甘草，宣肺利咽，清热解毒；牛蒡子解表，清热解毒，宣肺利咽，消肿散结；山豆根清热解毒，消肿利咽；《本草求真》谓杏仁"既有发散风寒之能，复有下气除喘之力"；知母清热泻火，生津润燥；贝母清热润肺，化痰止咳；冬瓜子润肺化痰；柏子仁清肺滑痰，此章公之经验；白芍敛阴和营。综观全方，清热化痰散结为主，疏表解肌为辅。大队清热药佐以少量辛温，升降同用，散收相合。章公常用祛风清热，祛痰镇咳之法治疗急性气管炎而每获良效，值得后学效法。

案2　外感风邪兼心阴阳两虚

张女

当咳之初起，音即为之嘎。其咳迄今旬日，此风袭于肺。盗汗、自汗、心中悸，则关乎平日之虚。

蜜炙麻黄3克　射干6克　川贝母2.4克（研末分冲）　杭白芍9克　粉甘草4.5克　五味子3克　浮小麦12克　桑白皮12克　麦门冬9克

【赏析】

《素问病机气宜保命集》："咳谓无痰而有声，肺气伤而不清也；嗽是无声而有痰，脾湿动而为痰也。咳嗽谓有痰而有声，盖因伤于肺气动于脾湿，咳而为嗽也。"患者外感风邪，邪客于肺，故咳；但患者又见自汗、盗汗、心悸等心阴阳两虚证。《伤寒论》第49条云："身重心悸者，不可发汗。"但本案患者，不发汗，则邪无从出，咳亦不能愈，若发汗，又恐耗伤心阴心阳。此病外内合邪，颇为棘手。故以射干麻黄汤合生脉散宣肺祛痰，益气养阴，兼顾脾胃。方中麻黄辛温发汗，且蜜炙量轻，务使发汗和缓，以减少伤阴之副作用；桑白皮甘寒，泻肺平喘；射干苦寒，清热解毒，利咽喉，消痰涎；白芍滋阴养血；麦冬、五味子即生脉散去滋腻之人参，再加入甘草利咽解毒，顾护脾胃，调和诸药；浮小麦益心收敛止汗。综观全方，表里同治，标本兼顾，祛邪不伤正，扶正不敛邪，堪称大师手笔。

案3 外感风燥，肺失宣降

朱男

以咳为主症，痰作白沫，量少而不易咯出，多是气管有炎症。兼见咽干作痛，音为之嗄，则炎症之由来，系风燥之侵袭。

前胡9克 桔梗4.5克 牛蒡子9克 薄荷3克（后下） 浙贝9克 桑叶皮各9克 冬瓜子12克 光杏仁9克 生甘草3克 枇杷叶3片（包） 胖大海3只

【赏析】

《素问·阴阳应象大论》云："燥胜则干。"本案患者外感风燥，故以咳为主，咽干痛，音哑，痰作白沫，量少而不易咯出。《医门法律·卷四·伤燥门》："诸气膹郁之属于肺者，属于肺之燥也。"故治本案患者，宜疏风润燥，以清燥救肺汤加减。方中桑叶味苦、甘、性寒，疏散风热、清肺润燥；枇杷叶，《滇南本草》谓："止咳嗽，消痰定喘，能断痰丝，化顽痰，散吼喘，止气促"；前胡疏散风热，降气化痰；杏仁苦温，止咳平喘；桑白皮甘寒，泻肺平喘；贝母清热润肺，化痰止咳；冬瓜子润肺化痰；桔梗、生甘草、薄荷、牛蒡子、胖大海合用，意在引药上行咽部，化痰散结，消肿解毒。综合全方，章公以清燥救肺汤（霜桑叶，石膏，人参，甘草，胡麻仁，阿胶，麦门冬，杏仁，枇杷叶）去大寒伤胃之石膏，弃滋腻碍胃之人参、阿胶、麦门冬，加入疏表化痰之前胡，化痰散结之桔梗、生甘草、牛蒡子、胖大海、贝母、冬瓜子等，较喻嘉言之清燥救肺汤，清热化痰之力更强。

案4 外感寒邪，肺气上逆

唐女

慢性气管炎，多有痰。今虽咳于冬令，但为干咳，届时亦能自止，仍是急性气管炎。

生麻黄6克 五味子4.5克 杏仁泥12克 白前9克 天竺子9克 车前子12克（包） 旋覆花9克（包） 百部9克 桑白皮9克 粉甘草4.5克

二诊：服药数剂，咳嗽大减，再事原法加减。

生麻黄4.5克 杏仁泥12克 天竺子9克 白前9克 桑白皮9克 百部9克 粉甘草4.5克 冬瓜子9克

【赏析】

患者因冬季外感寒邪，急性气管炎发作，肺气上逆不降，故为干咳。治宜外散寒邪，内降逆气。治以三拗汤加味。方中三拗汤宣肺止咳；桑白皮甘寒，泻肺平喘；天竺子敛肺镇咳；五味子酸温，敛肺止咳；白前辛苦温，降气化痰；车前子甘淡微寒，清热祛痰；旋覆花降气化痰；百部甘苦微温，润肺止咳。二诊患者咳嗽大减，故减少发汗力猛之生麻黄用量，去降气之旋覆花、酸敛之五味子、寒凉利水伤阴之车前子，加润肺化痰之冬瓜子。

纵观本案，述症甚简，但先生强调，冬季发咳，可见其重视因时制宜。章公初诊时宣肺、敛肺、降气、化痰并用，内外合治；二诊患者症状减轻后，即减温燥伤阴之品，加大润肺养阴之力，正所谓"急则治其标，缓则治其本"。

案5 阳虚卫弱

赵男

药一剂热退，但临风仍洒洒然有寒意。医用去痰药，其咳增多，不足虑也；痰不得出，反是隐患。

黄芪9克　焦白术9克　防风6克　白芥子3克　炒苏子12克　莱菔子9克橘皮4.5克　远志4.5克　银杏10枚（去壳）

【赏析】

患者外感发热，服前医一剂解表药后热退，但临风仍洒洒然有寒意，医者不查，用祛痰药，咳反增多，为何？《内外伤辨惑论·卷中·饮食劳倦论》："伤外为有余，有余者泻之，伤内为不足，不足者补之。汗之、下之、吐之、克之，皆泻也；温之、和之、调之、养之，皆补也。内伤不足之病，苟误认作外感有余之病而反泻之，则虚其虚也。"本案患者，盖本体素虚，外感解后，体质益虚，不行补益扶正，反再攻邪伤正，虚虚实实，故咳反加重。章公以玉屏风散（黄芪、防风、白术）补脾实卫，益气固表，以治其本；三子养亲汤（白芥子、苏子、莱菔子）行气除痰消食，以治其标；橘皮苦温，理气调中，燥湿化痰；远志苦温，祛痰安神；银杏甘苦，敛肺止咳。本方标本兼治，扶正祛邪，温散为主。医者不明外感内伤，虚虚实实，误药伤人，罪莫大矣。

案6　外感风寒湿邪

王女

主诉为咳与腰痛，此二者皆为风寒之侵袭，以其苔白也。

生麻黄2.4克　川桂枝3克（后下）　杏仁12克　细辛2.4克　炙紫菀9克　生苍术6克　苡仁12克　甘草3克　西河柳9克

【赏析】

本案患者主症是咳与腰痛。外感风寒，肺气不降，故咳；《灵枢·经脉第十》："膀胱足太阳之脉，……挟脊，抵腰中，入循膂，络肾，属膀胱；其支者，从腰中下挟脊，贯臀，入腘中……"外感风寒，邪客足太阳膀胱经，经气不利，故腰痛；舌苔白，为外感风寒之象，以方测证当有湿证表现，故章公从外感风寒湿立论处方，治用麻黄加术汤合麻杏苡甘汤加减。《金匮要略·痉湿暍病脉证治第二》："湿家身烦疼，可与麻黄加术汤，发其汗为宜，慎不可以火攻之。""病者一身尽疼，发热，日晡所剧者，名风湿。此病伤于汗出当风，或久伤取冷所致也。可与麻黄杏仁薏苡甘草汤。"苍术，《医学启源》云："主治与白术同，若除上湿发汗，功最大，若补中焦除湿，力少。"《主治秘要》云："其用与白术同，但比之白术，气重而体沉，及胫足湿肿。"细辛解表散寒，祛风止痛，温肺化饮；紫菀苦温，润肺下气，化痰止咳；西河柳辛甘平，散风解毒，发表透疹。

细观本案用药，麻桂等表散之药均用量极轻，《金匮要略·痉湿暍病脉证治第二》："风湿相搏，一身尽疼痛，法当汗出而解，值天阴雨不止，医云此可发汗，汗之病不愈者，何也？盖发其汗，汗大出者，但风气去，湿气在，是故不愈也。若治风湿者发其汗，但微微似欲出汗者，风湿俱去也。"章公深得仲景之旨哉！

案 7　肝失条达，木火刑金

史女

肺主皮毛，咳剧而恶寒特甚；肝失条达，因拂逆而右胁作痛。

炮附块4.5克　醋炒柴胡4.5克　北细辛1.8克　旋覆花9克（包）　青皮6克
苏啰子9克　白芍9克　甘草3克

【赏析】

《素问·咳论》："肝咳之状，咳则两胁下痛，甚则不可以转，转则两胠下满。"肝主疏泄，喜条达，恶抑郁。肝郁则气结而不散，气有余便是火，郁而化火。肝郁之火克伐肺金，肺失肃降，气逆则咳；肝气郁结，肝之经气不利，故右胁作痛；木火刑金则肺不能司营卫，御外邪，故恶寒特甚。《丹溪心法·六郁》："气血冲和，万病不生，一有怫郁，诸病生焉。"故本案以四逆散加减透邪解郁，疏肝理脾。药用青皮辛温，疏肝破气、消积化滞。《丹溪心法·咳嗽》："嗽而胁下痛，宜疏肝气，以青皮挟痰药。"细辛解表散寒，祛风止痛，温肺化饮；旋覆花降气化痰；苏啰子善理肝气；炮附子辛、大热，温肾阳。

刘渡舟教授曾治一男患手足厥冷，手足越冷则手足出汗越多，出汗越多，则手足厥逆为更甚。手凉似冰铁。脉弦沉有力，舌红苔白，面部丰腴，两目有神，治宜疏达阳气，四逆散原方。服药后，手足变温，汗出亦少。继服，而手足汗复不能控制，因之手足慢慢又变成厥冷。王太仆云："壮水之主，以制阳光。"因此服四逆散同时，又服大剂六味地黄汤。八剂而厥温汗止。

本案以炮附子温肾阳与疏肝解郁并行，标本兼治，与刘渡舟先生滋肾阴与疏肝解郁同用比较，一为滋阴，一为温阳，两案有异曲同工之妙，学者当细究之。

案8 肺与大肠同燥

卢女

近2个月清晨食入则呕，便亦燥结，自觉痰黏喉间不爽利。此肺病而见胃肠功能障碍者。

淮山药9克　桑椹子15克　杏仁泥12克　首乌9克　麦门冬9克　苏子9克　蜜炙枳壳9克　谷麦芽各9克　象贝母9克　天花粉9克

二诊：肺与大肠相表里。咳呛痰少，此肺燥也，故大便难。

桑白皮9克　马兜铃9克　麦门冬9克　玉竹9克　甜杏仁18克　浙贝母9克　北沙参9克　杭白芍12克　桑椹子15克　粉甘草3克

三诊：叠用清润法，咳呛有痰且活，大便亦见调整。再事原法加减。

桑白皮9克　马兜铃9克　浙贝母9克　麦冬9克　北沙参9克　甜杏仁12克　粉甘草3克　白芍9克

【赏析】

《素问·灵兰秘典论》："肺者，相傅之官，治节出焉。……大肠者，传导之官,变化出焉。"本案患者喉间有痰,不易咯出,乃肺有燥痰;肺主肃降,大肠主传化糟粕,相为表里,互相影响,浊气不降,上逆于胃,故清晨食则呕;大便燥结,乃是肺失肃降,大肠腑气为之不利,故见大便燥结。治宜润肺化痰,降气通便。方中苏子辛温,降气消痰,平喘润肠;杏仁苦温,止咳平喘,润肠通便。枳壳破气、行痰、消积,《日华子本草》:"健脾开胃,调五脏,下气,止呕逆,消痰。"谷麦芽,《本草求原》谓:"凡麦、谷……芽,皆得生升之气,达肝以制化脾土,故能消导。凡怫郁致成膨膈等症,用之甚妙,人知其消谷而不知其疏肝也。"象贝母清热润肺,化痰止咳;《本草正》:"山药,能健脾补虚,滋精固肾,治诸虚百损,疗五劳七伤。"桑椹子滋阴补血,生津润肠;首乌养血滋阴,润肠通便;麦门冬养阴生津,润肺清心;天花粉清热生津,润肠通便。二诊时,去苏子、枳壳、谷麦芽等降气行气之品及山药、首乌滋腻之品,加桑白皮泻肺平喘;马兜铃清肺降气,止咳平喘;玉竹滋阴润肺,养胃生津;北沙参养阴清肺,祛痰止咳;杭白芍,《本经》谓:"主邪气腹痛,除血痹,破坚积。"甘草调和诸药。

纵观本案,章公深谙脏腑之秉性,注重脏腑之间关系,肺肠同调,值得效法。

案9 肺肾阴虚,阴火上炎

叶女

久咳而见舌光滑者,虽在老年,亦有肺痨嫌疑,所幸两脉不数;又舌光,有厚痰,不宜用温燥化痰药。

淮山药12克 北沙参9克 仙鹤草12克 知母6克 麦门冬9克 生侧柏叶30克 杭白芍9克 玉竹9克 粉甘草4.5克

【赏析】

《景岳全书·卷之十九·咳嗽》:"则咳嗽之要,止惟二证。……一曰外感,一曰内伤而尽之矣。……内伤之嗽,必起于阴分,盖肺属燥金,为水之母，阴损于下，则阳孤于上，水涸金枯，肺苦于燥，肺燥则痒，痒则咳不能已也。……内伤之咳，阴病也，阴气受伤于内，故治宜甘平养阴，阴气复而嗽自愈也。……故凡治劳损咳嗽，必当以壮水滋阴为主……内伤虚损之嗽，多不宜用燥药及辛香动气等剂……惟甘润养阴，如乳酥、蜂蜜、百合、地黄、阿胶、麦冬、去皮胡桃肉之类，皆所宜也。"

本案患者久咳之病机为肺肾阴虚，阴火上炎。阴虚于下，津液枯乏，故见舌光滑者；舌光，但有厚痰，是虚火上炎，炼液成痰；所幸两脉不数，则邪火不甚。故治宜滋阴降火，清热养阴，滋阴化痰。方中淮山药补脾养胃，生津益肺，补肾涩精；北沙参养阴清肺，益胃生津；知母泻无根之肾火，止虚劳之热，滋化源之阴。《本草通玄》曰："知母苦寒，气味俱厚，沉而下降，为肾经本药。兼能清肺者，为其肃清龙雷，勿使僭上，则手太阴无销烁之虞也。泻有余之相火，理消渴之烦蒸"；麦门冬养阴生津，润肺清心；仙鹤草、生侧柏叶解毒凉血，防止肺部出血；杭白芍、玉竹、粉甘草滋阴润燥生津。全方共奏滋阴润肺生津之功，甚合治内伤咳嗽之要旨。

章公辨治咳喘，无非外感内伤两大法门，然邪之所凑，其气必虚，故外感内伤时常兼见。若外感为主，则以麻黄发表散邪，兼以生脉散收敛阴火，此即李东垣麻黄人参芍药汤之精义；内伤为主，气虚则予黄芪等益气实肺，肺阴虚则用沙参、麦冬之类润肺化痰，肾阴虚则用六味地黄汤加减滋肾阴，肾阳虚则用附子之类温肾阳，木火刑金则以四逆散疏肝解郁。

七、肺痨

案1 阴虚火旺，虚火生痰

王男

颈长肩耸，面容清癯，十之八九易撄损证。今以咳为主诉，前年曾咯血，不亟加休养，行将进展无已。

北沙参9克　大麦冬9克　京玄参9克　阿胶珠15克　血燕根9克　肥知母9

克 大熟地15克 玄武板30克 蒸百部9克 水獭肝9克（焙研吞）

另：琼玉膏180克，川贝末18克（和入膏中），每天早晚各服一食匙。

【赏析】

本案肺痨患者以咳为主，曾经咯血，且颈长肩耸，面容清癯，极其消瘦，虽未录其舌脉，但显而易见是肺痨之肺阴亏虚证。《丹溪心法·痨瘵》："痨瘵主乎阴虚"。故治宜滋阴润肺，以《医学心悟》月华丸（麦冬、天冬、生地、熟地、山药、百部、沙参、獭肝、川贝、阿胶、三七、茯苓、白菊花、桑叶），《丹溪心法》大补阴丸（黄柏、知母、熟地黄、龟板、猪脊髓），《肘后备急方》獭肝散三方合用。方中北沙参养阴清肺，祛痰止咳；《本草正义》："麦冬，其味大甘，膏脂浓郁，故专补胃阴，滋津液，本是甘药补益之上品。凡胃火偏盛，阴液渐枯，及热病伤阴，病后虚羸，津液未复，或炎暑燥津，短气倦怠，秋燥逼人，肺胃液耗等证，麦冬寒润，补阴解渴，皆为必用之药。"玄参养阴清热，泻火解毒。阿胶珠养阴润肺，补血止血。血燕根即燕窝中含有血丝者，补虚损，滋肺阴，止咳化痰。知母，李东垣云："其用有四：泻无根之肾火，疗有汗之骨蒸，止虚劳之热，滋化源之阴。"熟地补血养阴，填精益髓。玄武板即龟板，滋阴潜阳，补肾健骨。百部甘苦，微温，润肺下气止咳，杀虫。水獭肝养阴，除热，宁嗽，止血，治虚劳，骨蒸潮热。

本案汤剂中，不用三七、茯苓，意在不耗伤阴血，勿损耗津液，药品多峻补真阴之类，且阿胶、獭肝血肉有情之品，以脏补脏；更以琼玉膏（人参、生地黄、白茯苓、白蜜）和川贝补气养阴，化痰止咳。本案汤剂膏方并用，汤剂峻补真阴，膏方药力持久缓和，补气养阴。诚临证老手之妙笔！

案2 肺阴亏虚，虚火旺盛

张男

肺病之咳与热，皆顽固不易除。

蒸百部9克 桑皮9克 罂粟壳12克 百合9克 马兜铃9克 甜杏仁9克

地骨皮 9 克　青蒿 9 克　炙鳖甲 18 克（先煎）　鳖血炒柴胡 6 克

另：生石膏 18 克、黄芩 9 克、桂枝 6 克、秦艽 9 克，共研细末，每吞 3 克，1 天 3 次。

【赏析】

本案患者病例甚简，主症仅为咳嗽与发热，且顽固不易除，或许此患者已服药时间甚长，抑或已易多医，病势缠绵，攻邪扶正，进退两难，颇为棘手。

本案为肺痨之咳嗽、骨蒸发热，章公取意于秦艽鳖甲散化裁，治以滋阴养血，退热除蒸。然配伍及药物服法别有深意。方中青蒿、炙鳖甲取《温病条辨》青蒿鳖甲汤之意，鳖甲直入阴分，咸寒滋阴，以退虚热；青蒿芳香，清热透毒，引邪外出；合用透热而不伤阴，养阴而不恋邪；兼以鳖血炒柴胡，入少阳厥阴，肝经血分。三药合用，入阴搜邪外出。桑白皮、地骨皮取意《小儿药证直诀》泻白散去甘草、粳米，桑白皮清肺热，泻肺气，平喘咳；地骨皮泻肺中深伏之火，对于阴虚有热者尤宜。百部甘苦，微温，润肺下气止咳，杀虫；百合养阴润肺；罂粟壳酸涩，敛肺止咳；马兜铃、甜杏仁清肺降气、止咳平喘。散剂中生石膏辛寒清热，桂枝散寒解表，温通经脉，黄芩泻上焦热毒，秦艽祛风湿通络。此寒热并用之法，桂枝之辛温与石膏、黄芩之苦寒相互制约，不碍肺痨，不损脾胃，实独具匠心之法；且将一方分拆于汤剂及散剂之中，亦是章公极具巧思之处。

纵观本案，汤药中既有引邪热外出之品，又有敛阴火之药罂粟壳，敛散并用；患者邪火非石膏不能清，但病势日久，身体虚羸，用之恐不但不能清热，反而伤胃气，克伐根本，故入散剂；而患者病久，久病入络，故汤剂、散剂中均有通络药。全药共奏清热除蒸，肃肺镇咳之功。汤散结合，务使攻邪不伤正，扶正不恋邪，攻补兼施，实属不易。

案 3　阴虚火旺，肺肾之阴大亏

郑男

日晡所潮热，有虚实之分：时症属阳明实热，痼疾属阴虚火旺。今口唾白沫，五心烦热，肺液已伤，实肺痿之端倪也。

北沙参9克　京玄参12克　天麦冬各9克　知贝母各9克　炙桑皮9克　淮山药15克　炙鳖甲24克（先煎）　蛤粉炒阿胶12克

【赏析】

本案患者病机为阴虚火旺，肺肾之阴大亏，肾中虚火上炎灼肺，炼津成痰，故口唾白沫；人身之阳气至午时则盛极而衰，午时一过，人身之气血则入于阴分循行，使体内偏亢的阳气更加亢盛而生内热，故日晡所潮热；五心烦热亦为阴虚之明证。本案患者病势已深，推其病程亦或长久，已见肺痿之端。《金匮要略·肺痿肺前程咳嗽上所病脉证并治》："寸口脉数，其人咳，口中反有浊唾涎沫……为肺痿之病。"《外台秘要·咳嗽门》："肺气嗽经久将成肺痿，其状不限四时冷热，昼夜嗽常不断，唾白如雪，细沫稠黏，喘息上气，乍寒乍热，发作有时，唇口喉舌干焦，亦有时唾血者，渐觉瘦悴，小便赤，颜色青白，毛茸，此亦成蒸。"

本案以《医学心悟》月华丸（天门冬、麦门冬、熟地黄、生地黄、山药、百部、沙参、川贝母、阿胶、茯苓、獭肝、三七等组成）加减。北沙参养阴清肺，祛痰止咳；玄参益气滋阴泻火，《医学衷中参西录》谓："玄参，味甘微苦，性凉多液，原为清补肾经之药。又能入肺以清肺家烁热，解毒消火，最宜于肺病结核，肺热咳嗽。"天冬、麦冬合用，滋肺肾之阴。蛤蚧，《本草纲目》云其："补肺气，定喘止渴，功同人参，益阴血，助精扶羸，功同羊肉。……定喘止嗽，莫佳于此。"阿胶养阴润肺，补血止血；鳖甲咸寒，滋阴潜阳，清阴分虚热，与阿胶、蛤蚧同属血肉有情之品，峻补真阴；贝母清热润肺，化痰止咳；知母清热滋阴润燥；桑白皮清肺热，泻肺气，平喘咳；山药甘平，补脾胃后天之本。

纵观本案，益气滋阴，滋肾益肺，补脾养胃，培土生金，乃治其本；化痰润肺，生津止咳，乃治其标；实为标本兼治之法。

案 4　阴虚火旺，胯间阴痰

陈女

形容消瘦，有微热，入夜盗汗淋漓，痰中带血，其量虽少，实不可忽，胯间结核，数月不消，俗称阴痰，皆非小恙。

北沙参 9 克　麦冬 9 克　肥知母 9 克　青蒿子 9 克　嫩白薇 12 克　粉甘草 2.4 克　桑白皮 9 克　杭白芍 9 克

二诊：一药而热退，喜事也；但虑其停药而热再升。入夜依然盗汗淋漓，其脉沉细无力，凡脉沉细而无数象者，寒凉药不宜再用。

生黄芪 12 克　蜜炙防风 6 克　生白术 9 克　白归身 9 克　山萸肉 9 克　五味子 4.5 克　杭白芍 9 克　炙麻黄根 9 克　浮小麦 15 克　煅牡蛎 30 克

【赏析】

本案患者病机为阴虚火旺，阴虚故入夜盗汗淋漓，有微热；阴津随汗漏，则愈加阴虚，相火愈炽，形体愈加消瘦；相火灼肺，炼液成痰，甚则痰中带血；《灵枢·经脉》"肝足厥阴之脉……循股阴，入毛中，过阴器"，相火藏于肝肾三焦，阴虚火旺，水不涵木，相火灼烁于阴处肝经所过处，故胯间结核。本案患者胯间阴痰结核，数月不消，实为棘手。

本案以《温病条辨》沙参麦冬汤（沙参、玉竹、麦冬、天花粉、扁豆、桑叶、生甘草）加减治疗。方中北沙参养阴清肺，祛痰止咳；麦冬养阴生津，润肺；肥知母甘寒，清热泻火，生津润燥；青蒿子清热，治痨热骨蒸；嫩白薇清热凉血，利尿通淋，解毒疗疮；桑白皮清肺热，泻肺气，平喘咳；杭白芍养血柔肝，缓中止痛，敛阴收汗；粉甘草益气补中，缓急止痛，润肺止咳，泻火解毒，调和诸药。二诊时，患者脉沉细而无数象，又现气虚之证，故宜气阴并补，前方寒凉，不宜再用。方中黄芪、防风、生白术即玉屏风散补脾实卫，益气固表止汗；当归身养血补血；山萸肉、五味子补益肝肾，收敛固涩；杭白芍养血柔肝，缓中止痛，敛阴收汗；煅牡蛎、黄芪、炙麻黄根、浮小麦即牡蛎散固涩敛阴，除虚热，止盗汗。全方共奏益气固表，敛阴止汗之功。

案5　阴阳两虚

马男

凡以似疟非疟为主诉者，最不可忽视。有不少温病初起一如疟状，盖从少阳开始发病者也。患者今年曾 2 次痰中带红，面容清瘦，舌光剥，脉虚数，畏风自汗，食少便溏，则又是一种情况。予仲景黄芪建中汤加补阴药。

炙黄芪12克　杭白芍12克　川桂枝2.4克　干地黄12克　麦冬9克　阿胶珠9克
侧柏叶9克　仙鹤草15克　清炙草2.4克　生姜3片　大枣5枚　饴糖9克（烊冲）

【赏析】

本案患者以疟疾样往来寒热为主症，故邪在少阳；但患者脉虚数，乃阳虚虚阳躁动所致。《景岳全书·卷之五·道集·脉神章中》："自《难经》云数则为热，迟则为寒，今举世所宗，皆此说也。不知数热之说，大有谬误。……虚损有数脉。凡患阳虚而数者，脉必数而无力，或兼细小，而证见虚寒，此则温之且不暇，尚堪作热治乎？……且凡患虚损者，脉无不数，数脉之病，惟损最多，愈虚则愈数，愈数则愈危。"畏风自汗，食少便溏，乃一派阳虚证；痰中带红，面容清瘦，舌光剥，乃阴虚，阴火上炎之证。许叔微云："实人伤寒发其汗，虚人伤寒建其中。"故不宜柴胡等少阳药攻其邪，宜养正为急。本案患者，阴阳两虚。张景岳云："善补阳者，必于阴中求阳，则阳得阴助而生化无穷；善补阴者，必于阳中求阴，则阴得阳升而泉源不竭。"

故本案以仲景黄芪建中汤（黄芪、桂枝、白芍、生姜、炙甘草、大枣、饴糖）加减。方中黄芪甘温，补中益气，为君；桂枝温通经脉，助阳化气；白芍滋阴养血；干地黄、麦冬滋阴养血；阿胶珠养阴润肺，补血止血；炙甘草益气补中，缓急止痛，润肺止咳，泻火解毒，调和诸药；生姜温中健脾；

大枣补中益气，养血安神；饴糖甘温，能补中缓急，润肺止咳；侧柏叶凉血止血，止咳祛痰；仙鹤草解毒，收敛止血。此补阴药中又合《温病条辨》加减复脉汤（炙甘草、干地黄、生白芍、麦冬、阿胶、麻仁）之意。

纵观本案，阴阳并补，之所以不用麻仁，缘其滑肠，患者便溏，故去之。

案6 阴阳气血俱虚

俞女

肺结核如见面浮足肿，表示心脏衰弱，例属难治；加以肌热恶寒，表示毒素弥漫。除甘温以外无别法。

附块4.5克　黄芪9克　白术12克　山药12克　巴戟9克　诃子肉9克　炮姜1.2克　当归9克　萸肉9克　肉豆蔻6克　益智仁9克　甘草4.5克

【赏析】

《景岳全书·杂证谟·面病》："面肿有虚实，肿者为实，浮者为虚。实肿者，或热或痛，乃因风火上炎，此以邪之有余也，……虚浮者，无痛无热而面目浮肿，此或以脾肺阳虚，输化失常，或以肝肾阴虚，水邪泛溢。……治气者，须从脾肺，虚则补之，实则顺之；治水者，须从脾肾……盖虚而浮者，多因于脾，此或以劳倦，或以色欲，或以泻痢，或以中寒，而脉必微弱，气必虚馁者是也。"《脾胃论·饮食劳倦始为热中论》："若饮食失节，寒温不适，则脾胃乃伤；喜、怒、忧、恐，损耗元气。既脾胃气衰，元气不足，而心火独盛，心火者，阴火也，起于下焦，其系系于心，心不主令，相火代之；相火，下焦包络之火，元气之贼也。火与元气不两立，一胜则一负。脾胃气虚，则下流于肾，阴火得以乘其土位。故脾证始得，则气高而喘，身热而烦，其脉洪大而头痛，或渴不止，其皮肤不任风寒而生寒热。"

本案患者心阳、脾阳俱不足，心阳不足，则不能行水，脾阳不足，则不能制水，且脾主肌肉，故面浮。脾气不足，阴火独胜，故肌热恶寒。故宜从心脾肾三脏论治。方中附子、炮姜、甘草即四逆汤，温中祛寒，振奋心阳；

黄芪、白术、山药益气健脾祛湿；巴戟、益智仁、萸肉、诃子肉、肉豆蔻滋阴补阳，敛肺止咳，固涩元气；当归养血活血。全方共奏温阳散寒，健脾利水之功。

案7　正气不足，阴火上炎

朱男

古人以痰与血浮于水面上者属肺，下沉者属肝肾。盖肺上有气体含藏泡沫于内故浮。今咳而见痰与血，不但浮，且如脓，痨瘵潜伏于内久矣；音嘎喑之先声也。

冬青子12克　杏仁24克　生阿胶24克（烊化）　仙鹤草24克　旱莲草12克 百部12克　罂粟壳12克　旋覆花9克（包）　天竺子9克　款冬花9克　粉甘草4.5克

二诊：镇其咳其血能止。其痰黄而厚如脓，此肺部空洞之分泌物也。其痰下泄则成肠痨，久过气管则为喉头结核。

麦门冬9克　生侧柏叶30克　知贝母各9克　杭白芍12克　柏子仁9克　玉竹9克　葶苈子4.5克　桑皮9克　粉甘草2.4克　大枣9枚

【赏析】

本案患者以咳为主症，且咳痰，痰稠如脓，痰中带血。其病机是正气不足，阴火上炎。急则治标，阴火必先潜降。故治宜补益、降气、收敛并用。

方中冬青子即女贞子，与旱莲草合用，即《医方集解》二至丸，补益肝肾，滋阴止血，治其本；杏仁，生阿胶，甘草，即补肺阿胶汤去牛蒡子、马兜铃，功效滋阴养肺；仙鹤草解毒，收敛止血；百部润肺下气，止咳杀虫。《本草新编》谓其"杀虫而不耗气血，最有益于人"；款冬花，《药品化义》谓："味苦主降，气香主散，一物而两用兼备。故用入肺部，顺肺中之气，又清肺中之血。专治咳逆上气，烦热喘促，痰涎稠黏，涕唾腥臭，为诸证之要剂，如久嗽肺虚，尤不可缺。"罂粟壳敛肺止咳；旋覆花降气化痰；天竺子敛肺，止咳，清肝。二诊患者血止，但其痰黄稠如脓，不宜再收敛固涩，缓则治本，故治宜滋阴化痰。方中麦门冬、玉竹滋阴润肺，养胃生津；生侧柏凉血止血，止咳祛痰，防其再次出血；知贝母合用，滋阴润肺化痰；杭白芍养血柔肝，缓中止痛敛阴；柏子仁润燥；桑皮清肺热，泻肺气，平喘咳；葶苈子、大枣即葶苈大枣泻肺汤，平喘咳，泻肺浊，祛痈脓；甘草调和诸药。

纵观本案，初诊重在潜降收敛，以治其标；二诊意在滋肺肾之阴，化痰止咳，以治其本。

肺痨之病，多正虚邪盛，故先生多扶正祛邪并施。沙参、麦冬、玄参等滋其阴液；知母、熟地等补其肾阴；阿胶、龟板、鳖甲（鳖血）、獭肝、蛤蚧等血肉有情之品大补精血；桑白皮、百部、贝母等清金化痰，宣肺驱邪；地骨皮、青蒿、炙鳖甲等入阴分搜邪外出；侧柏叶、仙鹤草、女贞子、旱莲草等清热滋阴，解毒止血；黄芪、白术、防风等固表实卫气。

八、血证

案1　肺阴亏虚（咯血）

浦男

潮热、盗汗、咳嗽、咯血，十之八九为肺出血。

马兜铃9克　仙鹤草15克　牛蒡子12克　川百合9克　阿胶15克（烊化2次冲）
紫菀9克　蛤壳12克　光杏仁9克　百部9克

另：二冬膏180克，川贝母30克（研末和入膏中），早晚各服1匙，开水冲。

二诊：X光所得为左肺结核。若能有充分之休息与营养，或能消大患于无形。

桑白皮9克　地骨皮9克　银柴胡6克　炙鳖甲24克　白芍9克　百合9克
麦冬9克　阿胶珠4.5克　干地黄12克　冬青子9克　蒸百部9克

另：琼玉膏、二冬膏各90克，川贝末30克，用法、用量同上。

【赏析】

本案患者以咯血为主症，兼见潮热、盗汗等，阴虚证十分明显。故治宜养阴补肺，清热止血。方用补肺阿胶汤（阿胶、牛蒡子、炙甘草、马兜铃、杏仁、糯米）加减。方中阿胶甘平质黏，滋阴补肺，养血止血；马兜铃，清泄肺热，化痰宁嗽；牛蒡子宣肺清热，化痰利咽；杏仁宣降肺气，止咳平喘，益肺；仙鹤草收敛止血，解毒杀虫；百合滋阴清热，润肺止咳；紫菀润肺下气，消痰止咳；蛤壳清肺化痰，软坚散结；百部润肺止咳，杀虫。在服用汤药同时，另服二冬膏（天冬、麦冬）、川贝母，养阴润肺化痰。二诊时确诊为肺结核，咯血乃是肺结核引起，是标，故治病求本乃变方。治疗采用《医学心悟》月华丸、《小儿药证直诀》泻白散、《温病条辨》青蒿鳖甲汤合用加减。方中桑白皮、蒸百部、干地黄、麦冬、阿胶珠、冬青子合用滋阴润肺化痰；桑白皮、地骨皮清泻肺热；银柴胡、炙鳖甲即青蒿鳖甲汤之君药，以银柴胡易青蒿，功能养阴透热；百合滋阴清热，润肺止咳；白芍养血柔肝，缓中止痛敛阴。服用汤药同时，兼服琼玉膏（人参、生地黄、白茯苓、白蜜）、二冬膏（天冬、麦冬）、川贝末，补气养阴，化痰止咳。

案2　气血两虚，脾肾双亏（痰血）

徐女

咯血虽止，痰红依旧；流产后旬日，恶露淋沥，腹时痛，病者面色苍白。血中失其凝固力，故叠进止血重剂而血不止。

生阿胶 30 克（烊冲）　仙鹤草 18 克　苎麻根 15 克　熟地 30 克　旱莲草 18 克
白及 6 克　炙鳖甲 18 克（先煎）　玄武板 18 克（先煎）

另：生血余 12 克、化龙骨 9 克、牛角腮 12 克，共研细末，每次吞服 5 克，日 3 次。

二诊：古人治血大法：血热妄行者清之；气不摄血者固之；脾不能统者温之。其血出于上部，非潜即润。潜，现代所谓钙质；润，多属黏滑性。均能增加血液凝固力。

生阿胶 30 克（烊冲）　　煅牡蛎 30 克（先煎）　　牛角䚡 12 克　炙鳖甲 18 克（先煎）

麦门冬 9 克　白及 9 克　玉竹 9 克　熟地 30 克　花蕊石 30 克（研末吞服）

【赏析】

本案患者曾经咯血甚剧，至初诊时痰红依旧；况流产后不久，恶露淋沥，腹时痛，面色苍白；乃一派气血两虚，脾肾双亏之象。《丹溪心法·咯血》："咯唾血出于肾，以天门冬、麦门冬、贝母、知母、桔梗、百部、黄柏、远志、熟地、牡蛎、姜、桂之类；痰涎血出于脾，以葛根、黄芪、黄连、芍药、当归、甘草、沉香之类主之。"故治宜滋阴潜镇，养血止血。方中生阿胶、炙鳖甲、玄武板（龟板）等血肉有情之品补血填精，滋阴潜阳，即吴鞠通《温病条辨》三甲复脉汤、大定风珠之意，即所谓"大队浓浊填阴塞隙，介属潜阳镇定"；熟地补血养阴，填精益髓；仙鹤草收敛止血；苎麻根，《本草纲目拾遗》谓其："治诸毒，活血，止血……崩漏，白浊。"旱莲草凉血止血，滋补肝肾，清热解毒；白及，《本草汇言》谓："敛气，渗痰，止血，消痈之药也。此药质极黏腻，性极收涩，味苦气寒，善入肺经。凡肺叶破损，因热壅血瘀而成疾者，以此研末日服，能坚敛肺藏，封填破损，痈肿可消，溃败可托，死肌可去，脓血可洁，有托旧生新之妙用也。"另用生血余、化龙骨、牛角䚡配成散剂，乃敛血止血之标药。二诊时，加入《十药神书》花蕊石散敛血止血。

本案患者证属气血两虚，脾肾亏虚；但血能载气，故宜止血为急。诚如章公指出予潜镇药（多含钙质）如鳖甲、龟板、牛角䚡、龙骨、牡蛎等潜镇收敛固涩，予凉润药如生地、熟地、阿胶、仙鹤草、旱莲草、麦冬等滋阴养血止血。此即章公所言："其血出于上部，非潜即润。"

案 3　肺肝肾三脏俱虚（痰血）

钱男

痰中夹血最忌为血丝与血点，淡红色散漫不聚者无碍。避免气管之刺激可矣。

仙鹤草12克　知母9克　桑皮9克　旱莲草12克　玉竹9克　麦冬9克　黑木耳12克　马兜铃4.5克　白茅根1扎　淡竹叶30片

【赏析】

《景岳全书·卷三十·血证·咯唾痰涎血论治》："咯血唾血，古皆云出于肾，痰涎之血，云出于脾，此亦未必然也。凡咯血者，于喉中微咯即出，非若咳血、嗽血之费力而甚也。大都咳嗽而出者出于脏，出于脏者其来远；一咯而出者出于喉，出于喉者其来近。其来远者，内伤已甚，其来近者，不过在经络之间，所以凡见咯血、唾血及痰涎中带血者，多无咳嗽发热，气喘骨蒸等证，此其轻重为可知矣。治此之法，凡因火者，亦不过微清脾肺之火；或因劳倦而致者，但为养营补阴，则自无不愈。劳损之渐者，必初因酒色劳伤过度，以致痰中或见血丝，此则本于肝脾肾经。当于未咳未嗽之先速为调理。"

张锡纯《医学衷中参西录》二鲜饮（鲜茅根、鲜藕）治虚劳证，痰中带血。"茅根善清虚热而不伤脾胃，藕善化瘀血而兼滋新血，合用之为涵养真阴之妙品。且其形皆中空，均能利水，血亦水属，故能引泛滥逆上之血徐徐下行，安其部位也。……堂兄……年五旬，得吐血证，延医治疗不效。脉象滑数，摇摇有动象，按之不实。……拟此便方，煎汤两大碗，徐徐当茶温饮之，当日即见愈，五六日后病遂脱然。自言未饮此汤时，心若虚悬无着，既饮后，觉药力所至，若以手按心，使复其位，此其所以愈也。"

本案患者症状记载甚简，主症为痰中夹血，且为淡红色，散漫不聚。以方测证，当是从肺肝肾三脏论治。方中仙鹤草收敛止血，解毒杀虫；桑皮、马兜铃清肺降气，止咳平喘；旱莲草、知母、玉竹、麦冬、黑木耳滋阴补肾，生津润燥，补气养血；白茅根、淡竹叶凉血止血，清热利尿。全方共奏滋阴清热，降气止血之功。

案4　阴虚火旺，迫血妄行（咯血）

刘男

考其咯血之经过，其病灶不在肺；往日素无胃病，亦非胃溃疡出血可比。疑是血液失其凝固，遇有诱因，如拂逆、疲劳小血管破绽而血出矣。

阿胶珠 12 克　炮附块 9 克　厚杜仲 9 克　花蕊石 30 克　鱼腥草 15 克（后下）熟地黄 12 克　全当归 12 克　玄武板 30 克　仙鹤草 12 克

二诊：以其人温度只有 36.1℃，用温性止血剂，药后血不止。

生熟地各 30 克　仙鹤草 30 克　旱莲草 15 克　牡蛎 30 克　藕节五只　生阿胶 30 克　白及片 9 克　川贝 9 克　肥玉竹 9 克　童便 1 杯（去头尾）

【赏析】

《证治汇补·卷之五·附咯血》："咯血属肾，或成疙瘩，或如红丝，在痰中唾中，咳咯而出。多因心气虚耗，不能主血，血不归经，停留于内，得咯而出。其症面色萎黄，五心烦热。此是肺肾有伤，治宜滋阴降火。"《医贯·卷之三·绛雪丹书》："仁斋直指云，血遇热则宣流，故止血多用凉药。然亦有气虚挟寒，阴阳不相为守。荣气虚散，血亦错行。所谓阳虚阴必走耳。外必有虚冷之状，法当温中，使血自归于经络。"

初诊章公考虑其素体虚弱，予温阳止血，潜镇固涩之法。方中熟地、附子、当归、杜仲温阳强壮，养血止血；龟板、阿胶珠滋阴补血润燥；花蕊石收涩止血；鱼腥草清热解毒；仙鹤草收敛止血，解毒杀虫。二诊时，患者仍血不止，故虑其阴虚阳亢，相火易妄动。故去温热之附子、当归；加生地凉血；旱莲草凉血止血，滋补肝肾，清热解毒；牡蛎收敛固涩止血；藕节甘凉，止血散瘀；白及补肺，止血，消肿，生肌，敛疮；玉竹、川贝滋阴润肺化痰；童便，《本草从新·人部·童便》谓其："咸寒，能引肺火下行，从膀胱出，乃其旧路。降火滋阴甚速，润肺清瘀……治肺痿失音，吐衄损伤。……败血入肺，阴虚火嗽，火热如燎者，惟此可以治之。褚澄劳极论云：降火甚速，降血甚神。按此物虽臭秽败胃，犹胜寒凉诸药。……取十二岁以前童子，少知识、无相火。不食荤腥，去头尾，取中间一段，清彻如水者用，当热饮。"

纵观本案，初诊时，阴阳并补，多用温阳强壮之药；二诊时，缘其阴虚火旺，滋阴降火为急，故去阳药。

案5　痰血愈后，阴阳两虚

范老

药后痰红已除，心中痞满，此胃弱不胜药力之故。其舌红少苔而润，真阴缺乏已久。予全真一气汤，因其阳亦虚也。

炮附块6克　麦门冬9克　五味子3克　生熟地各12克　太子参9克　淮牛膝12克　生白术12克　料豆衣12克　生侧柏叶30克（煎汤代水）

【赏析】

本案患者年事已高，咳血服药后，血证暂无。但心中痞满，乃脾阳不足；舌红少苔，提示肾阴津液亏损。肾脾者，人身先天后天，藏正气。正气不足，则下焦相火不能禀命守位，离位而燔灼肆虐，危害甚烈。

《医学从众录·血症》："何谓龙雷之火？肾中相火不安其位，以致烦热不宁，舌燥口渴，为吐血、咳血、衄血等症，其脉两寸洪大，过于两关，两关洪大，过于两尺，浮按洪大，重按濡弱如无，宜用景岳镇阴煎、冯氏全真一气汤、七味丸、八味丸主之。盖龙雷之火，得雨而愈炽，惟桂附辛热之药，可以引之归原，所谓同气相求是也。"

《冯氏锦囊秘录杂证大小合参·卷二十》论全真一气汤："凡有生之物，莫不假诸阳气以为生发之根，及其经也，必阳气去而生气始绝。……地黄……重可堕下，浊可补阴，正取其重浊濡润下趋；况白术共剂，则燥者不能为燥，滞者不能为滞矣！……或嫌其白术多用而滞，殊不知犹参力多则宣通，少则壅滞，岂不开塞因塞用而有白术膏者乎？或嫌其热而燥，殊不知附子随引异功，可阴可阳，可散可补。同补气药可追失散之元阳，同养血药可扶不足之真阴，引发散药则逐在表之风邪，引温暖药则祛在里之寒湿……此则更为脾肾阴阳两虚，上焦火多，下焦火少，脾阴不足，肾阴虚损。盖少阴脏中，重在真阳，阳不回则邪不去；厥阴脏中，脏司藏血，血不养则脉不起，故用此以使火降，水土健运如常，精气一复，百邪外御。"

故本案以全真一气汤（熟地、附子、麦门冬、白术、牛膝、五味子、人参）加滋阴养血，补肝肾之料豆衣，凉血止血之生侧柏叶，补元气，滋肾阴，潜相火。务使正气充足，则相火安位，血证无虞。

案6 肝胃火旺（鼻衄）

孙男

血压如此之高 200/120mmHg，其鼻出血如注。此种证候，若用止血药则误矣。

生大黄9克　黄柏9克　丹皮9克　川黄连2.4克　生石膏60克　赤芍6克
茺蔚子18克　桃仁泥18克　草决明9克

【赏析】

陈修园在《医学从众录·血症》云："何谓实火？外受风寒，郁而不解，酝酿成热，以致大吐大衄，脉浮而洪，或带紧，宜用苏子降气汤，加荆芥、茜草根、降真香、玉竹之类以解散之。如风寒郁而不解，以成内热，或阳脏之人，素有内火，及酒客蕴热、大吐大衄、脉洪而实，或沉而有力，宜犀角地黄汤、黄连解毒汤以凉泻之。四生丸虽是止血通套药，然止血之中，兼有去瘀生新之妙，所以可用。今人于此症，不敢用大苦大寒之品，而只以止血套药，如黑栀子、白及末、百草霜、三才汤加藕节之类。似若小心，其实姑息容奸，酿成大祸。止血而不去瘀，则瘀血停滞，而为发热咳嗽，皮肉甲错，成干血劳症。仲景所以有䗪虫、水蛭、虻虫、大黄之治法。盖此症火势燎原，车薪之火，非一杯之水所可救。芩、连、栀、柏及大黄之类，补偏救弊，正在此时。俟火势一平，即以平补温补之药维之，所谓有胆由于有识也。凡此之类，俱宜釜下抽薪，而釜中之水，无沸腾之患矣。"

本案患者血压之高，鼻出血如注，系实火证。而本方之立法，亦深合陈修园之说。川黄连、黄柏泻心肾之君火、相火；生石膏，白虎汤之君药，大泻气分火邪；草决明清肝火；丹皮泻阴血中伏火，兼以祛瘀；桃仁泥、生大黄、赤芍、茺蔚子泻热活血祛瘀。故火热得泄，血自下行，气以得顺，血压亦当降低，鼻出血自当停止。

案7　肝肾阴虚（鼻衄）

洪男

疲劳则鼻出血、头目眩晕，兼见腰酸背楚。此肝肾俱不足。治肾即所以治肝。

冬青子9克　怀牛膝9克　旱莲草12克　料豆衣12克　潼沙苑9克　制首乌9克　干地黄12克　玄武板18克　黑小豆60克（煎汤代水）

另：桑麻丸90克，每服9克，日2次。

【赏析】

《医学从众录·血症》："何谓灯烛之火？人身阴阳，曰水曰火，水火之宅，俱在两肾之中。如先天不足，肾水素虚，又兼色欲过度，以竭其精，水衰则火亢，必为咳嗽、吐血、咳血等症。其脉浮虚而数，或涩而芤。外症干咳骨蒸，口舌生疮，小便赤短。如灯烛之火，油尽而自焚。治之之法，忌用辛热，固不待言。即苦寒之品，亦须切戒。盖以肾居至阴之地，若用寒凉，则孤阴不生。而过苦之味，久而化火，俱非阴虚证所宜也。须用甘润至静之品，补阴配阳。赵养葵云，灯烛之火，杂一滴水则灭（指苦寒之物）。惟以六味丸养之以膏油。余每于水虚火亢之重症，用大补阴丸，多收奇效。"

本案患者，肝肾阴虚，故稍劳累即腰背酸楚；水不涵木，肝阳易于上亢，故头晕目眩；肝火上炎，故鼻衄。故治宜滋水涵木。方中干地黄、玄武板即《丹溪心法》大补阴丸之主药，合制首乌、料豆衣补肝肾、滋阴养血；冬青子、旱莲草（即二至丸）、黑小豆滋补肝肾、凉血活血、清热利水；怀牛膝补肾强筋骨，引火下行；潼沙苑固涩肾精。患者另服桑麻丸（桑叶、黑芝麻）滋养肝肾，祛风明目止眩。本案汤剂滋阴养血，丸药中仅仅一味桑叶祛风、治头眩，即"治风先治血，血行风自灭"之意。

案8 吐血后脾肾阳虚，气血阴阳俱虚

方男

3年前曾吐紫血半痰盂许，胃之功能大受损伤，体力亦因此大减。嗣后吐血虽未再作，而胃病常发，每于劳累、感寒，或过食之后，胃部即感胀满，必伛其背许久乃舒。平时恶寒殊甚，虽厚其衣履亦属徒然。脉沉细，重按亦伏，兼有梦遗之疾，是脾肾皆虚。用药当从健脾益肾入手。作膏方常服，持之以恒，可望康复。既经吐红，嗜酒非所宜也。

朝鲜参15克　怀山药30克　砂仁15克　鸡内金30克　肉豆蔻24克　潞党参60克　黄芪90克　芡实30克　广木香18克　半夏曲24克　白术60克　化橘红18克　熟地90克　五灵脂90克　台乌药30克　云苓60克　莲须30克　补骨脂45克　全当归60克　黄精60克

上药煎3次，去滓再煎极浓，加真阿胶30克、龟鹿二仙胶30克，冰糖收膏。每晨、晚各服一食匙。如遇感冒、食滞时暂停服药。

【赏析】

本案患者曾经大吐血，现一派脾肾阳虚证。患者每于劳累、感寒、过食之后，胃部即感胀满，此乃脾胃阳虚证，《兰室秘藏·中满腹胀》："胃中寒则胀满。"背为阳，腹为阴，故必伛其背许久乃舒；平时恶寒殊甚，虽厚其衣履亦属徒然，脉沉细，重按亦伏，兼梦遗，一派肾阳虚证。

由于本案患者脾肾阳虚，故治宜大补脾肾气血阴阳。方用八珍汤（人参、白术、茯苓、甘草、地黄、当归、川芎、芍药）加减，以朝鲜参、潞党参，大补元气、益气养阴；黄芪、山药补中益气；补骨脂温肾纳气；黄精补脾润

肺，养阴生津；莲须、芡实、肉豆蔻固涩肾精；真阿胶、龟鹿二仙胶（鹿角、龟板、人参、枸杞子）大补真阴，填髓补气；台乌药温脾肾；五灵脂、广木香、砂仁、化橘红、半夏曲、鸡内金行气化痰，消食健脾，防止大队养阴药滋腻。此方作膏剂服用，以滋补为主，功能阴阳双补，特别适合于久病体虚者服用。

案9　气血两虚（痔血）

倪男

作慢性痢治，其血量虽少，而总是不能根除。原来出血之因在痔，痔不能愈，血当不能止。

　　油当归 12 克　棉花子 12 克　桑椹子 24 克　仙鹤草 18 克　黑芝麻 15 克　制首乌 9 克　炙甘草 6 克

【赏析】

《外科枢要·卷三·论痔疮》："痔属肝脾肾三经，故阴精亏损者难治，多成漏症。若肺与大肠二经风热、湿热者，热退自愈。不守禁忌者，亦成漏症；或因醉饱入房，筋脉横解，精气脱泄，热毒乘虚流注；或淫极强固其精，以致木乘火势而侮金；或炙煿厚味，或劳伤元气，阴虚火炽所致。初起焮痛便秘，或小便不利者，宜清热凉血润燥疏风。若气血虚而寒凉伤损者，调养脾胃，滋补阴精。若破而久不愈，多成痔漏，有穿臀、穿肠、穿阴者。其肠头肿块者，湿热也。作痛者，风热也。便结者，火燥也。溃脓者，热胜血也。大便作痛者，润燥除湿。肛门坠痛者，泻火除湿。小便涩滞者，清肝导湿。其成漏者，养元气，补阴精为主。"

方中棉花子、桑椹子、黑芝麻、制首乌滋阴，补肝肾，益精血，补虚止血；炙甘草补中益气；仙鹤草祛风解毒，收敛止血；油当归养血活血，正合"治风先治血，血行风自灭"之意。

案 10　肾阳亏虚，阴血不足（尿血）

郭男

溲血有虚实之分，先血后溲而痛者属实，先溲后血而不痛者属虚。实证多半在尿道、膀胱，虚证则多在肾。细考此证之经过，其病在肾，虽痛亦虚。

炮附块5克　阿胶珠15克　升麻6克　五味6克　川断12克　熟地15克　仙鹤草18克　粟壳6克　杜仲9克　桑寄生12克　当归9克

二诊：去附块。

三诊：前方用附，溲血不减，去附则其效大见。

阿胶15克　升麻5克　川断12克　小蓟15克　熟地15克　仙鹤草6克　桑寄生12克　旱莲草12克

四诊：无意中去归，小溲之痛与血量皆减，可见走窜温行之品，皆不相宜，仿古人肾不能摄纳论治。

阿胶9克　五味子5克　杜仲9克　桑寄生12克　金樱子9克　生熟地各12克　菟丝子9克　补骨脂9克　旱莲草12克　御米壳6克

【赏析】

《景岳全书·三十卷·杂证谟·血证·尿血论治》："精道之血，必自精宫血海而出于命门。盖肾者主水，受五脏六腑之精而藏之，故凡劳伤五脏，或五志之火致令冲任动血者，多从精道而出。然何以辨之？但病在小肠者，必从尿出；病在命门者，必从精出。凡于小腹下精泄处觉有酸痛而出者，即是命门之病，而治之之法亦与水道者不同。盖水道之血宜利，精道之血不宜利；涩痛不通者亦宜利，血滑不痛者不宜利也。若果三焦火盛者，惟宜清火凉血为主，以生地、芍药、丹皮、地骨、茜根、栀子、槐花及芩、连、知、柏之类主之，或约阴丸、约营煎俱可用。若肾阴不足而精血不固者，宜养阴养血为主，以左归饮或人参固本丸之类主之。若肾虚不禁，或病久精血滑泄者，宜固涩为主，以秘元煎、苓术菟丝丸、金樱膏、玉锁丹、金锁思仙丹之类主之，或续断乌梅之属，亦所宜用。若心气不定，精神外驰，以致水火相残，精血失守者，宜养心安神为主，以人参丸、天王补心丹、王荆公妙香散之类主之。若脾肺气虚下陷，不能摄血而下者，宜归脾汤、人参养营汤、补中益气汤、举元煎之类主之。"

本案患者初诊时，盖表现有畏寒之类症状，故章公用附子温肾补火助阳；川断、杜仲、熟地滋肾阴；阿胶珠、当归补血；粟壳、五味、仙鹤草收敛止血；升麻升举阳气；桑寄生补肝肾，强筋骨，《医林纂要》谓其"坚肾泻火"。二诊时，去附子，症状大减，是考虑与尿血一症，始终未合，故去之，反而效果大增。三诊时，加入小蓟、旱莲草滋阴清热止血。四诊时，加入金樱子、补骨脂固涩精气；生地清热生津润燥，滋阴补肾；菟丝子补肾益精。附子配当归是章公温散止痛之常用药物，此处与病证不宜，故先后去之。

肾藏精，内寄相火，储元阴元阳，病至于肾，则损及立命之根本，血从尿出，则肾元阴精气外泄，阴精既走，则元阳不能收敛，相火离位，故附子等辛热之药皆不宜用。邪之所凑，其气必虚。此症为血证之至虚，故虚甚之时，宜养正补虚为主，待尿血症状大减之后，方加入收敛固涩之品。

九、胸痹

案1　心肾阳虚，痰饮内停

陈女

胸闷不舒，饮食后干呕哕不得通彻，将及 1 年。其下肢之肿，亦历久不消。胃之不健，实基于心力之微弱。此用健胃药无效。

炮附块 15 克　上安桂 1.2 克　生白术 9 克　云苓 12 克　淮山药 9 克　补骨脂 9 克　肉蔻 6 克　姜半夏 9 克　五味子 4.5 克　炙甘草 2.4 克

【赏析】

患者胸闷不舒，饮食后干呕哕不得通彻，辨证分析当为痰饮内停，中阳不振，胃气上逆；下肢水肿乃因心肾阳虚，不能推动水行，水邪壅阻经隧所致，章公指出"胃之不健，实基于心力之微弱"，并且认为"下肢之肿"是鉴别胃病与心脏病的关键之一。此案以心肾阳虚为本，痰饮内停为标。《金匮要略·痰饮咳嗽病脉证并治篇》有云："病痰饮者，当以温药和之。"方中附块、安桂、补骨脂既能温补心肾，又能振奋阳气，温散痰饮，通利水道；姜半夏、肉豆蔻、白术、云苓、山药等温阳健脾，化痰散饮止呕。诸药相合，标本同治，共奏温补心肾，健脾化痰，散饮止呕之功。

古代文献中有不少将胸痹心痛与胃脘痛相混淆的记载，宋·窦材《扁鹊心书》提出心痛"乃心之包络痛与脾痛、胃痛、膈痛耳"，脾痛、胃痛、膈痛也属心痛。宋·陈言《三因极一病证方论·九痛叙论》提出："心痛，……以其痛在中脘，故总而言之曰心痛，其实非心痛也。……方中所载者，乃心主包络经也。"认为心痛是痛在中脘，而病位在心包络，心痛包括胃脘痛与心包络痛，两者区分不清，因此统而言之。后王肯堂在《证治准绳·心痛胃脘痛》中云"心与胃各一脏，其病形不同，因胃脘痛处在心下，故有当心而痛之名，岂胃脘痛即心痛者哉"，明确指出胸痹心痛与胃痛的区别。章公在本案中指出"胃之不健，实基于心力之微弱"，并且认为"下肢之肿"是鉴别胃病与心脏病的关键之一，可见章公辨病之精准。

案2 心阳亏虚，浊邪盘踞

柴女

心脏病患者时苦心中闷，每多与胃病相混淆，用健胃剂不能缓其所苦，就寝胸脘滞塞，必欲起立乃舒。2日来更见周身浮肿。

炮附块4.5克　上安桂1.2克(研末，分2次冲服)　炮姜炭2克　五味子4.5克
黄芪皮9克　补骨脂9克　带皮苓15克　仙鹤草12克

【赏析】

本案病属胸痹，相当于西医学之冠状动脉粥样硬化性心脏病，临证易与"胃病"相混淆。章公在1940年前后即指出胸痹"每多与胃病相混淆，用健

胃剂不能缓其所苦”，并提出两病的鉴别要点在于“就寝胸脘滞塞，必欲起立乃舒”。

中医认为，“胸痹”一证成因繁多，既有心气虚弱、心阳虚衰、阳虚水泛之虚证，也有气虚血瘀、寒凝心脉、痰浊闭阻之本虚标实证，究其根本均以虚致病，本病发作期多以标实为主，缓解期多以本虚为主。本案发病当责之于心阳虚，浊邪盘踞。《类证治裁·胸痹》云：“其症胸满喘息，短气不利，痛引胸背。由胸中阳气不舒，浊阴得以上逆，而阻其升降……夫诸阳受气于胸中，必胸次空旷，而后清气转运，布息舒展……”故治从温阳化饮，标本兼顾。方中附子、安桂、炮姜以温通阳气；附子、炮姜合补骨脂、茯苓、黄芪温肾阳而化水饮。诸药相合，标本兼治，共奏温阳化饮之效。

案3　心阴阳两虚

闵男

平卧数小时即欲起坐，否则胸闷、心悸不可耐，反复发作，通宵为之不宁。此唯心脏病有之，非静养不为功，且非旦夕可期有效。

炙甘草6克　上安桂1.2克　大麦冬9克　炒枣仁9克　潞党参9克　干姜2.4克　干地黄18克　阿胶珠12克

【赏析】

本案不能平卧、胸闷、心慌等为心功能不全心力衰竭的临床表现，当为心之阴阳两虚、心失所养所致，故章公诊为心脏病，从心论治。取法《伤寒论》第177条“伤寒，脉结代，心动悸，炙甘草汤主之”，以炙甘草汤加减补益心之阴阳。方中炙甘草补气生血，养心健脾；潞党参益气健脾，助炙甘草以昌气血生化之源；干地黄、阿胶珠、大麦冬养心阴，滋心血，以充养血脉；少量肉桂、干姜辛温通阳，取张景岳“阴得阳升而源泉不竭”之意，既通心阳，又助阴血化生；加酸枣仁以养血宁心安神。上药合而为方，共奏益气养血、通阳定悸之功。

同时，章公指出此证"非静养不为功，且非旦夕可期有效"，强调治疗此病一方面需安舒静养，另一方面需长期服药，方利于疾病康复。

案 4　外伤瘀血内停

左男

以左膺作痛为主症，自诉曾有宿伤。

全当归9克　延胡索9克　旋覆花9克（包）　　川羌活4.5克　炙乳没各3克

五灵脂9克　娑罗子9克　六轴子1.5克

【赏析】

《正体类要·卷上·正体主治大法》："胁肋胀痛，若大便通和，喘咳吐痰者，肝火侮肺也，用小柴胡汤加青皮、山栀清之。若胸腹胀痛，大便不通，喘咳吐血者，瘀血停滞也，用当归导滞散通之。《内经》云：肝藏血，脾统血。盖肝属木，生火侮土，肝火既炽，肝血必伤，脾气必虚。宜先清肝养血，则瘀血不致凝滞，肌肉不致遍溃；次壮脾健胃，则瘀血易溃，新肉易生。若行克伐，则虚者益虚，滞者益滞，祸不旋踵矣。"

本案患者之病因病机为外伤所致瘀血停滞，不通则痛。故治宜疏肝理气，活血祛瘀。方中延胡索疏肝理气活血；旋覆花平肝降气通络；乳香、没药、五灵脂活血化瘀；全当归补血活血；娑罗子理气宽中止痛；六轴子祛风止痛，散瘀消肿；川羌活发汗解表，祛营卫之邪，《品汇精要》谓其"主遍身百节疼痛，肌表八风贼邪，除新旧风湿，排腐肉疽疮"，亦张子和所谓"一汗抵千针"。此外，六轴子有毒，需注意其用量。

十、头痛

案 1　气血凝滞

王女

头痛达10年之久，作辍无常，痛剧则呕吐频作，彻夜不寐，痛苦不可名状。治风当先治血，古有名训，但追风通络之品，仍不可少。

炮附块30克　全当归30克　大川芎18克　甘枸杞18克　明天麻18克　藁本18克　大蜈蚣10条　炙全蝎18克　制半夏18克　绵黄芪30克　炒枣仁18克　茯苓18克　生白术18克

共研细末，1日3次，每次3克，饭后服。

【原注】此方仅服两料，即告痊愈。后以他病来诊，知其痛已3年未发。

【赏析】

头痛这一症状首载于《内经》，在《素问·风论》中称之为"首风"、"脑风"，后世部分医著中还记载有"头风"一名，王肯堂《证治准绳·头痛》曰："医书多分头痛头风为二门，然一病也，但有新久去留之分耳。浅而近者名头痛，其痛猝然而至，易于解散速安也。深而远者为头风，其痛作止不常，愈后遇触复发也。"本案病症作辍无常，当属"头风"之列，其病机为久病入络，气血凝滞，脉络不通，瘀血阻滞于脑络，遇触即发。章公紧扣病机，治以活血化瘀，通络止痛。方中当归、川芎活血化瘀，其中"川芎，上行头目，下调经水，中开郁结，血中气药……味辛性阳，气善走窜而无阴凝黏滞之弊，虽入血分，又能祛一切风，调一切气"（《本草汇言》），为治头痛要药，药用当归、川芎等治血之品，乃遵"治风先治血，血行风自灭"之古训；枸杞、天麻滋补肝肾而熄风；蜈蚣、全蝎为虫类药，能散瘀通络，搜剔熄风，尤适于缠绵难愈的慢性头痛；附子味辛、甘，性大热，能回阳气，散阴寒，止疼痛，又伍以半夏，既祛表里之沉寒，通络脉之瘀闭，又可化痰止呕定痛；藁本入巅顶，散风寒，能治厥阴头痛；黄芪、白术补气健脾，升清阳；茯苓、半夏健脾化湿，降逆止呕。诸药互相协同，繁而有序，旨在活血化瘀，通络止痛。

案2　血虚生风

赵男

头痛已数十年，初起时每星期发作 1 次，痛 3 ~ 5 小时；最近三四年来，几乎每天头痛。瞳孔散大，痛在眉部，久治无效。此血虚生风之象，俗称头风病。

川芎 9 克　当归 12 克　僵蚕 9 克　蚤休 9 克　细辛 4.5 克　丹皮 12 克　全蝎 3 克　甘松 4.5 克　甘草 4.5 克　小金丹 2 粒（分 2 次吞）

二诊：头痛已不是每天发作，痛势大见减轻。改以散剂常服，可望根治。

当归 30 克　川芎 30 克　僵蚕 60 克　炙全蝎 18 克　甘松 30 克　枸杞 60 克　党参 60 克　蚤休 30 克　天麻 30 克

共研细末，每服 1.5 克，1 日 3 次。

【赏析】

李东垣《东垣十书》中将头痛分为外感头痛和内伤头痛，根据症状和病机的不同而有伤寒头痛、湿热头痛、偏头痛、真头痛、气虚头痛、血虚头痛、气血俱虚头痛、厥逆头痛等等。本案病患章公明辨虚实，诊为头痛属血虚生风。首诊只用当归治以补血；大队川芎、丹皮、蚤休、细辛等以活血祛瘀，畅达血脉；又伍以小金丹，旨在活血定痛，突出体现了"急则治其标"的治疗原则；僵蚕、全蝎二药搜风活络，祛风止痉，章公治疗头痛喜用虫药，这与叶氏"阳虚浊邪阻塞，气血瘀痹而为头痛者，用虫蚁搜逐血络，宣通阳气为主"之理不谋而合。诸药相合，共奏活血祛瘀通络之功。二诊时，头痛已不是每天发作，痛势大见减轻，故加党参、枸杞子、天麻之属补益气血，并以散药常服，以图缓治其本，巩固疗效。如此标本缓急分明，故能投剂即效。

案 3　肝肾阴虚

张女

头痛而晕，齿痛，精神疲惫，脉细数，苔薄，舌质微红。乃肝肾不足，虚火上扰，治宜滋补肝肾。

枸杞子 9 克　生首乌 18 克　料豆衣 12 克　潼沙苑 12 克　明天麻 4.5 克　天冬

12克　玉竹12克　玄参12克　甘草4.5克

【赏析】

《素问·五脏生成》曰："头痛巅疾，下虚上实，过在足少阴、巨阳，甚则入肾。"《脉经·头痛》云："足厥阴与少阳气逆，则头目耳聋不聪……"本案患者头痛而晕，齿痛，精神疲惫，舌质微红，苔薄，脉细数，病属肝肾阴虚，虚火上扰。章公临证治疗头痛，紧抓主症，明辨虚实，故以补益肝肾，滋阴泻火立法。方中枸杞子、生首乌、料豆衣、潼沙苑补肝肾，益精血，此即有"壮水之主，以制阳光"之义，其中料豆衣即为黑豆，中医认为"黑豆乃肾之谷"；明天麻入厥阴经，平肝熄风而止头眩，《本草纲目》云："天麻入厥阴之经而治诸病。按罗天益云：眼黑头眩，风虚内作，非天麻不能治。天麻乃定风之草，故为治风之神药。"再伍以天冬、玉竹、玄参养阴清热。诸药相合，共达补益肝肾，滋阴泻火之效。

案4　肝火上炎，腑气不通

龚男

头部剧痛，两目充血，4日仅一更衣，诱导之。

杭菊花9克　冬葵子9克　刺蒺藜9克　郁李仁9克　草决明9克　芦荟3克　茺蔚子9克　赤苓9克

二诊：下之头疼稍轻，未能根除，上膈微闷隐疼。欲除头痛，先调整其消化系。

木瓜9克　佩兰梗9克　甘松9克　广郁金9克　生枳实9克　小青皮6克　杭白芍6克　炙僵蚕9克　刺蒺藜9克

【赏析】

本案病患症见头部剧痛，两目充血，4日仅一更衣，当责之肝火上炎，腑气不通。先生紧抓"4日仅一更衣"这一症状，明晓《素问·通评虚实论》中"头痛耳鸣，九窍不利，肠胃之所生"的医理，治疗上因势利导，以下治上，药用冬葵子、郁李仁、芦荟泻火通便；"肝开窍于目"，肝郁化火，肝火上炎则两目充血，上扰清空则头痛剧烈，故用菊花、刺蒺藜、草决明、茺蔚子清肝泻火；诸药相合，清泄肝火，通降腑气，浊阴得降，清窍得通故痛减。二诊头痛减轻，上膈微闷隐痛，章公调肝同时不忘脾胃。方中木瓜、佩兰、甘松化湿和胃；广郁金、生枳实、小青皮行气导滞；白芍缓急止痛；刺蒺藜、炙僵蚕平肝熄风。诸药合用，肝胃同治，治求病本。

章公认为"头痛仅是一种症状，其原因达数十种之多"，治病常宗"必伏其所主，而先其所因"，临证明辨发病之因，治病求本，故投剂即效。

十一、气病

案1 阳虚阴盛

虞男

此与奔豚同一原理。所不同者，奔豚起自少腹上冲；病者脐上上冲，多作于午夜而已。

川桂枝 2.4 克　杭白芍 9 克　肉桂心 1 克（研末冲服）　台乌药 9 克　制香附 9 克　晚蚕沙 12 克（包）　五灵脂 12 克　清炙草 2.4 克　沉香曲 9 克

另：甘松 12 克　延胡索 18 克　御米壳 24 克　全当归 24 克　大川芎 9 克　阿魏 6 克　粉丹皮 30 克　沉香 6 克　川贝母 9 克

共研细末，每服 2.4 克。以胶囊装盛，服用更便。

【赏析】

《伤寒论》第 117 条云："烧针令其汗，针处被寒，核起而赤者，必发奔豚。气从少腹上冲心者，灸其核上各一壮，与桂枝加桂汤，更加桂二两也。"《金匮要略·奔豚气病脉并治篇》指出："奔豚病，从少腹起，上冲咽喉，发作欲死，复还止，皆从惊恐得之。"张仲景精辟地论述了奔豚的病因病机，指出或因惊恐，或因误汗伤阳，致气机冲逆发病。本案章公明确指出虽然病者气从脐上上冲，不同于奔豚之气从少腹上冲，但与奔豚同一原理。究其根本一定内有所因。以方测证，本案患者素体阳虚阴盛，病发于午夜阴寒偏盛之时，内外合邪，致气机冲逆发病。章公以桂枝加桂汤为主方通阳散寒，平冲降逆，伍用疏肝解郁之品以疏肝解郁，调气降逆。方中桂枝、肉桂合甘草辛甘化阳，通阳散寒，平冲降逆；乌药、香附、沉香疏肝行气，降逆平冲；白芍配甘草，酸甘化阴，柔肝缓急；晚蚕沙化湿和胃，舒筋通脉；五灵脂长于破血行血，能治"瘀血停滞作痛"、"心腹冷痛"。又续以活血降气散药，意在缓图。其中阿魏"破癥积，下恶气"；御米壳即罂粟壳，能"止心腹筋骨诸痛"；川贝母"开郁，下气"；当归、川芎、赤芍活血化瘀；延胡索、沉香、甘松疏肝行气。诸药相合，共奏通阳散寒，平冲降逆之功。

案2 气郁血虚

冯女

每遇拂逆，其病便易发作。病将发，呼吸紧张，四肢麻木；既发则龂齿，语言难处，神志不清，面色潮红，历2小时许而回苏；既而胸中窒闷异常，善太息。今持其脉大而弦，此为肝厥，亦属"脏躁"一类。

明天麻4.5克　杭白芍9克　料豆衣9克　广郁金9克　炙远志4.5克　潼白蒺藜各9克　旋覆花9克（包）　抱茯神9克　佩兰梗4.5克　清炙草4.5克　生麦芽15克　红枣10枚（去核）

【赏析】

本案类似于西医学之神经官能症，是由各种原因引起的以抑郁为主要症状的一组情感障碍，以抑郁心境自我体验为中心的临床症状群或状态。章公脉证合参，辨为"肝厥"、"脏躁"一类，肝气郁结是本病发病主要病机。因肝气郁结，日久由气及血而致血虚，故症见呼吸紧张，四肢麻木；又郁久化火，内扰心神，伤阴生风，则见发则龂齿，语言难处，神志不清，面色潮红，脉大而弦等症；肝郁，疏泄失职，气机不畅，则胸中窒闷异常，善太息。故治以疏肝泻火，平肝熄风，兼养血安神。方用郁金、旋覆花、佩兰、生麦芽疏肝解郁；天麻、白芍、料豆衣、潼白沙苑滋补肝阴，平肝熄风；茯神、远志养血安神；《金匮要略·妇人杂病脉证并治篇》曰："妇人脏躁，喜悲伤欲哭，像如神灵所作，数欠伸，甘麦大枣汤主之。"甘麦大枣汤能甘润缓急，养血安神，本方中以小麦易为生麦芽，兼有疏肝解郁之功，可见章公用药之精妙。

案3　气郁痰凝，阻滞胸咽

吴女

咽中如有炙脔，经医院检查，排除实质性疾患。苔薄，脉弦滑，宗仲景法。

制川朴9克　半夏9克　党参15克　山药15克　广木香9克　全当归9克　晚蚕沙12克（包）　砂仁4.5克　绿萼梅4.5克

【赏析】

《金匮要略·妇人杂病脉证并治篇》中有曰："妇人咽中如有炙脔，半夏厚朴汤主之。""咽中如有炙脔"表现为咽中自觉有物阻塞，咯之不出，咽之不下等症状。《医宗金鉴·诸气治法》将本证称为"梅核气"。有关"梅核气"的认识最早见于《内经》，如《灵枢·邪气脏腑病形》篇中曰"胆病者，善太息……心下澹澹，恐人将捕之，咽中介介然，数唾"，《中藏经》曰"大肠虚，则咽喉中如核妨矣"。其发病病机为气郁痰凝，阻滞胸咽。正如《诸病源候论》中所言"忧恚则气结，气结则津液不宣"。故章公宗仲景之法，用半夏厚朴汤化裁治以行气开郁，化痰散结。方中制川朴、广木香、绿萼梅理气宽胸，开郁畅中；半夏、晚蚕沙、砂仁化痰散结，和胃降逆；党参、山药、当归补气血，健脾胃，旨在健脾化痰。各药配伍，使肝气疏畅，气行痰化，诸症自愈。

本病是西医学耳鼻喉科常见病，西医学中"咽部神经官能症"属本病范畴，有研究表明本病还与胃食管疾病有关。

案4　肝郁痰凝，气血瘀滞

刘男

咽喉如有炙脔，一种是甲状腺病，一种是神经系疾患。今颈圈窄紧，为前者。

昆布9克　醋柴胡15克　归身9克　佛手9克　娑罗子4.5克　海藻9克　川棟子9克　台药9克　白芍9克　越鞠丸9克（分3次吞）

【赏析】

患者咽喉如有炙脔，章公认为此症状一种诊为甲状腺病，一种诊为神经系疾患。然四诊合参后，先生将此案诊为甲状腺病，属于中医学"瘿病"范畴。《济生方·瘿瘤论治》云："夫瘿瘤者，多由喜怒不节，忧思过度，而成斯疾焉。大抵人之气血，循环一身，常欲无滞留之患，调摄失宜，气凝血滞，为瘿为瘤。"本案发病是因肝郁痰凝，气血瘀滞而致，故拟之海藻玉壶汤上下增损。方中海藻、昆布消瘿散结，金·张从正《儒门事亲·瘿》记载"夫瘿囊……以海带、海藻、昆布三味，皆海中之物，但得二味，投之于水空中，常食亦可消矣"，但其含碘量较高，临证时须注意，若患者为由碘缺乏引起的单纯性甲状腺肿大，可以大量使用，若为甲状腺功能亢进者，须慎用；柴胡、当归、白芍、佛手、娑罗子、川棟子、乌药疏肝行气，其中当归养血活血，川棟子能疏肝泻火；越鞠丸能解六郁。汤剂、丸药相合，旨在理气化痰、消瘿散结，全方药证合拍，当能取效。

案5　寒凝气滞

潘男

所苦少腹癥块攻筑疼痛，其发作辄无常，宗古人寒凝气滞论治。

高良姜9克　小茴香9克　制香附9克　荔枝核12克　全当归9克　淡吴萸2.4克　蓬莪术9克　海南片（槟榔）9克　台乌药6克

【赏析】

癥即积，瘕即聚。《难经·五十五难》有云："故积者，五脏所生，聚者，六腑所成也。积者，阴气也，其始发有常处，痛不离其部，上下有所终始，左右有所穷处。聚者，阳气也，其始发无根本，上下无所留止，其痛无常处，谓之聚，故以是别知积聚也。"癥积的发病机制，《灵枢·百病始生》曰："卒然外中于寒，若内伤于忧怒，则气上逆，气上逆则六俞不通，温气不行，凝血温裹而不散，津液涩渗，著而不去，而积皆成矣。"对于癥积的治疗，《医宗必读》说："积之成也，正气不足而后邪气拒之，初、中、末三法不可不讲也，初者，初起，正气尚强，邪气尚浅，则任受攻；中者，受病渐之，邪气较深，正气较弱，任受且补且攻；末者，病魔经久，邪气侵凌，正气消残，则任受补，盖积之为义，日积月累，非伊朝夕，所以去之，亦当有渐，大亟伤正气，正气伤则不能运化，而邪反固矣。"章公宗古人寒凝气滞论治，认为本案发为癥积是因寒凝气滞而致。方中高良姜、小茴香、吴茱萸暖肝散寒止痛；香附、乌药、海南片（即槟榔）疏肝行气止痛；当归养血补肝，荔枝核、莪术散结。诸药合用，暖肝散寒，行气止痛，使寒凝得散，气滞得疏，肝脉调和则癥积得去。

案6　肝气郁结，痰火内扰

戴女

每值经之将行，身心总感不快，头痛，脘闷乳胀，此症古人称为木不条达。其实神经过敏者，受经期影响每作此状。此方为疏肝理气而设，亦调畅其神经之意。

醋柴胡3克　白芍9克　川芎4.5克　明天麻3克　延胡索9克　川楝子9克老苏梗6克　制香附6克　香甘松3克　旋覆花9克（包）　香橼皮9克

【赏析】

患者每值经之将行，身心总感不快，头痛，脘闷乳胀，属中医妇科学

"经行情志异常"、"经行头痛"、"经行乳房胀痛"等病证范畴。"女子以肝为先天"，本案发病当因情志内伤，肝气郁结，痰火内扰。每遇经行时气血骤变下注冲任血海，扰动心神则心身总感不快；痰火上扰清空则头痛；肝气郁结，气血运行不畅，脉络不通则乳房胀痛。故以疏肝理气，清热化痰为法。方取柴胡疏肝散意，方中柴胡疏肝解郁；白芍滋阴柔肝，防疏泄太过；延胡索、川楝子合为金铃子散，能疏肝清热，活血止痛；香附、苏梗、甘松、香橼皮理气活血止痛，另章次公云："甘松为胃神经痛之效药，治胃神经痛方中苟投入本品，奏效甚捷。"旋覆花降气化痰；天麻息肝风，平肝阳，为治疗头痛的要药，与川芎相携而上，一气一血，共主头痛。上药相合，主用气药，稍参血药，重在调理气机，共奏疏肝理气活血、清热化痰之功。

十二、中风

案 1　肝肾阴虚，气血亏损，经络瘀阻

陈女

中风一症，前人有外风、内风之分，有真中、类中之别。内风即现代所称之脑溢血。此病以出血面积之大小、吸收值迟速而定其预后。前人有认为，感受外风之邪而中者为真中；内风为病，而遗留偏枯不遂或麻木不仁者为类中。如年事已高，而见偏废，其废在 60 日不恢复者，即难根治。考初中而能苏者，生命多能保全。治偏废之法，扼要有二：一为营养疗法，前人有"治风先治血，血行风自灭"之说；二为恢复神经之麻痹，古人有祛风之说。此二者奏效皆缓。今拟方如下：

全当归12克　制首乌9克　牛膝12克　枸杞子9克　白芍9克　豨莶草12克

川断9克　炙僵蚕9克　全蝎尾1.8克　大活络丹1粒（入煎）　竹沥60克（分冲）

另：常服海带汤，生西瓜子或菊花煎汤代茶。

【赏析】

中风病在急性期经积极治疗后于恢复期常多留有后遗症，此期，章氏始

终抓住"阴血不足,经络瘀滞"这一主要病理特点,即肝肾阴虚,气血亏损未复,风、火、痰、瘀之邪留滞经络,气血运行不畅,而留有半身不遂,口眼歪斜等后遗症。章公指出治疗偏废之法有二:一为营养疗法,也就是滋养肝肾,补益气血,有"治风先治血,血行风自灭"之意;一为恢复神经之麻痹,即平肝熄风,化痰祛瘀。两者扶正祛邪,标本兼顾,这与"偏废"发病机制相契合。方中首乌、牛膝、枸杞子、当归、白芍、豨莶草滋补肝肾、益气血、强筋骨、利关节,以促进神经细胞恢复;用僵蚕、蝎尾虫类药活血通络,搜风止痉,是取叶天士"取虫蚁迅速飞走诸灵",以促其脑血管被损病灶吸收;大活络丹能祛风除痹,豁痰通络,活血止痛,用峻利之品,以丸药来搜逐。另外,章公提倡食养疗法,认为海带能软化血管,降低血压;生西瓜子能软化血管,利尿降压。上药相合,共奏补益肝肾,搜风通络之功。

章公认为"年事已高,而见偏废,其废在 60 日不恢复者,即难根治",并提出"现代研究表明,脑血栓形成后,绝大部分血液通不过栓塞部位,使脑组织缺血而坏死,大脑皮质中神经细胞对缺血尤为敏感,数分钟断血后即可引起不可恢复的病变,对脑组织破坏范围大,程度严重,因而即难根治",故当抓住时机,积极施治。

案 2 肝肾阴虚,肝阳上亢,痰瘀互结

钱男

古今医籍以中风居杂病之首,以其变起仓猝,而施治不易也。张伯龙氏根据《内经》"血之与气,并走于上,则为大厥"之说,创介类潜阳,导血下行之法,为治中风辟一新途径。今师法之,为订常服之方。

全当归 60 克 明天麻 60 克 制首乌 90 克 潼白蒺藜各 45 克 川贝母 45 克 旱莲草 45 克 京赤芍 45 克 怀牛膝 120 克 女贞子 90 克 粉丹皮 60 克 煅石决明 45 克 藏红花 24 克 大熟地 120 克 淡昆布 30 克 杭白芍 60 克 豨莶草 90 克 宣木瓜 60 克 络石藤 45 克 嫩桑枝 90 克 炙僵蚕 90 克 蝎尾 15 克

共研细末,用阿胶 100 克烊化,和蜜为丸,每服 9 克,早晚各一次。

【赏析】

中风是以卒然昏仆,不省人事,半身不遂,口眼㖞斜,言语不利为主症的病证。病轻者可无昏仆而见半身不遂及口眼㖞斜等症状。章氏认为"风痨臌膈,乃中医四大难症",中风居难症之首,其病理性质总属于本虚标实,多是在内伤积损的基础上,复因劳欲过度、饮食不节、情志不遂、气虚邪中等,引起脏腑阴阳失调,气血上逆,夹痰夹火,横窜经络,蒙蔽清窍而形成的。故治疗上不外扶正祛邪,标本兼顾。方中明天麻、制首乌、潼白蒺藜、旱莲草、女贞子、怀牛膝、当归、熟地、阿胶、白芍、石决明补肝肾、平肝阳,其中石决明为贝介类药,能重镇平肝潜阳熄风,导血下行,是宗张伯龙氏临床经验;贝母、昆布消痰散结;红花、丹皮、赤芍活血化瘀,谨遵"治风先治血,血行风自灭"之古训;豨莶草、桑枝、络石藤、宣木瓜祛风化湿通络,利关节,能松散病根;虫药僵蚕、蝎尾搜风通络,促其脑血管被损病灶吸收。上药相合,繁而有序,和蜜为丸,贝介类药、虫类药、藤类药同用,共奏补益肝肾、平肝熄风、化痰活血通络之功。

案3 素体亏虚,脏腑功能失调,痰火上扰清窍

归男

平素嗜酒,右额掣痛时作,2日前骤然口眼歪斜,左半身不用。此中风之的候,现代所谓脑出血者是。所幸神志尚未完全模糊,语言亦不謇涩,表示脑出血范围尚无扩大漫延,治疗得当,生命或可保全。

龙胆草1.5克 芦荟3克 丹皮9克 当归9克 草决明9克 川贝母9克 远志6克 蚤休9克 指迷茯苓丸15克(包煎) 竹沥60克 牛膝12克

二诊:中风古人有中脏、中腑、中经、中络之分。中脏乃脑出血治弥漫不易吸收,危症也;中腑较中脏为轻,大致是脑部小血管破裂,或血栓形成;中经、中络多属神经末梢疾患,局部功能失其作用而已。患者平素嗜酒而面色潮红,血压亢进可知。此番虽中而神志逐渐清晰,腿足之强硬亦能屈伸,

乃中腑之类也。两足浮肿，血压高者，非心脏病即肾脏病；其脉细，属于心脏病居多。但中风者之强心剂最宜审慎，质言之，强心而不增高血压是也。古方地黄饮子最为恰当。

生熟地各18克　远志肉6克　枸杞子9克　川石斛9克　五味子4.5克　炮附子9克　巴戟天9克　怀牛膝9克　当归12克　补骨脂9克　炙甘草3克

大便不通加竹沥60克冲服；海带煨汤常服。

【赏析】

根据临床表现特征，本病属中医学"类中风之中脏腑"范畴，即西医学的急性脑血管疾病。《医经溯洄集·中风辨》指出："因于风者，真中风也；因于火、因于气、因于湿者，类中风，而非中风也。"又由于病位浅深，病情轻重分为中经络、中脏腑两大类：中经络者虽有半身不遂、口眼㖞斜、语言不利，但意识尚清楚；而中脏腑者昏则不识人，或神志昏糊、迷蒙，伴见肢体不用。其发病病机多由素体气血亏虚，心、肝、肾三脏功能失调，复因饮食不节，情志不遂等生痰化火，终致阴阳失调，气血逆乱。本案患者平素嗜酒，损伤脾胃，脾失健运，聚湿生痰，痰湿生热，热极生风，风火痰热内盛，窜犯络脉，上阻清窍，发为本病。正如《丹溪心法·论中风》所言："湿土生痰，痰生热，热生风也。"故以清肝泻火，豁痰开窍为法治之。方中龙胆草、芦荟、丹皮、草决明、蚤休清肝泻火，平肝熄风；牛膝能引火下行；竹沥、贝母、远志、指迷茯苓丸清热化痰开窍；当归、丹皮活血祛瘀，有"治风先治血，血行风自灭"之意。复诊时又以地黄饮子滋肾阴，补肾阳，化痰开窍，以期上下兼治，标本并图。

另外，章公宗《伤寒论·辨少阴病脉证并治》："少阴之为病，脉微细，但欲寐也。"认为"细"当为少阴之主脉，临床上章先生见"脉不鼓指"、"沉细不鼓指"、"脉来糊数"、脉有"歇止"常会考虑患者心力不足，故言"其脉细，属于心脏病居多"。

十三、肝阳、肝风

案1 肝风、肝火携风热上攻（头痛）

唐男

外观是中风质，面色潮红而偏头痛；此番外感侵袭，其痛益甚。大便难。涕有腥味，表示风热上冲。

桑叶9克　天麻9克　草决明12克　白芷6克　连翘9克　菊花9克　蒺藜9克
茺蔚子12克　秦艽9克　紫背浮萍6克　木贼草9克

另：清肝保脑丸90克，每服9克，1日2次。

【赏析】

病患外观中风质，面色潮红而偏头痛，乃肝风、肝火携风热上攻所致。因肝郁日久而化内热，且煽生内风，今复外感风热，无异雪上添霜，内外夹击，痛不堪言。风热壅盛于肺，耗伤津液则涕有腥味，肠腑不通则大便难。肝旺宜平，表邪宜散，故治疗本病需表里兼顾。方中天麻、草决明、蒺藜、茺蔚子、秦艽平肝熄风，其中秦艽一物而兼表里，《冯氏锦囊秘录》云："秦艽风药中润剂，散药中之补剂，故养血有功。中风多用之者，取祛风活络，养血舒筋……"桑叶、菊花、连翘、木贼草、草决明疏散风热，桑菊相合又能清热平肝熄风，以加强凉肝熄风之效，草决明亦具通便之能；白芷祛风，尤善通窍；清肝保脑丸由藿香、猪胆汁制成，对肝经风热上扰之鼻渊有效。上药合而为方，表里同治，共奏清热息风，平肝潜阳之功。

案2 血气亏少，心失所养（脏躁）

赵女

已届更年期，精神上起变化，有时血压偏高；气候转变，则腰臀酸痛。

全当归6克　杭白芍12克　明天麻9克　料豆衣12克　山萸肉9克　潼沙苑9克　炙甘草2.4克　生麦芽12克　大枣5枚

【赏析】

更年期女性患者，随着卵巢功能逐渐消退至完全消失，会出现一系列内分泌失调和自主神经功能紊乱的证候，故精神上起变化，有时血压偏高，即西医学之更年期综合征（又称绝经期综合征），在中医学中属于"脏躁"，"断经前后诸症"等病证范畴。《金匮要略·妇人杂病脉证并治篇》有"妇人脏躁，喜悲伤欲哭，像如神灵所作，数欠伸，甘麦大枣汤主之"的记载。《金匮要略心典》云："脏燥，沈氏所谓子宫血虚，受风化热者是也。血虚脏躁，则内火燥而不宁，悲伤欲哭，有如神灵，而实为虚病。"《金匮要略·五脏风寒积聚病脉证并治第十一》云："邪哭使魂魄不安者，血气少也；血气少者属于心，心气虚者，其人则畏，合目欲眠，梦远行而精神离散，魂魄妄行。阴气衰者为癫，阳气衰者谓狂。"以上指出脏躁的发病病机为血气亏少，心失所养而致病。本案以肝肾阴虚，气血亏虚为本。故用山萸肉、潼沙苑、天麻、料豆衣滋补肝肾；当归、白芍养血柔肝，以补肝体助肝用；将小麦易为生麦芽，合为甘麦大枣汤甘润缓急，养血安神，又不忘疏肝解郁。诸药配合，协调共济，共奏滋补肝肾、疏肝泻火之效。

另外，临床上治疗更年期综合征还强调患者自身的精神调摄，注意保持心情愉悦，家人亦需配合患者治疗。

案3　肝肾阴虚，热扰心神（不寐）

翁男

中年以后之人，脉忌大、忌弦，弦大则火浮于上，现代所谓血管硬化、血压亢进。用药纯温、纯凉，皆有流弊。今就寐辗转不能酣睡，精神兴奋太过使然，以酸枣仁汤为主。

酸枣仁12克　川芎6克　茯神12克　知母9克　甘草3克　当归9克　白芍9克　牛膝12克　鸡子黄1枚

二诊：药二服稍能静卧片时，既觉依旧辗转反侧，两脉皆弦。古人以为肝阴不足，虚火上炎，故两足常发冷引火归原，即平其上部兴奋充血之义。

炮附片 12克 生熟地各 12克 当归 12克 牛膝 18克 丹皮 9克 知母 9克 女贞子 9克 旱莲草 9克 桑葚子 18克 煅珍珠母 30克

另：琥珀 2.4克，川贝 6克，黄连 3克，肉桂 3克，共研末，分 10包，卧前服 1包。

【赏析】

《金匮要略·血痹虚劳病脉证并治篇》有言："虚劳虚烦不得眠，酸枣仁汤主之。"初诊时章公遵仲景之方，以酸枣仁汤为主加当归、白芍、牛膝、鸡子黄，共奏养血安神除烦之功以治标。再诊时章公圆机活法，以治本为主，方用生熟地、女贞子、旱莲草、桑葚子、牛膝滋补肝肾，俾"壮水之主，以制阳光"；附子大辛大热，伍于大队滋阴之品中，能"阳中求阴"，章公治病主张"阴血不足，阴虚火旺之人，用药纯温、纯凉皆有流弊。盖过温则辛燥动火，为敌张帜，过凉则阴无以化"，这与《景岳全书·新方八略》中"此又阴阳相济之妙用也……善补阴者，必于阳中求阴，则阴得阳升而源泉不竭"的学术思想不谋而合；丹皮、知母、川贝母清热泻火；煅珍珠母、琥珀镇静安神，黄连、肉桂合为交泰丸，能交通心肾安神。

本案中章公从脉象弦大中诊出病患为西医学中血管硬化、血压亢进之病，体现了章公能吸收西医知识，中西并用的科学态度。先生对中西两种医学，早年就提出"发皇古义，融汇新知"的主张，并倡导"双重诊断，一重治疗"的辨证与辨病相结合的诊疗方法，认为只有中西医团结起来，相互尊重，取长补短，才能更好地继承和发扬中医学。

案4 肝肾阴虚，肝阳上亢（眩晕）

王老太

头晕不时发作，晕之甚者，天地为之旋转，且呕吐不休。近来其发更频，脉弦细，舌质红，大便燥结，数日一行，血压略高。

明天麻3克　白芍9克　料豆衣12克　干地黄12克　沙苑9克　黑芝麻12克
霜桑叶9克　首乌9克　六味地黄丸30克（分10天吞服）

【赏析】

《素问·至真要大论》云："诸风掉眩，皆属于肝。"叶天士《临证指南医案·中风》指出内风"乃身中阳气之变动，肝为风脏，因精血衰耗，水不涵木，木少滋荣，故肝阳偏亢，内风时起"。肝乃风木之脏，其性主动主升。肝肾阴亏，水不涵木，阴不为阳，阳亢于上，发为头晕，血压略高，舌质红，脉弦细等症；肝气犯胃，胃气上逆则呕吐不止；阴津亏虚则肠燥，大便数日一行。《景岳全书·眩晕》有曰："无虚不能作眩，当以治虚为主……"故治疗以补虚为主，立法为滋补肝肾，平肝熄风。方中料豆衣、干地黄、沙苑、黑芝麻、白芍、首乌滋补肝肾，其中料豆衣，章次公谓其"原为补剂之副药，以豆中含有丰富之滋养料也"；天麻、沙苑平肝熄风；首乌、黑芝麻又能养血通便，章公亦认为何首乌"据古籍记载、民间传说，滋肾益肾之力甚强"；另外，又以六味地黄丸滋补肝肾佐之。章公治疗疾病常喜汤剂、丸药合用，两者相得益彰，收效甚捷。

案5　脾肾阳虚（痫病）

严女

骤然跌仆，将苏，津津冷汗；数年来，发作数次；其甚者小溲自遗。按其两脉沉细欲绝。

明天麻3克　熟地15克　潼白蒺藜各9克　龙眼肉9克　山萸肉9克　枸杞子9克　炮附块4.5克　浮小麦12克　大川芎4.5克　肉桂末2克（分2次吞）　清炙甘草2.4克

二诊：头眩，用强壮剂；食减，用健胃剂。其人脉沉细。

熟地黄15克　山萸肉9克　潞党参9克　五味子4.5克　菟丝子9克　潼沙苑9克　淮山药9克　肉桂末1.5克（分2次吞）　补骨脂9克　清炙甘草3克

【赏析】

根据案中所列症状，本病当属于中医学"痫病"范畴，临床易与"厥证"相混淆，然"厥证"有"四肢逆冷"这一特殊症状。隋·巢元方《诸病源候论·癫狂后候》详细记载了本病的临床表现，即"癫者，卒发仆地，吐涎沫，口㖞斜，目急，手足缭戾，无所觉知，良久乃苏"。其发病病机《刘惠民医案选·癫痫》中指出"本病机制可概括为脏腑功能失调，阴阳升降失职，以致风、痰、火、气四者杂交，但以脏腑病变为主，与肝、脾、心、肾关联密切"。本案患者症见津津冷汗，两脉沉细欲绝，可辨证为脾肾阳虚型痫病。故立法为温补脾肾，着重补益肾阳。方用附子、肉桂辛温，二药相合补肾阳之虚；天麻、熟地、潼白蒺藜、山萸肉、枸杞子滋阴补肾生精，取"阴中求阳"。

《景岳全书·新方八略》中有言"善补阳者，必于阴中求阳，则阳得阴助而生化无穷"。方中补阳药少而滋阴药多，旨在"少火生气"，即微微生火，鼓舞肾气。因患者有津津冷汗之症，故佐以养心敛汗之浮小麦。二诊时章公案中明确提到"头眩，用强壮剂；食减，用健胃剂"。简单扼要地指出症状与治法，正如上海姜春华教授所言"章先生治病抓主要矛盾，用药不是面面俱到，而是击中要害；章先生医案没有八股气，很少用病机做文章，只述主要病症，舌苔、脉象只于必要处写上，不是每案必写。以病证为主，以脉舌为次"。

十四、痹证

案1 寒邪兼夹风湿，痹阻经络（痛痹）

杨男

先是颈项酸楚，而后关节肿痛。天气阴寒，所苦益甚。

生麻黄 9 克　川桂枝 6 克　独活 9 克　西河柳 30 克　细辛 4.5 克　炮附块 9 克
白芷 9 克　川芎 6 克

二诊：前方中用麻黄、西河柳，服后痛大定，肿亦略消。苔白腻，有湿。

生苍术9克　西河柳30克　防风12克　木瓜12克　川桂枝6克　汉防己15克　独活9克　苡仁30克　晚蚕沙12克　豨莶草12克

【赏析】

《素问·痹论》有曰："风、寒、湿三气杂至，合而为痹。其风气胜为行痹，寒气胜为痛痹，湿气胜为着痹也。"痹者闭也，风寒湿邪入侵，导致气血运行不畅，经络阻滞不通。该患者所患为痛痹，以方测证可知，本案为痛痹初起，正气尚未损伤，其发病是由寒邪兼夹风湿，痹阻经络，气血凝滞所致。先生认为治疗本病当首辨虚实，病症初起，邪实体壮者当以祛邪为主，提出治痹之法，不外"祛风、散寒、逐湿、活血、通络"。章公紧扣病机，结合自己的经验用方化裁治疗。方用麻黄、细辛、西河柳、白芷、独活通阳散寒；附子、桂枝温阳补火，通脉止痛，即所谓"阳气并则阴凝散"；川芎行气活血，体现了"治风先治血，血行风自灭"之义。二诊伍以苍术、薏苡仁健脾除湿，以俾"脾旺能胜湿，气足无顽麻"；防己、晚蚕沙、豨莶草利湿通络除痹。两方中西河柳用至30克，用量之大远超过其他药物，此为章公经验用药。西河柳又名柽柳，性味辛凉，功能发表透疹，祛风除湿，其按语谓"其含有水杨酸钠，对风湿病具有明显的发汗止痛作用"，体现章公中西结合辨证用药的思维模式。

案2　风寒湿侵袭，气滞血瘀

乔女

周身骨节酸痛异常，曾经小产，先用祛风活络法。

羌独活各9克　白芷9克　秦艽9克　北细辛2.4克　五加皮9克　防己12克　豨莶草15克　晚蚕沙12克　小活络丹1粒

二诊：两脉沉弱，胸脘痞闷，舌微腻。

炮附块9克　苍术9克　白芷9克　全当归9克　白芍9克　晚蚕沙12克　汉

防己12克　油松节9克　小活络丹1粒

三诊：药后所苦大定，但大便难而已。

原方加细辛2.4克、火麻仁9克。

【赏析】

痹证的形成内为正气不足，外为风寒湿侵袭。正如《灵枢·五变》云"麤理而肉不坚者，善病痹"；《素问·痹论》云"风、寒、湿三气杂至，合而为痹"。风寒湿之邪侵袭机体，必会影响气血津液的运行，气血不和则气滞血瘀。《素问·五脏生成篇》云："血凝于肤者为痹，凝于脉者为泣。"

本案患者周身骨节酸痛异常，章公先治以祛风散寒通络，方中羌活、独活相须为用，是治疗风寒湿痹，一身尽痛要药；细辛、白芷散寒宣痹；秦艽、五加皮、防己、晚蚕沙、豨莶草利湿通络除痹；小活络丹祛风除湿、化痰通络、活血止痛，能治疗风寒湿痹。二诊时，附子为帅，以期"阳气并则阴凝散"；苍术、晚蚕沙、汉防己、油松节化湿；另外虑病患曾经小产，加当归、白芍养血和营，又合"治风先治血，血行风自灭"之古训。三诊药后所苦大定，加细辛散风寒，加火麻仁润肠通便。章公治病分步论治，随证加减，故能步步为营，收效甚捷。

章公临证治疗痹病，多将其分为风寒湿或是瘀血为病，故治疗上先生云"不外祛风、散寒、逐湿、和血、通络"，临床上痹病虚实夹杂者不占少数，先生随证治之，不忘虚实，故能每获良效。

案3　风寒湿邪外侵，气血不畅（历节）

张女

数日来，气候转变剧烈，臀腰腹部之痛更剧，此肌肉风湿之甚者。予桂芍知母加细辛、羌活、独活。

【赏析】

《金匮要略·中风历节病脉证并治篇》中说："诸肢节疼痛，身体魁羸，脚肿如脱,头眩气短,温温欲吐,桂枝芍药知母汤主之。"本案病者所患为风湿历节,症状突出表现为臀腰腹部疼痛。其发病病机系由气候转变剧烈时,风寒湿邪外侵,相互搏结于内,气血运行不畅,痹阻经脉骨节,寒盛则痛,湿盛则肿,风湿侵袭阳位则头昏目眩;湿邪内阻,脾困失运,清阳不升,则温温欲吐。故方用桂芍知母加细辛、羌活、独活。方中麻黄、桂枝温经散寒,祛风发汗;防风、白术祛风除湿;附子、细辛温阳散寒,除湿止痛;白芍缓急止痛;知母养阴清热,并且佐制温通诸药的燥烈之性;羌活、独活相须为用,治疗风寒湿痹,一身尽痛。诸药相合,共奏祛风除湿,温经散寒之效。

章公临证治疗疾病常宗仲景之方,屡试不爽。先生曾说:"仲景之书,确是大经之法,有启迪后人的作用;清代叶天士等总结前人的理论,创造温病学说,正是对《伤寒论》的发展,我们应该去粗取精、去伪存真地继承下来。但继承医学遗产,绝不应该划分派别,各立门户。"

十五、痿证

案1 督脉受损,瘀血阻络

朱男

脊柱受伤,下半身瘫痪,大小便不通。大便需服汤药才能通,小便要用力努责始能点滴而下。性欲缺乏,勃起无力。常觉头晕,不能用脑。受伤处觉胀痛。骤然起立,两眼发黑。重于温补肾阳,祛瘀通络。

紫河车1具(炙)　党参90克　仙茅90克　淫羊藿90克　枸杞90克　肉苁蓉90克　炙蜘蛛20只　炙蜂房2具　炙土鳖虫30克　炙地龙30克　将军干15克　炙蝼蛄15克

共研细末,水泛为丸,每服6克,1日3次。

【赏析】

此案根据临床表现病为西医学中"外伤性截瘫",中医认为其发病是外伤导致人体督脉受损,瘀血阻络,经气运行不畅。督脉起于胞中,下出会阴,行于脊里，上行入脑，并从脊里分出属肾，它与脑、脊柱和肾有密切的联系。故督脉受损，下则二便不通，性欲减退，勃起无力，上则头晕。章公宗"督脉为阳脉之海"，"贯脊属肾"之古训，治从温补肾阳，祛瘀通络。方中紫河车、党参、仙茅、淫羊藿、枸杞、肉苁蓉补精血，温肾阳，以治本；蜂房质轻性善走窜，能祛风止痛；伍以大队虫药蜘蛛、土鳖虫、地龙、将军干、蝼蛄等活血化瘀，通络利窍止痛，与扶正药物同用，一则固本以纠偏，一则搜剔以入络，以收相辅相成之效。上药相合，攻补兼施，水泛为丸，峻药缓图。

先生治此类顽痹、痿证，每于补益肝肾气血，温阳通络，祛风胜湿之余，伍以虫类药物，取"虫蚁迅变飞走之灵"，利用此类药物飞灵走动，搜剔入微的特殊功能，治疗顽疾。这对后代医家在临床实践治疗类似疾病受益匪浅。

案2　精血不足

陈男

家人深以痿躄为虑，殊不可能。下肢神经失其作用者谓之痿躄，其病多在脊髓。今步履仅软弱乏力，神经失其营养则有之。古人治风先治血，血行风自灭，亦无非促进神经恢复而已。

当归 12 克　　炙僵蚕 9 克　　牛膝 12 克　　杭白芍 9 克　　旱莲草 9 克　　豨莶草 12 克　蝎尾 3 克（研末 3 次吞服）　　桑枝 12 克

另：健步虎潜丸 60 克，分 10 次吞。

【赏析】

痿证是以肢体筋脉迟缓，软弱无力，不能随意运动，或伴有肌肉萎缩为主要临床表现的一种病证。一般而言，本病以热证、虚证为多，虚实夹杂者亦不少见。《景岳全书·杂证谟·痿证》中说："因此而生火者有之，因此而败伤元气者亦有之。元气败伤，则精虚不能灌溉，血虚不能营养者，一不少矣。若概从火论，则恐真阳亏败，及土衰水涸者，有不能堪。故当酌寒热之浅深，审虚实之缓急，以施治疗，庶得治痿之全矣。"故治疗痿证时，虚证宜扶正补虚为主,实证宜祛邪和络,虚实兼夹者,又当兼顾之。本案以方测证,为精血不足之属,治以补血养精,强骨通络。方中当归、白芍、旱莲草、牛膝补精血、滋肝肾,牛膝又可以强筋骨;豨莶草、桑枝利关节;炙僵蚕、蝎尾活血通络,《本草思辨录》谓"僵蚕,味辛气温而性燥,故主湿胜之风痰",张秉成在《成方便读》中云"全蝎色青善走者,独入肝经,风气通于肝,为搜风之主药",章公继承了叶天士等善用虫药的宝贵经验,每于补益肝肾、疏利气血、温阳通络、祛风逐湿之余,配合虫类药物,利用其飞灵走动,搜剔入络的特性,以疗病痹日久之顽疾。同时伍以健步虎潜丸滋阴降火,强壮筋骨。

案3 先天不足,肝肾亏虚

叶幼

软骨病多半属于营养不良,先天不足亦有之。古籍以肾主骨、肝主筋,理当从肝肾论治。

怀牛膝9克 全当归9克 冬青子9克 萸肉9克 大熟地15克 枸杞子9克 虎胫骨(狗骨代)9克(炙酥) 阿胶珠9克

【赏析】

"软骨病"即西医学中"佝偻病",是由人体内维生素 D 缺乏导致人体钙吸收障碍引起的。中医属于"五软症"、"痿证"等病证范畴,其发病多属于先天不足,或后天失养。《素问·六节藏象论》云:"肾者主蛰,封藏之本,精之处也,其华在发,其充在骨……"肾者主藏精,精能生髓充骨,又肝肾同源,肝主筋,故先天肝肾阴精亏虚,发为软骨病。假若先天充足,后因乳食不足等原因引起后天脾胃失养,气血不足,导致肝、肾、脾亏虚,出现骨骼不强,筋肉痿软无力。故治疗上章公认为治疗软骨病从肝肾论治,以补先天为主。所拟方均为补益肝肾之品,其中虎胫骨、阿胶珠为血肉有情之品,含有丰富的钙质,以补充钙质的缺乏。临床治疗此类病患,后天调养脾胃亦必不可少，饮食营养当充足，以滋补先天为主，调养后天为辅。

十六、腰酸、腰痛

案1 肾阴阳两虚

陆男

肾主骨，肾不足则腰酸。今腰酸作于午后，不任疲劳可知；耳鸣，少寐多梦，当补。

熟地黄18克　砂仁1.8克（伴）　杜仲12克　金毛脊12克　川断肉9克　菟丝子9克　山萸肉9克　玄武板18克　怀牛膝12克　鹿角霜12克　桑寄生12克

另：左归丸90克，每晨服6克；大补阴丸90克，每晚服6克。

【赏析】

《素问·脉要精微论》载有："腰者，肾之府，转摇不能，肾将惫矣。"《景岳全书·杂证谟·腰痛》又曰："腰痛之虚证十居八九，但察其既无表邪，又无湿热，而或以年衰，或以劳苦……则悉属真阴虚证。"本案患者于午后阳气渐衰之时发病，且不任疲劳，多为肾阳亏虚所致；耳鸣、少寐多梦为阴虚火旺引起。由此可见中医辨证系属肾阴阳两虚，不能濡养温煦腰脊，故治以补肾固本。方中熟地黄、菟丝子、山萸肉、玄武板滋补肾阴；怀牛膝、鹿角霜温补肾阳，其中鹿角味咸，入血软坚，温能通行散邪，主治虚损内伤，腰背疼痛；杜仲、续断、金毛狗脊、桑寄生补肝肾，强筋骨；左归丸、大补阴丸滋阴降火；砂仁为醒脾调胃要药，防补肾益精之品滋腻碍胃。诸药相合，阴中求阳，阳中求阴，旨在阴阳双补，且方中有大量血肉有情之品，治以温通督脉，充填精血。

案2 风寒痹阻

刘男

洒然恶寒，腰痛如折，其苔白，是外受寒邪。寒证之脉，未必迟尽；凡辛苦之人或营养不良者，每多细数之脉。不可以其脉之细数而视为内伤也。

　　羌独活各4.5克　全当归9克　川芎3克　防风6克　汉防己9克　藁本9克

桑寄生12克　赤芍9克　晚蚕沙9克　甘草3克

【赏析】

　　《景岳全书·腰痛》有言："腰痛证凡悠悠戚戚，屡发不已者，肾之虚也……遇诸寒而痛，或喜暖而恶寒者，寒也。"患者外感风寒，痹阻腰脊经脉，故症见洒然恶寒，腰痛如折，其细数之脉有悖于本证，章公根据多年临床实践观察到辛苦之人或营养不良者，每多细数之脉，因而舍脉从证。以祛风散寒，养血通络为治。方中羌独活、防风、汉防己、藁本、晚蚕沙、桑寄生均为辛温行散之品以祛风散寒，化湿通络；《医方集解》云"风药多燥，表药多散，故疏风必先养血，而解表亦必固里"，故用当归、川芎、赤芍养血活血；甘草缓急止痛，调和诸药。诸药相合，治风与治血齐施，温而不燥，刚柔并济，共奏祛风散寒，养血通络之效。

　　中医临床诊病需四诊合参，当临床症状与发病本质相悖时，则要辨证求本，适当取舍。章公舍脉从证，根据临床经验明辨主证，认为"寒证之脉，未必迟尽；凡辛苦之人或营养不良者，每多细数之脉。不可以其脉之细数而视为内伤也"，故能对证用药，收效甚捷。

案3　风寒侵袭，痹阻经脉

张男

　　久坐则腰痛如折，多走则腰酸难禁，行路太快则跌。西医诊断为坐骨神经痛。

　　附块9克　丹皮18克　当归18克　全蝎6克　臭梧桐12克　小金丹2粒（每服1粒）

　　二诊：近1周来，整天不痛，此为3个月来所罕见。今天气候转变，又有小痛，尚能忍受。

　　附块9克　川芎9克　丹皮9克　当归18克　臭梧桐9克　海桐皮9克　全蝎6

克 小金丹2粒（分2次吞）

【赏析】

坐骨神经痛是临床上的常见病，但治疗较困难，往往病情迁延数年，多属于中医学"腰痛"、"痹证"等病证范畴。《诸病源候论·腰背痛诸候》指出"腰痛"是由于"肾经虚，风冷乘之"，"劳损于肾，动伤经络，又为风冷所侵，血气击搏，故腰痛也"。此案患者气候转变之时复发，多有风寒之邪侵袭，痹阻经脉，经脉不通则腰腿疼痛。方中附块温阳散寒，以达"阳气并则阴凝散"；当归、川芎、丹皮活血化瘀；臭梧桐、海桐皮祛风湿，通络止痛；全蝎搜风通络；又合小金丹化瘀祛痰，除湿通络，章公谓"小金丹，系外科常用中成药，但其方中乌头与地龙、乳香、没药同用，有小活络丹意；当归与乳香、没药同用，有活络效灵丹意；马钱子与地龙同用，名龙马自来丹，皆治痹效方"，故临床喜用此丹治疗痹痛诸症。诸药相合，恰合病机，共奏温阳散寒、活血化瘀、祛风通络止痛之功，故获良效。

十七、脚气

案1 湿热脚气

李男

韩文忠所称之软脚病，江南卑湿，往往有之。

生苍术9克 炒米仁15克 薤白头9克 川黄柏6克 宣木瓜9克 怀牛膝9克 赤苓12克 泽泻9克 炒扁豆12克

【赏析】

脚气，前人称壅疾、脚弱、软脚病。多因外感湿邪风毒，或饮食厚味所伤，积湿生热，流注腿脚而致病。其证先见腿脚麻木、酸痛、软弱无力，或挛急，或肿胀，或萎枯，或发热，进而入腹攻心，小腹不仁，呕吐不食，心悸，胸闷，气喘，神志恍惚，语言错乱等。而临床以足肿者为湿脚气，足不肿为干脚气。湿脚气中又有寒湿脚气、湿痰脚气、湿热脚气、湿毒脚气等。西医学认为，脚气病多由食物中缺乏维生素 B_1 所引起。此处脚气病与现代所称"脚气"，即因真菌感染引起的脚癣截然不同。好发人群多为营养不良或饮食偏嗜者，新中国成立前劳动人民易患此病，现代此病极少见。

此案为湿脚气之湿热脚气。以方测证，当有足胫肿、麻木而重，腿膝软弱，小便不利，脉濡缓，苔黄腻等。《医学正传·脚气》云："故为治者，宜通用苍术、白术之类以治其湿，知母、黄柏、条芩之类以去其热，当归、芍药、生地黄之类以调其血，木瓜、槟榔之类以行其气，羌活、独活以利关节而散风湿，兼用木通、防己、川牛膝之类引药下行及消肿去湿。"本案取清热健脾燥湿，利水行气消肿之法，方用四妙丸加味。方中苍术燥湿健脾；黄柏清热燥湿；怀牛膝补肝肾，强筋骨，清热祛湿；苡仁祛湿热，利筋络；赤茯苓、泽泻、炒扁豆健脾利水；木瓜和胃化湿，舒筋缓急，为治脚气肿痛要药；·脚气古称"壅疾"，用一味薤白，通阳散结，行气导滞，使气不得成壅，并寓气行则水行之义。

案2　寒湿脚气

彭女

两腿麻木不仁，为时虽仅 1 周，但既往曾两足浮肿，不良于行者已久。其为脚气，已无所讳。

炮附块6克　生苍术6克　生米仁30克　全当归9克　北细辛2.4克　葫芦瓢30克　秦艽9克　带皮苓12克　杜赤豆30克

【赏析】

此案为湿脚气之寒湿脚气。患者刻下表现为两腿麻木不仁，但既往两足浮肿，行走不便，为脚气病的典型证候，当诊断为脚气病。以药测证，方中使用辛温之品，当为寒湿偏盛，患者除了两腿麻木不仁、行走不便外，还可见小便不利，脉濡缓，苔白腻等。故治疗上除了健脾利湿之外，尚需温阳散寒，病程日久，又当活血通络。方中苍术燥湿健脾；苡仁健脾利湿；葫芦瓢、带皮苓渗湿利水消肿；附子、细辛温阳散寒；秦艽、当归活血通络；赤小豆健脾祛湿，利水消肿。古人用豆类治疗脚气病在唐代即有记载，唐代医家孙思邈在《备急千金要方》中就记载用赤小豆、乌豆、大豆等治疗脚气病。

案3　脚气冲心

周女

病从脚肿起，循至腹胀满，心悸，气急，病经 2 个月。此脚气之重者，有冲心之虞。

炮附块 6 克　杭白芍 6 克　连皮苓 15 克　生苍术 6 克　姜皮 2.4 克　冬瓜子皮各 9 克　车前子 12 克　生苡仁 12 克　椒目 30 粒　陈葫芦瓢 30 克

【赏析】

脚气病除了干、湿脚气外，还分为风毒脚气、瘴毒脚气、脚气冲心、脚气入腹、脚气迫肺等多种类型。此处患者病从脚肿起，循至腹胀满，并出现心悸，气急，《景岳全书·杂证谟·脚气》谓"脚气有壅滞气逆者，其证必喘满气急，上攻心腹，甚至危急可畏"，故诊断为脚气冲心。西医学认为维生素 B_1 缺乏时，可引起多种神经炎症，形成脚气病。维生素 B_1 缺乏严重时所引起的多发性神经炎，患者的周围神经末梢有发炎和退化现象，并伴有四肢麻木、肌肉萎缩、心力衰竭、下肢水肿等症状。故古人有"不问足，须问腹"之说，即病发在足，其根在腹。本案患者脚气有冲心之状，为脚气之重症，故治疗上予温阳利水，健脾燥湿为法，方用真武汤加减。方中附子温肾阳，使水有所主，苍术燥湿，苡仁健脾祛湿，车前子、椒目、葫芦瓢分消水湿从小便而出，白芍缓附子、苍术诸药之燥性，特别是方中使用连皮苓、姜皮、冬瓜子皮，其利水消肿作用更佳。

案4　阴血亏虚，湿热内扰干

孔男

两脚麻木，不良于行，心中懊恼，舌中剥少苔，此三者皆为脚气之的候。咳呛为并发症。

全当归9克 大熟地12克 杭白芍9克 大川芎2.4克 宣木瓜9克 怀牛膝9克 生米仁30克 杜赤豆30克 花槟榔9克 白苏子9克 旋覆花9克（包）

【赏析】

脚气病有干、湿脚气之分，此案患者脚不肿，即为干脚气。患者两脚麻木，不良于行，且舌中剥少苔，为阴血亏虚之象；又心中懊恼，是湿热内扰所致；咳呛为其兼证，是气逆上行，肺失肃降所致。古人谈干、湿脚气之治法，谓"湿者宜除湿，干者宜行气"。故本案治以养阴和血，清利湿热，降气止咳。方用四物汤加味，其中四物汤养阴和血，怀牛膝、木瓜、苡仁、赤小豆、槟榔行气利水消肿，苏子、旋覆花降气消痰，止咳平逆。

十八、脾胃病

案1 脾胃虚弱，痰火内结，瘀血阻络

高男

胃痛开始多作于饥饿时，得食则减；其痛由渐加剧，乃至食前食后皆痛，曾呕吐紫黑色物。今经常嘈杂、饱闷、腹泻。古人属诸痰火，切忌辛香燥烈药。

凤凰衣9克 琥珀屑9克 炙马勃9克 柿霜18克 杏仁泥18克 象贝18克 野蔷薇花9克 花粉9克 血余炭9克

共研细末，每服1.5克，1日3次。食前服。

二诊：病势已减轻。今予益气健胃剂，与前方先后进服，以培其本。

党参60克 怀山药60克 鸡内金60克 煅龙骨30克

共研为散，每服3克，1日3次。

【赏析】

胃痛当中，属于溃疡病的占相当大的比例。此案胃痛，有典型的饥饿痛，

进食缓解，后发展成为食前食后皆痛，曾经呕吐紫黑色物，断为溃疡病无疑。章公谓此"属诸痰火"，"忌辛香燥烈药"，结合其病机并以方测证，可见舌红、苔花剥、脉细数等。患者由饥饿痛，得食缓解演变成食前食后皆痛，并出现呕吐紫黑色物，初为胃中有热，胃气失和，不通则痛，病程日久，久病入络，则有胃络受损，瘀血停着，《类证治裁·胃脘痛论治》云："治法须分新久，初病在经，久病入络，经主气，络主血。初痛宜温散以行气，久痛则血络亦痹，必辛通以和营，未可概以香燥例治也。"嘈杂、饱闷、腹泻诸症，是为脾胃虚弱，运化无权，聚湿生痰，痰火互结内扰所致，《丹溪心法·嘈杂》曰："嘈杂是痰因火动，治痰为先。"故初诊治以清热化痰，护胃止痛，通络活血。方用花粉、柿霜、杏仁泥、象贝以清痰火，护胃缓痛；血余炭、马勃、琥珀等通络、活血、止血。凤凰衣即鸡蛋壳内膜，既可保护溃疡面，与马勃同用，且能制酸，这是先生独到的经验。野蔷薇花又名白残花，归胃、肝两经，能清热化浊，顺气和胃，对胃热郁结而络损吐血者有效。二诊患者病情减轻，章公予"益气健胃剂，与前方先后进服，以培其本"。后方用党参、怀山药健脾益气，以培其本，鸡内金健胃消积，煅龙骨生肌敛疮，制酸止痛。章公治疗溃疡病所致胃痛常用散剂而不用汤剂，并多用凤凰衣、玉蝴蝶、马勃、琥珀、煅鸡蛋壳、煅龙骨、煅瓦楞子等药，因其易于附着溃疡面，既可制酸止痛，又可护胃敛疮生肌。

案2 痰火内结

李男

胃痛已8年，多作于食后3小时许，得食可稍缓，曾有黑粪史。其为溃疡病，殆无疑义。

凤凰衣30克　玉蝴蝶30克　轻马勃20克　象贝母20克　血余炭15克　琥珀粉15克

共研细末，每服2克，1日3次，食前服。

【原按】此患者曾经钡餐造影确诊为复合溃疡，共服上方两料，复查龛影消失，而告痊愈。此特效之案，余至今记忆犹新。

【赏析】

章公一贯主张"发皇古义，融会新知"，强调辨证与辨病的结合，临床上尽量做到"双重诊断，一重治疗"，即有中西医两重诊断，而治疗上辨证与辨病结合，而只用中医中药治疗。章公治疗胃病尤擅老药新用，多创新方，药味不多，却疗效显著，常突破前人治病之窠臼，用药轻灵，事半功倍。

本案章公治疗复合溃疡，患者服上方两料而愈，是为神效。药虽六味，研末而服，起效迅速。方中凤凰衣味甘淡，性平，归脾、胃、肺经，既可养阴清肺，又可敛疮消翳。玉蝴蝶，也称木蝴蝶，味苦，性寒，归肺、肝经，功能润肺、舒肝、和胃、生肌。马勃味辛，性平，无毒，归肺经，功能清肺利咽、解毒止血。象贝，也称"浙贝"、"大贝"，味苦，性寒，归肺、心经，功能清热化痰、开郁散结。血余炭性苦，微温，归肝、胃经，功能消瘀止血。琥珀味甘，性平，归心、肝、膀胱经，功能活血散瘀、疗疮散痛。全方共奏清热敛疮、养阴护膜之功，是章公治疗消化道溃疡的一首别致处方。此小方取效之典范，颇能启发后学。

案3 脾胃虚寒，寒凝气滞

金男

西医诊断为消化道溃疡，久治无效。今心下空空然，欲得重压，时有隐痛，睡不好，舌淡，苔微腻。予小建中汤加味。

当归9克　桂枝3克（后下）　白芍10克　甘草5克　柏子仁9克　半夏9克　秫米9克　生姜1片　大枣7枚　饴糖12克

【赏析】

此案证属脾胃虚寒，因中焦虚寒，脾失健运，化源不足所致。中焦虚寒，寒凝气滞，故腹中疼痛、喜温喜按。脾胃为气血生化之源，中焦虚寒，化源匮乏，气血俱虚，故心下空空，欲得重压。胃不和则卧不安。舌淡，苔微腻亦为气血不足，内生寒湿之象。治宜温中补虚，缓急止痛，和胃安神。方用小建中汤合半夏秫米汤化裁。《绛雪园古方选注》卷上云："建中者，建中气也。名之曰小者，酸甘缓中，仅能建中焦营气也。前桂枝汤是芍药佐桂枝，今建中汤是桂枝佐芍药，义偏重于酸甘，专和血脉之阴。芍药、甘草有戊己相须之妙，胶饴为稼穑之甘，桂枝为阳木，有甲己化土之义。使以姜、枣助脾与胃行津液者，血脉中之柔阳，皆出于胃也。"方中重用甘温质润之饴糖，温补中焦，缓急止痛。以辛温之桂枝温阳气，祛寒邪；归、芍同用，能和营敛肝，止腹痛；佐以生姜温胃散寒，大枣补脾益气。炙甘草益气和中，调和诸药，是为佐使之用。其中饴糖配桂枝，辛甘化阳，温中焦而补脾虚；芍药配甘草，酸甘化阴，缓肝急而止腹痛。半夏、秫米合柏子仁能和胃安神。诸药合用，温中补虚缓急之中，蕴有益胃和脾，益阴和阳之意，用之可使中气强健，阴阳气血生化有源，则诸症悉除。

案4　脾虚气滞

王男

往日胃脘痛，有发作性，数月来连续不休；近则呕吐黑水。此胃之黏膜有溃疡。

杏仁泥 24 克　云苓 9 克　旋覆花 12 克（包）　生地榆 12 克　全当归 9 克　怀山药 12 克　伏龙肝 30 克

另：鸡蛋壳煅研细末，每次服 1.5 克，1 日 3 次。

二诊：进保护黏膜之药，呕吐黑水，其势大减，痛亦略定。

杏仁泥 24 克　桑椹子 12 克　云茯苓 9 克　玄明粉 9 克　杭白芍 12 克　瓜蒌 12 克　延胡 12 克

三诊：服药不得法，痛又作，盖经过溃疡面刺激故也。

杏仁 30 克　当归 9 克　飞滑石 12 克　云苓 12 克　延胡 12 克　淮山药 15 克　杭白芍 18 克

四诊：溃疡性之胃痛，缓和包摄之药，只能暂缓所苦，根治纯在食养疗法。

淮山药15克　杏仁泥45克　伏龙肝30克　云茯苓12克　当归9克　玄明粉12
克　黑芝麻12克

五诊：胃溃疡虽见平定，还须注意饮食，佐以散剂以巩固之。

象牙屑（珍珠代）6克　五灵脂18克　全当归18克　云茯苓18克　煅瓦楞18克

共研细末，1日3次，每次吞服2.0克~3.0克。

【原按】该患者初病时，异常好食，食后胃内觉舒适，否则即痛。先生最
后诊断为胃溃疡，除用药外，并嘱注意饮食。患者遵守所嘱，后遂未再发作。

【赏析】

本案患者有发作性胃脘痛，数月持续发作，并见呕吐黑水，故章公断为
"胃之黏膜有溃疡"。杏仁消滞止痛，润肠通便。茯苓渗湿利水，健脾和胃，
宁心安神。旋覆花降气消痰，行水止呕。生地榆凉血止血，清热解毒，消肿
敛疮。当归活血止痛，润燥滑肠。山药，古称薯蓣，补脾养胃，生津益肺，
补肾涩精。伏龙肝，又称灶心土，温中燥湿，止呕止血。杏仁、当归油滑之
品，可补血、行滞、止痛，此章公治疗溃疡病之经验。对于溃疡病人使用香
辣刺激之品当慎用，以免变生他证。旋覆花、生地榆、伏龙肝降逆止呕止血；
茯苓、山药健脾益气，取气能摄血之义。妙在一味鸡蛋壳，煅研细末冲服，
制酸止痛，其来源广泛，简便易行。同时与杏仁、当归等润肠通便药合用，
又避免了其易造成便秘的弊端。二诊服药后，呕吐黑水症状大为好转，胃中
疼痛亦有所缓解。仍用杏仁润肠养胃止痛；桑椹滋阴补血，生津润燥；茯苓
健脾利湿；玄明粉清热解毒，消积和胃；白芍柔肝缓急；瓜蒌理气宽胸；延
胡索行气止痛。三诊因服药不得法，胃痛又作，章公考虑为溃疡面受到刺激
所致。故在前方基础上调整，用杏仁、当归润肠养胃止痛，飞滑石祛湿敛疮，
云苓、淮山药健脾利湿，延胡理气止痛，杭白芍加大剂量柔肝缓急。四诊时，
患者症状当有缓解，但所谓"急则治其标，缓则治其本"，溃疡病之胃痛为
标，根治在于"食养疗法"。正如俗话所说胃病要"三分治七分养"。《素问

·痹论》云："饮食自倍，肠胃乃伤。"饮食因素在疾病的发生中占据重要的地位，因为饮食不节或不洁导致的疾病比比皆是。诚如原按语中描述，患者初病异常好食，食后痛减，是典型的溃疡病表现。故治疗的同时除了服药以外，要注意饮食，宜食用容易消化，营养丰富的食物，勿食辛辣刺激、不易消化、油腻煎炸的食物，保证饮食的规律性。四诊重用杏仁，配伍当归润肠养胃止痛，伏龙肝、玄明粉降逆止呕，护膜止痛，云苓、淮山药健脾利湿，黑芝麻富含油脂，具有补肝肾，益精血，润肠燥的作用。五诊胃溃疡基本愈合，痛亦消失，但还需巩固疗效，注意饮食，否则可能复发。药用象牙屑拔毒生肌，五灵脂活血散瘀止痛，当归润肠养胃止痛，茯苓健脾利湿，煅瓦楞制酸止痛。将药物研成散剂，意在护膜生肌，亦即修补溃疡面之意。

案5 肝气犯胃

桑男

舌中剥，其剥在舌根，大多胃黏膜有炎症或溃疡。平素嗜酒，病之主因也。此番因拂逆，上膈隐痛，似痉挛状，其痛彻背。加味金铃子散予之。

金铃子9克　延胡索12克　台乌药6克　杏仁泥24克　旋覆花9克（包）　云茯苓12克　全瓜蒌12克　五灵脂9克　谷麦芽各9克　佛手9克

二诊：虽然食后定时作痛，有溃疡嫌疑，但往日从未有之，非深痼难治。

金铃子9克　旋覆花12克（包）　赤石脂15克　云茯苓9克　延胡索12克　象贝母9克　杏仁泥24克　杭白芍15克　五灵脂9克（包）　佛手片9克

【原按】本病例所用药物具止痛、制酸、解痉、保护胃黏膜的作用。因方药对症，随后复诊，稍予加减，果然服药20天左右而获痊愈。

【赏析】

本案首辨舌苔，从舌苔的变化得出结论，胃黏膜有炎症或溃疡的患者多见舌中剥，且在舌根部，诚为经验之谈。追溯生活史，是因为患者平素嗜酒。现代研究也表明，大量饮酒、浓茶、咖啡是造成胃黏膜炎症或溃疡的重要致

病因素之一。而精神紧张、情绪剧烈波动则是诱发或加重胃黏膜炎症或溃疡
的重要原因之一。本次患者发作，是在嗜酒造成的胃黏膜损伤的基础上，因
情绪不佳而出现上膈隐痛，似痉挛状，其痛彻背。中医责之为肝气犯胃，胃
失和降。故治以疏肝和胃，行气止痛。方用金铃子散加味。金铃子散出自
《素问病机气宜保命集》，主治心胸胁肋诸痛，功能疏肝泄热，活血止痛；乌
药行气止痛，旋覆花降气消痰。重用杏仁行滞止痛，此章公多年经验，谷麦
芽健胃消食。茯苓健脾利水；全瓜蒌清热涤痰，宽胸散结；五灵脂活血散瘀
止痛，佛手舒肝理气，和中止痛。二诊症状缓解，但考虑"食后定时作痛"，
有"溃疡嫌疑"，不过以往从未有过，但属新病，治疗尚易。在上方基础上，
去旋覆花、台乌药、全瓜蒌、谷麦芽，加赤石脂收敛止血，敛疮生肌，象贝
母开郁散结，白芍柔肝缓急。方药对症，药已中的，故服药效果显著。

案6　脾虚气滞

欧阳男

凡胃脘痛，得食能舒者多属胃酸过多，其痛多剧于黄昏时；由胃酸过多
酿成十二指肠溃疡，亦属可能之事。

煅瓦楞子30克　麦冬9克　赤石脂12克　全当归15克　云苓15克　龟板24克
五灵脂24克　生阿胶18克　鳖甲24克　淮山药15克　延胡索12克　杏仁30克
焦六曲12克　炒枳实9克　百草霜12克

共研细末，蜜丸如梧子大，每服二三十粒，日2次。

【赏析】

胃脘痛得食则舒，多是溃疡所致。患者因胃酸过多而致疼痛，故用瓦楞
子以制酸止痛；而制酸剂多含钙质，容易引起便秘，故在应用时酌加杏仁、
当归等一类富含油脂之品。因杏仁具有润肠胃、开滞气之功，能疏利开通，
破壅降逆而缓胃痛，当归活血止痛，加用延胡索以镇痛；痛久必瘀，故配当
归、灵脂以和营散瘀，治疗因溃疡病引起的胃脘痛，疗效颇佳。溃疡病伴胃

脘疼痛，痛易耗气，故用山药、茯苓、麦冬等健脾益胃之品，以顾护胃气。一般胃痛忌用滋腻，可是章公于本方中用阿胶、龟板、鳖甲，颇有独到之处。盖此三味，含有胶质，具黏腻之性，既能滋阴养血，又能养胃护膜，促进溃疡面之修复。方中增加焦六曲、炒枳实以健脾消积；赤石脂一味，据现代药理研究，有吸附作用，能吸附消化道内有毒物质，保护消化道黏膜，与百草霜合用，共止胃肠道出血。本方炼蜜为丸，蜂蜜甘缓益中，盖其病已久，丸者缓也，不求速效矣。全方共奏养胃制酸、护膜止痛之功。

案7 脾胃虚弱，气滞不通

吴女

午后胃部隐痛，大便如栗状。其人体弱，神疲，当消补兼施。

党参9克 鸡内金9克 白术9克 枳壳12克 青皮6克 绿萼梅3克 谷麦芽各9克 怀山药9克

二诊：近来以吞酸为苦，必欲探吐乃舒，其酸多作于食后2小时许，略进饮食可以缓解，当兼用制酸剂。

党参12克 枳壳9克 厚朴9克 绿萼梅5克 鸡内金9克 白术12克 乌药9克 谷麦芽各9克

另：凤凰衣9克、炙马勃9克，二味研极细末，分作21包，每服1包，1日3次，食前服。

三诊：吞酸已止，胃痛亦瘥可。

川朴6克 鸡内金12克 枳壳6克 山药12克 白术12克 绿萼梅5克 青皮6克 乌药9克 黄芪12克

另：凤凰衣9克，上紫桂9克，共研细末，分作21包，每服1包，1日3次。

【赏析】

患者午后隐痛，大便如栗状乃脾虚气郁之征，加之素体虚弱，而见神疲，故治以健脾益气、疏肝和胃，方以枳术丸加味。方中党参、白术、山药健脾益气，鸡内金、谷麦芽消食健胃，枳壳、青皮、绿萼梅疏肝理气和胃。尤其绿萼梅一味，味酸涩，性平，归肝、胃、肺经，其疏肝理气，调理脾胃，疏理气血而不伤阴。二诊患者以吞酸为主，常发作于进食后2小时，考虑有胃酸分泌过多的情况，故章公在原方基础上，稍作调整，去青皮、山药，加厚朴、乌药增强行气之力，另针对吞酸，予以散剂吞服，凤凰衣具有养阴清肺之功，并能用于溃疡不敛，是章公用于治疗溃疡的常用药；马勃既能止血，又可疗疮，亦为章公治疗溃疡之习惯用药。两药可起到制酸止痛，敛疮护膜的作用。三诊吞酸及胃痛已缓解，治疗重心转移到益气健脾，以固其根本。药用山药、白术、黄芪益气健脾，厚朴、枳壳、绿萼梅、青皮、乌药疏肝理气和胃，鸡内金消食健胃。散剂使用除保留凤凰衣外，加用肉桂。肉桂味辛甘，性大热，归肾、脾、心、肝经，可补火助阳，散寒止痛。由此推测其患者素有胃中寒冷之证。

案8 脾胃虚寒，寒凝气滞

解男

吐酸每发于冬令，进硬固食品时，其酸益甚，得吐乃舒。痛在少腹右下角，此不能肯定其为溃疡病。多酸之由来，疑是神经性而引起消化不良者。

生黄芪9克　川桂枝5克　杭白芍9克　当归9克　吴萸2.4克　炮姜炭5克
生甘草3克　生姜2片　饴糖9克（冲服）

二诊：非溃疡性疾患以吐酸为主症者，附子粳米汤、吴茱萸汤皆其选也。

炮附块9克　吴萸2.4克　半夏12克　党参9克　炙草2.4克　粳米1杯　生姜
2片　大枣7枚

【赏析】

吐酸是酸水自胃中上逆，并频频吐出酸水的表现。常见于西医的消化性溃疡病、慢性胃炎和消化不良等。《素问·至真要大论》云："诸呕吐酸，暴注下迫，皆属于热。"对于吐酸的病机探讨，刘河间主热，李东垣主寒。《证治汇补·吞酸》言："大凡积滞中焦，久郁成热，则本从火化，因而作酸者，酸之热也；若客寒犯胃，顷刻成酸，本无郁热，因寒所化者，酸之寒也。"本例患者吐酸每发于冬令，进硬固食品时，其酸益甚，得吐乃舒，从症状来看，类似消化道溃疡。但痛在少腹右下角，不是常见溃疡痛发作部位，故章公云"此不能肯定其为溃疡病"，并怀疑是"神经性而引起消化不良"。从章公处方用药来看，此患者当为脾胃虚寒，症见胃痛隐隐，时轻时重，喜温喜按，舌淡苔白，脉缓或虚弱。治宜益气健脾，温中散寒，甘温补虚。方用黄芪建中汤合吴茱萸汤化裁。药用黄芪、大枣、甘草补脾益气，桂枝、生姜温阳散寒，白芍缓急止痛，饴糖补脾缓急，吴茱萸暖肝温胃，炮姜炭温中散寒。其中吴茱萸一味，《景岳全书》评丹溪用此药："丹溪曰：治酸必用吴茱萸，顺其性而折之，乃反佐之法也。不知此实正治，非顺性也，盖其性热，最能暖中下二焦，其味辛苦，最能胜酸涩之味，谓之反佐，见之过矣。"二诊章公言此患者非溃疡性疾病而见吐酸，其证属于虚寒，故治以温中散寒止痛，方用附子粳米汤合吴茱萸汤化裁。药用熟附子祛寒温胃，半夏降逆止呕，兼祛寒饮；甘草、大枣、粳米或解附子、半夏之毒，或逗留附子热力，使之绵长，或制附子、半夏之燥烈，或益脾胃。吴茱萸暖肝温胃，散寒止痛；党参健脾益气。《景岳全书》云："脾胃气虚，及中年渐弱，而饮食减少，时见吞酸者，惟宜温补脾胃，以理中汤、温胃饮、圣术煎之类主之，切不可用清凉消耗等药。"章公用药，正合此法。

案9　肠腑燥实，胃失和降

郭男

高热3日，胃脘痛剧，拒按，3日不更衣，可知是有形之积，理应通降。

制大黄6克　玄明粉9克（分2次冲）　白芍12克　枳实9克　连翘9克　黄芩9克　苦杏仁18克　全瓜蒌12克

二诊：药后，胃脘部剧痛大定，但未得畅便，阳明燥气尚炽，仍当清之、攻之。

生大黄6克　玄明粉9克（分2次冲）　白芍12克　枳实9克　连翘12克　地龙9克　知母9克　全瓜蒌12克　郁李仁9克

【赏析】

患者高热3日，胃脘痛剧，拒按，3日不更衣，从病情判断，为内有有形实邪停滞，或可见口干欲饮冷水，身热，汗出，不恶寒反恶热，舌红苔黄燥，脉弦数或沉迟有力。此为热实之证，属于阳明实证范畴，当遵"热者寒之"、"实则泻之"之法，故章公主以通降之法，以大承气汤化裁。方中制大黄泻热通便，玄明粉润燥软坚，白芍缓急止痛，枳实行气消痞，黄芩、连翘清热泻火，杏仁润肠通便，降肺气以通腑气，全瓜蒌利气宽胸，润肠通便。二诊胃脘部剧痛大为缓解，但大便未得完全畅通，阳明燥热未去，故继续苦寒攻下之法。方用生大黄，其力更宏，泻热通便之力更强，加用知母清热泻火，生津润燥，郁李仁体润滑降，具缓泻之功，地龙一药味咸性寒，功能清热镇痉。《素问·至真要大论》云："热淫于内，治以咸寒，佐以甘苦，以酸收之，以苦发之"。"燥淫于内，治以苦温，佐以甘辛，以苦下之。"故燥热为患，腑实已成，当苦寒攻下。本例患者腹胀满尚不甚，故章公未取厚朴，而仅用大黄、芒硝、枳实为主要药物，配合苦寒清热之品如黄芩、连翘等，并取甘寒而润、清热泻火润燥的药物如瓜蒌、知母等，及油脂含量丰富、具有润肠通便作用的药物如杏仁、郁李仁等，将古义与后世研究相结合，实为中西汇通之成果。

案10　胃寒气滞

王女

以胃脘痛为主症，其痛竟日持续，食后暂稍缓，移时则又作。其脉细。

炮附块9克　延胡索12克　薤白头12克　生枳实12克　荜茇9克　椒目5克　鸡内金12克　谷麦芽各9克

二诊：脘痛大定。服温药而能效，则胃寒也。胃寒有二：一为慢性胃炎；

二为官能障碍。病者属下者。

附块6克　党参9克　橘红6克　苏子12克（包）　荜澄茄9克　破故纸9克　白术9克　远志5克　粉甘草3克　半夏9克

【赏析】

患者持续胃痛，食后暂缓解，移动时又发作。若其胃痛剧烈，难以忍受，则患者必早已就医，考虑其胃痛可能隐约发作，时轻时重，尚能容忍。病案中点出脉象为细脉，此为辨证之要点，多为正虚之象。从章公处方用药来看，多为辛温散寒，理气消食之品，考虑患者可能有胃脘冷痛，得温则舒，得寒则剧，还可见纳呆、不欲饮食等症，舌苔亦为舌淡苔白，甚至舌胖嫩一类。治以温中散寒止痛，兼以理气和胃消食。方中附块温阳散寒，走而不守；玄胡、薤白头、生枳实行气止痛；荜茇味辛，性热，归脾、胃、大肠、肺、膀胱、肝、肾经，功能温中散寒，下气止痛，《本草衍义》言荜茇"走肠胃中冷气，呕吐，心腹满痛"；椒目，即花椒的种子，味苦辛，性寒，有小毒，归脾、肺、膀胱经，功能利水消肿，祛痰平喘；鸡内金、谷麦芽健胃消食。二诊患者服用上药胃痛缓解，亦反证其胃痛为寒邪所致，章公根据其表现断为"官能障碍"。故治疗效不更方，仍以辛温为主，并增加补益之品以善其后。附块温暖元阳，取燠火补土之意；党参、橘红、白术、半夏、甘草为六君子汤化裁，健脾益气，理气和胃；陶弘景谓苏子"主下气，与橘皮相宜同疗也"，降气消痰，止咳平喘，润肠通便；荜澄茄味辛，性温，温暖脾肾，健胃消食，《本草纲目》言其"暖脾胃，止呕吐哕逆"；远志安神益智，祛痰消肿，章公云"经验上以远志祛痰，效果甚佳，用以安神强志，则不见特长"；破故纸一味，即补骨脂，温肾助阳，纳气止泻，《本草经疏》言补骨脂"能暖水脏，阴中生阳，壮火益土之要药也"，《玉楸药解》言其"温暖水土，消化饮食，升达脾胃"，章公用此药，盖为斯意。

案11　胃腑气滞不通

钱男

胃痛有定时，多作于三餐以后，早则二三时，迟则四五时。以西医学区别之，神经痛、慢性胃炎、溃疡病者。考其从未呕吐，亦无酸水，溃疡之关系较少。先予镇痛剂以消息之。

杏仁泥24克　延胡索15克　罂粟壳12克　旋覆花12克（包）　当归9克　川楝子9克

另：鸡蛋壳煅研末，饭后吞服，每次1.5克。

二诊：痛已定。再予前方去罂粟壳及鸡蛋壳粉。

【赏析】

患者胃痛，痛有定时，多发作于三餐之后，按照一般情况考虑，可能是神经痛、慢性胃炎、溃疡病等，从现在来看，则可能为慢性胃炎、胃或十二指肠溃疡、功能性消化不良、胃黏膜脱垂、神经性胃痛等。又通过其不呕吐、不泛酸，章公认为其与溃疡关系不大，但亦不能完全排除。因胃痛为其主诉，急则治其标，先以缓解胃痛为要。故用杏仁泥、当归润肠养胃止痛，金铃子散理气止痛，旋覆花降气消痰，行水止呕，《药性论》言其"主肋胁气，下寒热水肿，主治膀胱宿水，去逐大腹，开胃，止呕逆不下食"；罂粟壳味酸、涩，性平，有毒，归肺、大肠、肾经，能敛肺、涩肠、止痛，为麻醉药，止痛虽佳，但容易成瘾，不可久服。另配合鸡蛋壳煅研末，饭后吞服，取制酸止痛之意。二诊胃痛止，故去罂粟壳及鸡蛋壳粉，仍以前方善后。神经痛、慢性胃炎、溃疡病等所致胃痛需要鉴别：神经性胃痛多为自主神经紊乱引起，如睡眠不足，饮食不周，生活、工作、学习等原因所致，因为自主神经系统失去平衡，导致胃酸过多而出现胃痛，与急慢性胃炎症状类似。慢性胃炎的胃脘疼痛多数无规律，与饮食无关（有的患者空腹舒适，饭后不舒），一般为弥漫性上腹部灼痛、隐痛、胀痛等，常因进冷食、硬食、辛辣或其他刺激性食物而症状加重，少数与气候变化有关。溃疡病疼痛呈节律性，溃疡疼痛与胃酸刺激有关，临床上疼痛与饮食之间具有典型规律的节律性。胃溃疡疼痛多在餐后半小时出现，持续1~2小时，逐渐消失，直至下次进餐后重复上述规律。十二指肠溃疡疼痛多在餐后2~3小时出现，持续至下次进餐，进食或服用制酸剂后完全缓解。

案12　胃寒气滞

闵女

胃脘痛，迄今数年，时作时辍，发则手不可近，而转动其痛尤剧。痛剧时抚其背部，则痛稍减。

炮附块9克　杏仁泥18克　厚朴3克　赤石脂15克　荜茇9克　谷麦芽各9克

另：灵丑散，吞服。

二诊：用散药与汤剂之结果，其为神经痛更为明显。盖实质性病变，决无有所事而能遗忘其痛处者。

延胡索15克　川楝子12克　旋覆花12克（包）　香甘松6克　九香虫9克　晚蚕沙9克（包）

上药入前方中再服。

【赏析】

此例患者胃痛经年发作，时作时止，发作时痛不可近，而转动时加剧，唯有拊其背部，则痛稍减。章公初诊将此例作为神经性胃痛与消化不良同治。考虑患者之疼痛可能因情绪紧张而发作，并症见纳呆，舌苔薄白，脉迟弱或弦等。故治以温阳行气止痛。章公认为附子“振起功能之衰减”，与荜茇同用，能温阳散寒止痛；杏仁泥润肠养胃止痛，厚朴行气消积；燥湿除满；降逆平喘，用于食积气滞，腹胀便秘；赤石脂吸附有害物质，保护胃黏膜，乃章公治疗胃病之经验用药。章公自创“灵丑散”（五灵脂、黑丑等份为末，每服3~6克），对痢疾、泄泻初起，胃肠积滞未消者，屡奏佳效，是为善用五灵脂者。五灵脂味甘，性温，活血散瘀止痛；牵牛子味苦，性寒，泻水通便，消痰涤饮，杀虫攻积，《本草纲目》言“牵牛能走气分，通三焦，气顺则痰逐饮消，上下通快矣”，此寒温并用，气血并调之法，故称其有“消导行滞、通便止痛"之功。然牵牛子有毒，用量宜小，诚如（《本草正义》）所云"牵牛，古方多为散丸，若用救急，亦可佐群药煎服，然大泄元气，凡虚弱之人须忌之"，实证多用。二诊患者为神经痛症状更为明显，故治疗上加强理气止痛，在上方基础上加入金铃子散活血止痛，旋覆花降气消痰；甘松理气止痛，醒脾健胃；晚蚕沙祛风燥湿、清热活血；九香虫理气止痛，温中助阳，《中药大辞典》载：九香虫对于神经性胃病、精神忧郁而致的心口痛等有显著疗效。

案 13　肝胃不和，气滞不通

李女

胃脘痛，其痛得按则舒，并不呕吐噫哕。

川楝子 9 克　延胡索 12 克　杏仁 18 克　甘松 6 克　川椒目 5 克　台乌药 9 克　香橼皮 9 克　罂粟壳 12 克　旋覆花 12 克 (包)

二诊：自觉心摇摇如悬旌然，则胃脘痛，得重按则舒，亦神经痛也。

延胡索 12 克　全当归 9 克　杏仁泥 15 克　罂粟壳 12 克　小茴香 3 克　远志肉 12 克　旋覆花 9 克 (包)　细辛 2.4 克　炮附块 5 克　香橼皮 9 克　良附丸 9 克 (吞)

三诊：胃脘痛止，进流质尚感胀，上膈隐痛，此胸痹也。

薤白头 12 克　生枳实 9 克　全瓜蒌 12 克　香附 9 克　延胡索 12 克　娑罗子 9 克　佛手 6 克　木香 5 克　半夏曲 9 克　乌药 9 克　大川芎 6 克

【赏析】

患者胃脘痛得按则舒，亦无呕吐、嗳气、呃逆、泛酸等症，章公考虑为神经性胃痛。前人治疗此类胃痛多从肝胃不和、气滞不通入手，章公治疗此类疾病多用温阳理气止痛药，如金铃子散、甘松、旋覆花、杏仁、附块等，取效明显。本案用金铃子散活血止痛，杏仁散滞止痛，甘松、乌药、香橼皮理气止痛，椒目泄水消满，旋覆花下气通肝络，《本草正义》谓旋覆花"其主治当以泄散风寒，疏通脉络为专主"，仲景有旋覆花汤治疗肝着证，症见胸胁痞闷不舒，甚或胀痛，常喜他人叩按胸部，旋覆花配香附等，还可治气血不和之胸胁痛，如香附旋覆花汤（《温病条辨》）；罂粟壳为麻醉止痛药，止痛效果强。二诊时患者自觉"自觉心摇摇如悬旌然，则胃脘痛，得重按则舒"，实为神经性胃痛。与一诊相比，除均使用玄胡、杏仁、罂粟壳、旋覆花、香橼皮、乌药外，还使用了当归，与杏仁共奏活血消滞止痛之功，附块、细辛、小茴香温阳散寒止痛，良附丸吞服，温胃理气止痛，远志安神益智，祛痰消肿。三诊时，胃痛已止，但进流质觉胃胀，并见上膈隐痛，章公将其诊断为胸痹。治以开胸散结，理气止痛。方以瓜蒌薤白半夏汤加味治疗。瓜蒌薤白半夏汤行气解郁，通阳散结，祛痰宽胸；娑罗子、佛手、玄胡理气宽中，和胃止痛，香附、川芎、木香、乌药散寒行气止痛，枳实破气消痞，半夏曲化痰止咳，消食宽中。章公治疗神经性胃痛等病证，予以温性理气止痛药而疗效显著，值得后学揣摩思考。

案14　胃腑气滞不通

罗男

以胃脘痛为主症，初起是局限性，近则放散性，与饮食无关。考其痛有时或稀，盖气痛也。

延胡索15克　旋覆花（包）　乌药各9克　杏仁12克　细辛5克　罂粟壳12克　刺猬皮15克　香橼9克　炙乳没各5克　粉甘草3克

二诊：作气痛论治，有效，仍之。

金铃子12克　延胡索15克　荜茇9克　杏仁12克　小茴香5克　罂粟壳12克　五灵脂9克（包）　娑罗子6克　佛手6克

另服五磨饮。

三诊：今用镇痛而无刺激之品。

全当归9克　延胡索9克　杏仁泥12克　五灵脂9克（包）　罂粟壳12克　刺猬皮15克　旋覆花12克（包）　良附丸9克

四诊：胃痛停顿，纳谷不香，精神倦怠，四肢乏力。予异功散加炒谷芽、神曲以调之。

【赏析】

患者以胃脘痛为主症，初起疼痛局限，而后疼痛呈放射状，因与饮食无关，溃疡病的可能性较小。其胃脘痛轻重不一，且不频繁，章公考虑为气滞作痛。故治以理气和胃止痛。方中玄胡、乌药、香橼理气止痛；杏仁消滞止痛；细辛散寒止痛；旋覆花下气通络；罂粟壳麻醉止痛；乳香、没药活血通络止痛；刺猬皮降气定痛，凉血止血，常用于血瘀气滞之胃脘疼痛；甘草调和诸药。二诊患者服药后疼痛有所缓解，故效不更法，仍治以理气和胃止痛，除与一诊同用延胡索、杏仁、罂粟壳外，使用金铃子与玄胡合为金铃子散活血止痛，荜茇、小茴香散寒止痛，五灵脂活血止痛，娑罗子、佛手理气和胃止痛。五磨饮子源自《医方考》，方用木香、沉香、槟榔、枳实、台乌药，功能解郁降气，消胀除满。三诊时，因前二诊主用镇痛之品，为急则治其标，现疼痛大减，故改为止痛而无刺激之品，方用当归、杏仁消滞润肠、养胃止痛，延胡索、五灵脂理气活血止痛，罂粟壳麻醉止痛，刺猬皮降气定痛，旋覆花下气通络，良附丸温胃理气止痛。四诊时胃痛已止，而纳谷不香，精神倦怠，四肢乏力，此为脾胃虚弱，气血生化乏源所致。故宜健脾益气和胃为法，方用异功散加炒谷芽、神曲。异功散出自《小儿药证直诀》，主治脾虚气滞、饮食减少、胸脘痞闷、食入作胀、大便溏薄、神疲气短、身体羸瘦等，方中人参、白术、茯苓健脾益气，陈皮理气和胃，生姜、大枣调和营卫，炙甘草调和诸药，今加炒麦芽、神曲消食和胃，以助消化。章公此案，先以行气止痛力强之药，摧城拔寨，速定胃痛，而后以消滞止痛之柔和之品，巩固成果，最后用健脾益气和胃之品，调理后天，以治根本，整个治疗过程思路清晰，层次分明，递次用药，标本先后缓急一目了然。

案15　虚劳里急，气血阴阳不足，气虚为主

邱男

胃脘痛，饥则更甚，其食量不为之减，反稍见增，故多进饮食反稍定，

此虚痛也。予黄芪建中汤。

案16 虚劳里急，气血俱虚

王男

每日有定时之饥饿，多在食前一二小时，进食所苦立释。否则，脐部有痉挛之不快。往者数日即愈，今则缠绵1个月有半。

川桂枝5克　杭白芍9克　大红枣12枚　饴糖30克　全当归12克　生黄芪12克　生姜5片　粉甘草6克

案17 虚劳里急，气血阴阳不足，血虚为主

叶男

胃痛时发时止，今因受寒而发，神经痛也。

高良姜6克　延胡索9克　杏仁12克　当归9克　九香虫6克　制香附9克　旋覆花9克（包）　甘松6克　川芎6克　佛手9克

另服五磨饮子。

二诊：前方不能治其胃脘之痛，饥则其痛益甚，改作中虚论治。

黄芪9克　全当归12克　杭白芍18克　生姜3片　饴糖30克　川桂枝9克　甘草6克　大枣9枚　谷麦芽各12克

案18 虚劳里急，气血阴阳不足，兼气滞不通

邱男

胃脘痛，饱食后反稍瘥，其痛多在午后，应是虚痛。

延胡索12克　金铃子12克　川桂枝7克　白芍5克　饴糖30克　生姜3片　甘草5克　大枣9枚

【赏析】

胃脘痛有虚实寒热之辨，气血层次之别。纵观章公治疗虚寒胃痛四案：

邱案胃脘痛饥则明显，进食反而稍缓解，章公断为虚痛，或可见胃脘疼痛喜温喜按，得温则舒，得寒则剧，体倦乏力，自汗或盗汗，舌质淡或胖，边有齿痕，脉缓或弱，故予黄芪建中汤，益气建中，缓急止痛。黄芪建中汤源于《金匮要略·血痹虚劳病脉证并治篇》"虚劳里急，诸不足，黄芪建中汤主之"，主治虚劳里急、气血阴阳诸不足，为小建中汤加黄芪，其气虚症状更为明显。王案症状更为典型，定时饥饿痛，进食立即缓解，为典型的溃疡病疼痛。据其病势缠绵，章公予归芪建中汤，即小建中汤加黄芪、当归，益气养血，建中止痛。除了胃脘疼痛外，尚可见面色萎黄，倦怠乏力，自汗或盗汗，舌质淡或胖大，苔薄白，脉细弱或沉缓。黄芪、当归益气养血，取气血相生之意，小建中汤温中健脾，缓急止痛。叶案胃痛时发时止，今因受寒而发，一诊以神经痛论治，以良附丸加味合五磨饮子辨治，然其效不显，又见典型饥饿痛，故改以溃疡病中虚论治，予当归建中汤加黄芪、谷麦芽养血益气，缓急止痛，消食健胃。当归建中汤出自《千金翼方》，主治产后虚赢不足，腹中隐痛不已，吸吸少气，或小腹拘急挛痛引腰背，不能饮食者，偏重于和血止痛。另一邱案胃脘痛，饱食后反稍瘥，其痛多在午后，亦为虚痛。从章公处方来看为金铃子散合小建中汤，病机为脾虚气滞，故治以理气止痛，建中缓急。此四案反映章公治疗溃疡病（十二指肠溃疡）属中虚者，喜用建中剂，有小建中汤、黄芪建中汤、当归建中汤或归芪建中汤等，后人多有效法。其经验为便难而痛较剧者，用当归建中汤；气虚者，用黄芪建中汤；若症状较轻者，用小建中汤；若症状较重者，可用归芪建中汤。

案 19　肝胃阴虚

沈男

胃脘痛 2 年余，其痛隐隐然，作于食后 2 时许，得食则减。口干、舌红、便难，仿魏玉璜一贯煎法。

麦冬 9 克　北沙参 9 克　玉竹 9 克　当归 9 克　甘杞子 9 克　生地 12 克　川楝子 9 克　制香附 6 克　杏仁 24 克　白芍 12 克

【原按】患者原经他医诊治，进服温燥理气之药，虽缓解一时，终未根治，因至先生处就诊。先生予上方，并嘱饮食多餐少量。服 20 剂后，其痛由逐渐减轻而至消失。因其有效，原方曾连服四十余剂。舌红、便难亦愈。

【赏析】

此案胃脘痛病史有 2 年余之久，表现为隐痛，食后 2 小时发作，得痛则减，极有可能是溃疡病，同时伴见口干，舌红，便难，此为肝胃阴虚之象，余可见咽干，舌红少津，脉细弱或虚。治宜滋阴疏肝和胃。方以一贯煎化裁。方中生地黄滋阴养血，补益肝肾；北沙参、麦冬、当归、枸杞子、白芍、玉竹益阴养血柔肝，养胃生津缓急，并佐以少量川楝子，疏肝泄热，理气止痛；杏仁润肠消滞止痛。从治疗经过来看，患者胃痛曾经温燥理气之药治疗，虽疼痛得以缓解一时，但无法根治，反而损伤阴液。章公在使用滋阴药物同时，还嘱咐患者注意饮食，采用多餐少食之法，叠经月余治疗，诸症缓解，而获全功。

案 20　寒凝气滞

陈女

胃脘痛其原因最多，主要当分主动、被动，主动多属胃之本身疾患，胃溃疡、胃炎、胃痉挛之类，被动多由某种原因使之作痛，如胃酸过多、冷食及刺激等。病者乃主动之痛而属于神经性者。

炮附片5克　延胡索9克　制香附9克　当归9克　旋覆花9克（包）　刺猬皮5克　娑罗子9克　小茴香6克　佛手片6克

二诊：胃痛将作，背部先有不快感，《金匮》所谓"心痛彻背，背痛彻心"之症也。非神经痛即胃痉挛也。

杏仁泥24克　炮附片9克　旋覆花9克（包）　赤石脂9克　延胡索15克　香甘松6克　佛手9克　当归12克

【赏析】

此案章公在分析病情之前，先将胃脘痛作了一番总结，辨其主动与被动之别，诚为临床鉴别胃脘痛之经验所得。最后此案患者断为神经性胃痛，亦即被动性质的胃脘痛。此类患者有因情绪波动，生活、学习、工作等各种压力所致，疼痛时间、部位不固定，有时类似慢性胃炎。神经性胃痛章公常用温胃理气止痛之品而取效。本案自不例外，方用附子温阳散寒止痛，制香附、娑罗子、小茴香、佛手温胃理气止痛，当归活血润肠止痛，延胡索活血止痛，刺猬皮降气定痛，旋覆花降气通络。二诊患者胃痛将作，背部先有不适，章公谓此为《金匮要略》"心痛彻背，背痛彻心"之症。古人有"九种心痛"之说，其大多实为胃脘痛。章公据此认为，此胃痛不是神经性胃痛就是胃痉挛所致。治疗大法仍为温胃理气止痛，仿《金匮要略》乌头赤石脂丸意，附子、赤石脂温阳逐寒止痛，延胡索、甘松、佛手理气止痛，杏仁、当归润肠消滞，护膜止痛，旋覆花降气通络。全方功能温阳散寒，消滞通络，理气止痛，是章公治疗神经性胃痛常用思路之一。

案 21 脾胃虚寒，寒凝气滞

乐男

少腹痛，其痛时轻时剧，病历半年，暑令有数月不发者。比来气候日寒，其发甚频；其并发症口唾酸涎，进食即酸减，腹痛亦能缓解。

旋覆花 9 克（包）　延胡索 12 克　炮附片 5 克　全当归 9 克　杏仁泥 15 克　赤石脂 6 克（分 2 次和入药中）　姜半夏 12 克　云苓 12 克　生熟米仁各 15 克　淮山药 9 克　淡吴萸 5 克

二诊：酸能减，少腹痛亦因之缓解，可见痛是酸之刺激，则根治在制酸。

煅瓦楞子 30 克　赤石脂 9 克（分 2 次冲）　旋覆花 9 克（包）　全当归 9 克　杏仁泥 18 克　云苓 12 克　姜半夏 9 克　肉桂末 2.4 克　生熟米仁各 15 克　沉香曲 9 克

【赏析】

患者少腹痛，时轻时重，病程较长，暑热天少发，而寒冷天发作频繁，当为寒性腹痛。同时并见口唾酸涎，且进食后酸味减轻，腹痛亦能缓解，亦需考虑溃疡病或胃酸过多一类疾病。故治以温阳散寒止痛，方仿乌头赤石脂丸化裁，方中附子、赤石脂温阳散寒止痛，当归、杏仁润肠消滞，护膜止痛，旋覆花下气通肝络；姜半夏和胃降逆，吴茱萸散寒降逆止痛，云苓、生熟米仁、山药健脾祛湿。二诊见酸能减，则腹痛随之缓解，根源在于酸之刺激，故在上方基础上加重制酸之品，重用煅瓦楞制酸止痛，不用附片、吴茱萸，改用肉桂散寒止痛，活血通经；沉香曲则可健脾和胃，止痛消胀。章公抓住病证之关键"痛是酸之刺激，则根治在制酸"，故治以制酸止痛，是针对病因治疗。

案 22　肝气郁结，肝失条达

尹女

胸次窒闷，迄今 2 个月之久，胸襟怡悦，则所苦瘥减，可见是肝失条达。

醋柴胡 9 克　香甘松 5 克　旋覆花 9 克（包）　白苏子 9 克（包）　杭白芍 9 克　佩兰梗 9 克　广郁金 5 克　小青皮 5 克　生枳实 9 克　制黑丑 6 克　左金丸 2.4 克（吞）　佛手 9 克

二诊：先是胸襟拂逆，继之胃与肠之功能亦障碍，食物不消而泄。其胸次之窒闷，则终日如此。

制川朴 3 克　制香附 9 克　生苍术 9 克　薤白头 18 克　广郁金 5 克　台乌药 6 克　大川芎 9 克　神曲 15 克　石菖蒲 9 克　上肉桂 2 克

共研细末，每次吞服 1.5 克。

三诊：经投散剂，症状大见改善。仍用前方。

【赏析】

患者"胸次窒闷"，即胸闷不舒、心情抑郁达 2 月之久，若心情舒畅，则症状有所缓解。肝主疏泄，肝气不舒，会造成气机不畅，肝气郁结，患者会出现胸胁、两乳或少腹部胀满不舒；此外，肝性喜条达，恶抑郁，肝气不舒，会出现情志的异常，患者会出现郁闷不乐，抑郁难解等。从本例患者临床表现来看，病之源头当责之于肝，故章公认为其"肝失条达"。治宜疏肝解郁，方用四逆散化裁。方中柴胡、甘松、郁金、青皮、枳实、佛手疏肝解郁，理气和胃；旋覆花、苏子下气降逆；佩兰梗通气利湿；白芍柔肝缓急；左金丸疏肝和胃止痛；黑丑消导行滞通便。以方测证，患者还可见脘腹痞满、疼痛、嗳气吞酸、大便异常、舌苔薄白或白腻、脉弦等。二诊患者心情郁闷，胃肠功能障碍，食物未经消化完全而泄泻，胸闷不舒的情况亦没有得到缓解。治宜行气解郁，方用越鞠丸化裁，并改汤为散治疗。方中重用薤白，其味辛苦，性温，归肺、心、胃、大肠经，通阳散结，行气导滞，《本草纲目》言其"治少阴病厥逆泻痢，及胸痹刺痛，下气散血"；香附、郁金、川芎行气止痛；厚朴、乌药温中散寒，理气止痛；苍术、石菖蒲通窍燥湿化痰，神曲消食和胃，肉桂补火助阳，散寒止痛。三诊患者经服药半月，症状大为改善，故效不更方，继续服用。足见因胸襟拂逆而致胃肠功能障碍，若病程日久，则非一般疏泄、降逆之剂所能奏效，故治疗耗时日久，若辅以心理调节则效果更佳。

案 23　脾虚气滞，虚实夹杂

朱男

迭用消导，依旧胸中痞室。夫痞本有虚实之分，故仲景心下痞有用参之例。今仿四磨饮。

潞党参9克　尖槟榔6克　佩兰梗、谷芽、麦芽、台乌药、沉香曲（后下）、佛手、麸炒枳实各9克

另：服香砂六君子丸或香砂胃苓丸。

二诊：此症初起，却是肠胃有所阻滞。迭用消导攻下，心下所以仍痞，少腹所以隐痛，痞是功能障碍，痛是气体之刺激。当宗醒胃运脾之法，不能再事摧残，致有虚虚之戒。

土炒潞党参9克　生白术9克　台乌药6克　炮附块5克

另：沉香2.4克、鸡内金6克、晚蚕沙9克、蓬莪术6克，共研末，每服1.5～3.0克。

三诊：病十去其八，依旧不能畅进饮食，虽少量，亦哕、噫腐气。

潞党参9克　云苓、薤白头各12克　荜茇9克　粉甘草3克　佛手、生白术、半夏各9克　川椒目5克　谷芽、麦芽、麸炒枳实各9克

另：淮山药9克、厚朴3克、生鸡内金9克、莱菔子9克，共研细末，每次吞服3克。

四诊：服益气健脾温通之剂，哕、噫腐气少作。今予异功散加味，缓缓图之。

潞党参15克　白术15克　云苓12克　陈皮9克　谷麦芽各12克　炙甘草6克　淮山药15克　莱菔子18克　生鸡金18克

共为细末，每次3克，食后服。

【原按】本案心下痞，经他医予消导之剂，依然如故。先生作虚证论治，用益气健脾温通之法。至三诊而病十去其八，最后用异功散加味，经投药两月许而愈。

【赏析】

患者经他医治疗，屡用消导之剂，是当作实证治疗，但依然胸中痞塞，此误也。痞满本有虚实之分，《景岳全书·痞满》提到："痞者，痞塞不开之谓；满者，胀满不行之谓。盖满则近胀，而痞则不必胀也。所以痞满一证，大有疑辨，则在虚实二字。凡有邪有滞而痞者，实痞也；无物无滞而痞者，虚痞也。有胀有痛而满者，实满也；无胀无痛而满者，虚满也。实痞、实满者可散可消；虚痞、虚满者，非大加温补不可。"章公列举仲景治疗心下痞用人参，如半夏泻心汤、生姜泻心汤、甘草泻心汤、旋覆代赭汤等。本例实为虚实夹杂之证，故予消补兼施之法，方用四磨饮化裁。此消补兼施之法，《伤寒论》之厚朴生姜半夏甘草人参汤即为示例。方中党参健脾益气，槟榔、乌药、佛手、枳实、沉香曲温中行气和胃，佩兰梗行气化湿，谷麦芽消食和胃。另加服香砂六君子丸或香砂胃苓丸益气健脾，化痰和胃。二诊章公详呈此症缘由及痞、痛之原因。"痞是功能障碍"，从西医学来看，多是胃动力障碍，

出现胃脘部饱胀、嗳气等症状；"痛是气体之刺激"，由于胃动力障碍，饮食物停留时间较长，胃肠气体产生较多，攻撑作胀而疼痛。故治宜醒胃运脾，不能攻伐太过，而犯"虚虚"之戒。故用党参、白术健脾益气，乌药温中行气和胃止痛，附子补火燠土，"振起功能之衰减"。另用散剂，方用降气温中，暖肾助阳，鸡内金、蚕沙祛湿和胃，莪术行气止痛消滞。三诊患者病势大去，仍有饮食不畅、呃逆、嗳气有食物酸腐气。治宜健脾益气，理气和胃，消食化滞。方以四君子汤化裁。方中四君子汤健脾益气，薤白、佛手、枳实理气和胃，荜茇、椒目温中散寒，下气止痛，半夏燥湿化痰，谷麦芽消食和胃。另予散剂吞服，方用山药健脾益气，厚朴、莱菔子理气和胃，鸡内金消食导滞。四诊时症状几近消失，只是少许呃逆、嗳气。故以健脾理气消食和胃之法善后。方用异功散化裁。方中异功散健脾理气，山药健脾益气，莱菔子、鸡内金、谷麦芽消食导滞。以散投之，经两月许治疗而痊愈。本案患者屡经误治，导致成此虚实夹杂之证，一味补虚或攻实均属不当，章公在治疗过程中，根据病人病情变化，调整消补之间的比例，循序渐进，终收全功，其治疗方法值得后学效法。

案 24　劳力过度，气机不畅

赵女

其主症一为呼吸不均匀；一为两肋有发作性之胀满，胀满而不匀益甚。此二者，胸襟拂逆，操作过度，其主因也。

仙鹤草 12 克　旋覆花 9 克（包）　全当归 9 克　五味子 5 克　香甘松 5 克　延胡索 9 克　炮附块 6 克　补骨脂 9 克　金毛脊 9 克　清炙草 3 克

二诊：其主症在两肋撑胀，其胀经历数日之久，服强壮剂、镇静剂，胀向下移，原来是官能性之变化。

金铃子 12 克　当归 9 克　甘草 5 克　生姜 3 片　延胡索 12 克　白芍 9 克　饴糖 4 只　大枣 9 枚　良附丸 9 克（分 2 次吞服）

三诊：下脘按之板硬，其胀与肋间胀满相互发作，不能疑为胃之实质上变化。胀，古人多用芳香行气之属，扩张可治，功能衰减亦可治。

炮附块6克　薤白头12克　橘青皮各6克　莱菔子9克　佛手9克　荜茇9克　川椒3克　神曲9克　延胡索9克

四诊：凡一切组织上变化皆难治。以体用言，组织体也，功能用也。体既败坏，用于何有？所谓皮之不存，毛将焉附者矣。今下脘板硬，有所推动，则前方可重其制。便难者，佐下之。

川椒目3克　佩兰梗9克　莱菔子9克　沉香曲9克　薤白头12克　官桂皮5克　半硫丸6克（分2次吞）　谷麦芽各9克

另：服灵丑散。

五诊：主症心下痞硬，终日不思饮食，较前改善。近则骨节亦酸。此二者，皆宜辛温挥发之属。

生苍术9克　香白芷9克　川桂枝5克　晚蚕沙9克（包）　炮姜炭5克　羌独活各6克　川椒目5克　荜茇9克　谷麦芽各9克　加平散9克（分2次吞）

六诊：两肋痛之有发作者，多属神经性。藜藿之人，多因劳倦。心下痞硬亦见平定，惟骨节尚酸楚。

全当归9克　汉防己12克　延胡索9克　杏仁泥15克　旋覆花9克（包）　炮附块6克　羌独活各6克　大川芎6克　香甘松5克

【赏析】

此案患者初见呼吸不均匀，两肋发作性之胀满，且不均匀，随着治疗的深入，除了见到肋间胀满，又见心下痞硬，待此二症缓解，又出现骨节酸楚。综合诸诊，章公将肋间胀满，心下痞硬归结为"胸襟拂逆，操作过度"之官能性疾病；而骨节酸楚，则认为是劳苦大众，风餐露宿，积劳成疾，多为风寒湿侵袭所致。一诊以呼吸不均，两肋胀满为主症，多责之于劳力过度，气机不畅。治宜补虚理气。方中仙鹤草为君，味苦、涩，性微温、平，归心、肝经，又称"脱力草"、"大力草"，有补虚强壮之功，可用于治疗劳力过度所致的脱力劳伤。旋覆花降气通络，当归活血通经，延胡索、甘松疏肝理气，五味子益气生津，补肾宁心，《神农本草经》载五味子"主益气，补不足，强阴，益男子精"，附块温阳振奋，补骨脂温肾助阳，狗脊补肝肾、强腰。二诊症见两肋撑胀，经历数日之久，服用强壮剂、镇静剂，胀往下移动，故断定为官能性疾病，而非器质性病变。治以行气活血，缓急止痛。方用金铃子散合小建中汤化裁。金铃子散疏肝行气，活血止痛，小建中汤去桂枝，取"甘能缓急"之意，缓急止痛，当归活血通经，良附丸温中散寒止痛。三诊患者出现心下痞硬，与两肋胀满交替出现，仍认定为功能性病变，其胀者，气胀为主，主以芳香行气。方用附块、荜茇、川椒温阳振奋，薤白、橘皮、青皮、莱菔子、佛手、延胡索行气止痛，神曲消食和胃。四诊章公将器质性病变与功能性病变做对比，从本案来看，仍属功能性病变，则在前方基础上加大药力。患者同时出现便难的情况，佐以攻下导滞之法。用椒目、沉香曲、官桂温阳散寒止痛，佩兰梗、莱菔子、薤白理气宽胸，通阳散结，谷麦芽消食和胃，半硫丸温肾通便。另服灵丑散消导行滞，通便止痛。五诊心下痞硬，终日不思饮食，较前改善，然又出现骨节酸楚。在之前辨证基础上，予温阳散寒，通络除湿，理气止痛。方中苍术、蚕沙燥湿和胃，白芷祛风散寒，通窍止痛，桂枝、羌独活祛风除湿，温通经络，炮姜炭、椒目、荜茇温阳散寒，谷麦芽消食和胃。另服加平散，加平散为章公自创方剂，为平胃散加砂仁、鸡内金，具有燥湿健脾、利气宽胸、消食和中之功。六诊时，患者两肋胀痛及心下痞硬基本平复，尚见骨节酸楚，此为慢性病，非一日之功。治宜温阳散寒，活血行气，祛湿止痛。方中当归活血通经，羌独活、防己、附块温阳散寒祛湿止痛，延胡索、川芎、甘松理气止痛，杏仁消滞止痛，旋覆花通络。此方以治疗骨节酸楚为主，兼顾两肋胀痛等。本案病情虽复杂，但章公处置主次分明，前后井然，体现了大师深厚的中医功底。

案25 胃中阳气虚损，阴寒偏盛

张女

早食，暮亦不能消，得噫与呕，即见舒畅。古人所称之胃寒，此症最吻合。

炮附块6克　荜茇9克　淡干姜3克　橘皮6克　赤石脂15克（包）　淡吴萸5克　姜半夏9克　肉桂末1.8克　云茯苓9克　姜汁几滴

案 26　胃中虚寒

吴女

吐酸而兼有白沫者，多属消化不良之胃酸缺乏；如果气候转变，经期以内，其发益频，亦是神经之过敏。此二者可作古人之胃寒论治。

淡吴萸5克　炮附块6克　旋覆花12克（包）　干姜2.4克　荜茇9克　姜半夏18克　云苓15克　延胡索9克

案 27　脾胃虚寒，气滞不畅

朱男

受寒则泛酸，但进酸物质，并不增加其酸，胃部亦不嘈杂，然则其酸是消化不良而来。

炮附块6克　荜茇9克　川椒目3克　橘青皮各9克　肉桂末1.8克　吴萸5克　姜半夏9克　云苓12克　薤白头12克

案 28　胃寒气滞

顾男

食已即吐，痛者，胃有火也；不痛而有痰者，胃无火也。火是炎，无火是消化不良。

吴萸5克　生姜4片　旋覆花9克（包）　姜半夏12克　橘皮6克　党参9克　大枣9枚　苏子9克　云苓12克

案 29 脾胃虚寒，气机痞塞

王男

主症在胃，进食无论量之多寡皆胀，自觉脘与腹汩汩有声，其外观并不胀满。此非水而是气。征之时吞酸而不吐不痛，关键在消化不良。

炮附块9克　姜半夏12克　蓬莪术9克　海南片9克　生莱菔子9克（研）淡吴萸6克　川椒目5克　沉香曲9克　台乌药9克　上肉桂末1.2克（分2次吞下）

二诊：药两服，进食胸次梗介不得下者，大见轻快，再拟芳香辛辣健胃剂复方。

蓬莪术9克　佩兰梗9克　淡吴萸5克　姜半夏9克　莱菔子9克（研）　春砂仁3克（研冲）　川椒目5克　薤白头12克　橘皮6克　生姜3片

【赏析】

以上五案均属于虚寒性质胃病。张案早晨进食，暮仍不消，若嗳气及呕吐，则见舒畅。古称胃寒，乃胃受寒邪侵袭，或饮食生冷，导致胃中阳气虚损，阴寒偏盛的病理变化。胃称太仓，与脾共为仓廪之官，主受纳，腐熟水谷。若胃中寒冷，饮食物不得消化，则可见到本案患者症状。治宜温胃散寒，降逆止呕。仿乌头赤石脂汤合吴茱萸汤化裁。方中附块、荜茇、干姜、赤石脂、吴茱萸、肉桂、姜汁温阳散寒，降逆止呕，橘皮理气和胃，茯苓健脾渗湿。吴案吐酸而见吐白沫，章公认为是"消化不良之胃酸缺乏"，如果遇到气候变化，月经期内，则发作频繁，仍按照胃寒治疗。《伤寒论》378条云："干呕，吐涎沫，头痛者，吴茱萸汤主之。"故仿吴茱萸汤化裁。治宜温阳散寒，降逆止呕。方中吴茱萸、附块、干姜、荜茇温阳散寒，降逆止呕，旋覆花下气降逆，姜半夏燥湿化痰，降逆止呕，茯苓健脾渗湿，延胡索理气止痛。朱案受寒则泛酸，但进酸性食物又不增其酸，胃部不嘈杂，其与实热所致泛酸不同。治宜温阳散寒，理气宽中，降逆止呕。方中附块、荜茇、椒目、肉桂、吴茱萸温阳散寒，降逆止呕，青皮、陈皮、薤白理气宽中，姜半夏燥湿化痰，降逆止呕，茯苓健脾渗湿。顾案进食后即呕吐。章公谓："痛者，胃有火也；不痛而有痰者，胃无火也。"此案患者当为无火，即消化不良。患者除了食已即吐，还可见胃不痛而吐涎沫，畏寒喜热，不思饮食，遇冷即呕，二便清利，口不渴，舌淡白，脉沉迟等。故治宜温胃散寒，降逆止呕。方用吴茱萸汤化裁。方中吴茱萸汤（吴茱萸、生姜、党参、大枣）温中散寒，降逆止呕，旋覆花、苏子下气降逆，姜半夏燥湿化痰，降逆止呕，橘皮理气和胃，茯苓健脾渗湿。王案无论进食多少均见胃胀，自觉胃脘与腹部汩汩有声，但是外观未见胀满。虽类似有水，实则是有气。吞酸不呕吐亦不疼痛，仍是胃寒所致消化不良。治宜温中散寒，降逆止呕，行气消食。方中附块、吴茱萸、椒目、肉桂温阳散寒，姜半夏降逆止呕，莪术、槟榔、莱菔子、沉香曲、乌药温阳理气。二诊胸部梗阻不得下，症状大为减轻，治宜温阳散寒，健胃行气。章公谓之芳香辛辣健胃剂处方。方中吴茱萸、椒目温中散寒，姜半夏、生姜降逆止呕，佩兰梗行气化湿，砂仁、莱菔子、薤白、橘皮理气和中，莪术行气消食。

总之，胃中寒冷，吞酸而不见嘈杂、胃脘疼痛，章公予以辛辣健胃药物治疗，如吴茱萸、附块、干姜、荜茇、椒目等。若胃寒日久，影响脾之功能，则可使用益气健脾和胃法，如异功散、香砂六君子汤等，甚至温阳健脾和胃法，如理中丸（汤）、附子理中汤等。

案30 饥饱失常，食积不化，复感寒邪

俞男

上则胸闷呕酸，下则肠鸣便秘。得之肉食后受寒。

花槟榔9克 山楂肉15克 黑丑6克 淡吴萸5克 平胃散9克（入煎） 莱菔子12克 薤白头9克 木香2.4克 炮姜炭5克

如不效，加服沉香化滞丸9克。

二诊：便不畅，故呕酸。温下之。

炮附块6克 炮姜炭5克 番泻叶9克 熟锦纹9克 黑丑6克 郁李仁12克

莱菔子_{12克}　山楂肉_{15克}

【赏析】

患者因进肉食后受寒，出现胸闷、呕吐酸水、肠鸣、便秘。此为饥饱失常造成食积，复感寒邪而导致胃中寒冷，加重了消化不良的情况。故治宜温中散寒，理气除满，消食和胃。方中槟榔、莱菔子、薤白、木香行气除满，山楂消食和胃，尤其擅长消肉食，黑丑、吴茱萸、炮姜温中散寒。如不效，加服沉香化滞丸。沉香化滞丸能行气和中，破积导滞，消痞除满，用于饮食停滞，胸腹胀满的治疗。二诊患者见大便不畅，呕酸，其呕酸缘于大便不畅，考虑为胃为六腑之一，以通降为顺，大便不畅，气不下行，上逆为呕，且胃中寒冷，故作呕酸。故治宜温阳攻下。方中附块、炮姜炭、黑丑温中散寒，郁李仁润下通便，番泻叶、熟大黄泻下通便，莱菔子消食除胀，山楂以消肉食。因饮食并受寒出现吞酸，并见便秘，治以消导兼攻下，别出一格。

此外，食积见嗳腐吞酸，脘腹胀满，不欲饮食，泻下臭如败卵，则可予保和丸一类，《杂病源流犀烛·积聚癥瘕痃癖痞源流》亦云"食积，食物不能消化，成积痞闷也，宜青礞石、鸡内金、枳实、巴豆、香附，方用保和丸、连萝丸、佐脾丸"。

案31　胃寒气滞

徐男

胃酸过多之原因甚繁，因拂逆而起者属神经性，古人所谓肝气犯胃；受寒而起者属消化不良，古人称谓胃寒。胃溃疡亦有胃酸过多，其溃疡即因胃酸过多而起者。他则胃分泌不正常，则因胃之实质变化。凡胃酸过多，对症疗法多用钙剂中和之。原因疗法：消化不良者如吴茱萸汤；肝气拂逆者如逍遥散、一贯煎；胃溃疡者当保护胃黏膜，如吸着剂旋覆代赭汤、独圣散之滑石。亦有胃酸不足亦能吞酸者，以上诸法皆无效，受寒则泛泛有酸意而大便溏、腹痛，不受寒则否，所谓一时性之胃酸过多。

炮附片5克　淡吴萸3克　沉香曲9克　延胡索9克　公丁香3克　肉桂末1.8克（分2次吞）　炮姜炭3克　益智仁9克　荜茇9克　生艾叶5克

【赏析】

此案首论造成胃酸过多诸多原因，并描述对应治法，实为章公治疗此类疾病的经验总结。本案患者亦为受寒而见泛酸、便溏、腹痛，不受寒则诸症减轻。故治宜温阳散寒止痛。方中附片、吴茱萸、丁香、肉桂、荜茇、炮姜炭、艾叶温阳散寒止痛，沉香曲温中降气，延胡索理气止痛，益智仁温脾开胃。纯为芳香辛辣健胃之品，专为治疗受寒而出现胃酸过多者。此类患者临床还可见到畏寒肢冷，口不渴，不欲饮食，舌质淡，苔白，脉沉弦等。此为用含钙质制酸剂治疗胃酸过多之外，制酸又一方法，值得后人学习及研究。

案32　肝气犯胃

蒋女

丧明（即丧子）之痛，肝气犯胃，不能饮食，入则吐。

淡吴萸2.4克　春砂壳5克　旋覆花9克（包）　佩兰梗9克　白蔻仁3克（后下）苏子9克（包）　云苓12克　杏仁泥9克　佛手片6克　伏龙肝30克（煎汤代水）

二诊：呕吐甚则呕血，兼有白痰酸液。

云茯苓12克　淮山药9克　阿胶珠12克　柏子仁12克　知母9克　桑白皮9克　生艾叶5克　肉桂末0.9克（分2次吞）　生侧柏叶18克　煅瓦楞子30克（先煎）

【赏析】

患者因丧子而悲痛异常，此属情志致病，七情过度，而引起脏腑阴阳失调，气血功能紊乱。肝主疏泄，悲痛欲绝，心情抑郁，则肝失疏泄，肝气拂郁，肝气犯胃而见不能饮食，食入则吐。除此之外，患者尚可见胃脘胀满疼痛，呃逆嗳气，胁痛，每因情绪波动而加剧，喜太息，舌苔薄白，脉弦等。治宜降逆制肝、和胃止呕。方中吴茱萸温胃降逆，旋覆花、苏子、杏仁下气降逆，砂壳、佩兰梗、佛手、白蔻仁化湿行气，和胃止呕，茯苓健脾渗湿，伏龙肝，又称灶心土，温中燥湿，止呕止血。二诊患者呕吐甚而出现吐血，并见白痰和酸液。是为呕吐太甚而伤气阴，故治以养胃止血。方中茯苓、山药健脾益气以摄血；阿胶珠、生侧柏叶养血止血；艾叶温中止血；煅瓦楞子制酸止痛；柏子仁滋阴养血，《药品化义》谓其"香气透心，体润滋血"；知母滋阴生津；桑白皮一药，《药性赋》言其"其用有二：益元气不足而补虚，泻肺气有余而止咳"；肉桂一为反佐，防诸药滋腻，二能通经活血。

案 33 脾虚生痰（噎膈）

何男

病之经过凡五阅月，初起饮食作噎，最近匝月饮食有所阻隔，有时呕吐，但有时则通行无阻。暂作食道痉挛治之。

全当归、香甘松、陈广皮、沉香曲、香橼皮、旋覆花（包）、姜半夏、杭白芍、台乌药、香谷芽各9克

二诊：往日中午不能进食，药后中午能进糜粥。

全当归15克　大贝母15克　旋覆花9克（包）　杭白芍15克　香甘松3克
香谷芽12克

【赏析】

脾胃之功能是升清降浊，脾胃之特点为喜燥恶湿，脾胃功能失常则清气不升、浊气不降。《黄帝素问宣明论方·卷一·诸证门·膜胀证》："浊气在上，则生膜胀，此阴阳反，则气结不散，腹胀满，常如饱。吴茱萸汤主之，治膜胀，阴盛生寒，腹满撑胀，且常常如饱，不欲饮食，进之无味。吴茱萸、炒厚朴、生姜、制官桂、炮姜各二两，白术、陈皮、蜀椒各半两。"清气不升、浊气不降，则痰浊内生，致使饮食作噎，甚则呕吐。故治宜升清降浊、化痰健脾。方中陈广皮、香橼皮、姜半夏理气化痰、止呕消胀、舒肝健脾和胃；香甘松，《本草汇言》谓其"醒脾畅胃之药也。《开宝方》主心腹卒痛，

散满下气，皆取温香行散之意。其气芳香，入脾胃药中，大有扶脾顺气，开胃消食之功。"沉香曲、旋覆花降气化痰；台乌药、杭白芍一温一凉，一散一敛，升清降浊，治其本；香谷芽，《本经逢原》谓其："启脾进食，宽中消谷，而能补中"；全当归活血补血。二诊时，症状改善，方证相对，但前方多温燥之药，不可久服，否则化燥伤阴。故只取香甘松、旋覆花理气降气；全当归活血；香谷芽、大贝母消食化痰；杭白芍破积滞。纵观此案，初诊温燥化痰，治其标；二诊平调气血，标本兼顾。

十九、泄泻

案1　湿热内蕴，大肠传导失职

毛男

病泄泻4周不能愈，多则七八次，少则二三次，其便溏而臭。凡泄泻而有热者，均不宜固涩。

淡子芩9克　炒白芍9克　粉甘草3克　黑防风9克　煨木香4.5克　陈皮4.5克　飞滑石9克（包）　车前子12克　白槿花12克

另：山楂炭18克，研细末，每服3克，1日3次。

【原注】服此方后，一剂知，二剂已。

【赏析】

患者腹泻4周不愈，多则7~8次，少则2~3次，虽便溏而气味臭。《医理真传》言："夫臭为火之气，极臭为火之极甚。"章公言泄泻有热者，不宜固涩，否则关门留寇，病必不除。治亦清热止泻，行气除滞，分利水湿。方用黄芩汤化裁。黄芩汤出自《伤寒论》，由黄芩、芍药、炙甘草、大枣组成，能清泄少阳郁火而止利，汪昂称其为"万世治痢之祖"。方中黄芩汤去大枣之壅滞，清热止利；白槿花，又称木槿花，味苦，性寒，清热凉血，解毒消肿，常用于痢疾、腹泻、痔疮出血、白带等的治疗，《日华子本草》谓其"治肠风泻血，赤白痢"；防风能散风胜湿，升清而止泻；木香、陈皮调气行滞，滑石、车前子分利水湿，即"利小便以实大便"之意；山楂炭能止泻痢，且炭药有吸附作用，能吸附肠中多余水湿及有害物质。方证相合，故用药效如桴鼓。

案2　寒邪直中中阳

陈幼

长夏善病洞泄寒中，盖暑令胃酸减少，消化不良，一也；受寒之机会较多，二也；恣食生冷，三也。泄泻昼夜数十行，水分消耗太甚，厥逆之变，即在目前。

炮附块6克　炮姜炭2.4克　煨益智9克　焦六曲9克　山楂炭9克　乌梅肉2.4克　干荷叶1角　伏龙肝18克（包）

【赏析】

《素问·金匮真言论》云："春善病鼽衄，仲夏善病胸胁，长夏善病洞泄寒中，秋善病风疟，冬善病痹厥。""长夏善病洞泄寒中"，古人有注解如下：《圣济总录》认为洞泄属于寒泄，症状是食已即泄，完谷不化；《医宗必读》认为洞泄就是"濡泄"，濡泄又称湿泻，症状是泻下如水，或大便一日数次而溏薄。《内外伤辨惑论》认为寒中是指邪在脾胃而为里寒的病证，症状是脘腹疼痛，肠鸣泄泻；明代张介宾注释"洞泄寒中"为"风寒犯脾也"。

章公认为此病形成原因一是夏令胃酸减少，消化不良；二是受寒机会较多，如男子赤膊纳凉，夏季暴雨中疾行或贪凉夜卧户外等，如今尚有久居空调房内，或从外界高温环境，大汗淋漓，直入空调房内，温度过低，不注意保暖等；三是恣食生冷，夏季口渴难忍，不忌胃肠之承受能力，徒为满足口舌之欲，饱食冷饮、生冷瓜果蔬菜，如今尚有冰棒、冷饮、冰淇淋等更是不忌其口，大肆饮用。寒邪直中中阳，导致泄泻昼夜数十行。故治宜温阳止泻。方中炮附块、炮姜炭温阳散寒，振奋中阳；益智仁、伏龙肝温中止泻；山楂炭、焦六曲行滞止泻，乌梅肉涩肠生津止泻，荷叶清暑利湿，升清止泻。此本为寒因所致，则不可苦寒燥湿，避免更伤中阳。章公更是告诫："厥逆之变，即在目前。"因腹泻次数较多，若补液及电解质纠正不及时，则可发生休克，而见四肢厥逆、反应迟钝等，即所谓"厥逆之变"。

案3 外感风寒，脾肾阳虚

王男

两旬以来，腹痛阵作，自诉得之于感寒之后，痛时即欲大便，其便先硬而后溏；其痛得温暖则舒，得矢气亦舒。口唇干燥，不欲食，时感怯冷。当温脾肾之阳。

附子6克　炮姜9克　薤白头9克　青皮9克　白术12克　桂心1.8克　益智仁12克　云苓18克

二诊：服药期间，腹痛瘥可；停药3天，其痛复作。昨日工作较忙，其痛更剧，且于清晨五时泄泻2次，坚持前法勿失。

附块6克　白术9克　炮姜9克　薤白头12克　乌药9克　云苓18克　紫桂3克　木瓜12克　艾叶9克

另：附子理中丸72克，每服6克，日2次。

三诊：腹泄腹痛已基本上好转，体力尚未恢复。

附块6克　白术9克　紫桂3克　党参9克　艾叶9克　云苓12克　炮姜6克薤白头9克　木瓜9克　扁豆衣12克

【赏析】

患者二十余天来，腹痛阵阵发作，起因源自受寒，腹痛时即欲大便，大便先硬而后溏。腹痛得温则舒，得矢气亦舒。口唇干燥，不欲食，时感怯冷。此为寒邪内聚所致。寒性凝滞收引，不通则痛而见腹痛，阴寒凝聚，气机不畅，则痛即欲便，得矢气则舒。脾为后天之本，主运化，寒邪中伤脾阳，脾失健运则不欲食。气机不畅，津不上承，故口唇干燥。此外尚可见不渴，或渴喜热饮，舌淡苔白，脉沉弦等。治宜温脾暖肾。方中附子、炮姜、桂心、益智仁温脾暖肾，散寒止痛；薤白、青皮通阳理气；白术、茯苓健脾利湿。二诊患者服药时腹痛可止，停药3天，病情复发。工作忙碌，疼痛更甚，且清晨5点腹泻2次。前方奏效，坚持前法继续治疗。方中附块、炮姜、紫桂、艾叶温脾暖肾，散寒止痛；薤白、乌药温中行气止痛；白术、茯苓健脾利湿；木瓜平肝舒筋，和脾化湿。加服附子理中丸温中健脾。三诊患者腹泻腹痛基本好转，继遵上法以善其后。方以附子理中汤化裁。方中附子理中汤温脾暖肾，振奋阳气，紫桂、艾叶温阳散寒止痛，薤白通阳理气，茯苓健脾利湿，木瓜平肝舒筋，和脾化湿，扁豆衣健脾化湿。全方标本兼顾，是为调理善后之方。

案4　脾肾阳虚

马男

病历4个月，大便溏色黄，医院诊断为慢性肠炎。脉弱苔白，脾肾两补。

炮附块9克　潞党参9克　焦白术9克　云苓12克　绿升麻2.4克　煨益智9克　淮山药9克　谷麦芽各9克　炮姜炭3克　清炙草3克　四神丸9克（分2次吞）

二诊：药后大便次数减少，质亦稍厚。再予理中汤合四神丸复方，腹痛加木香之属。

米炒党参12克　生白术9克　淡吴萸6克　广木香3克　淮山药15克　补骨脂9克　清炙草3克　白茯苓12克　肉豆蔻4.5克

【赏析】

患者病经4月，大便溏稀，苔白脉弱，西医诊断为慢性肠炎，中医诊断为脾肾阳虚之泄泻。故治宜温脾暖肾止泻。方用附子理中汤化裁佐四神丸吞服。方中附子理中汤温脾暖肾，茯苓、山药健脾利湿，益智仁温脾暖肾止泻，升麻升清举陷，谷麦芽消食和胃。四神丸温肾散寒，涩肠止泻。二诊患者大便次数减少，粪质亦无之前稀薄。治宜温脾暖肾，涩肠止泻。方用理中汤合四神丸化裁。方中理中汤温中健脾，吴茱萸、补骨脂、肉豆蔻温脾暖肾，涩肠止泻，山药健脾益气，广木香理气止痛。李中梓在《医宗必读·泄泻》中提到治泻九法，即淡渗、升提、清凉、疏利、甘缓、酸收、燥脾、温肾、固涩，总结了治疗泄泻的多种治法。在治疗泄泻中当根据其寒热虚实性质，结合脏腑所属，灵活使用这九种方法。从章公辨治泄泻经验来看，急性肠炎，多从热治；慢性肠炎，多宜温补。

案5　脾肾阳虚，水湿泛滥

韩男

便溏6个月之久，多作于朝暮。往是暴注下迫，不能自约，近则有努责意；面萎黄，1个月前曾经两足浮肿。

炮附块4.5克　生白术9克　薤白头9克　海南片6克　杭白芍9克　潞党参9克　炮姜炭2.4克　清炙草3克　川楝子9克　乌梅丸12克（分2次吞）

【赏析】

患者便溏日久，且多发于朝暮。之前多是暴注下迫，不能控制，近期变为有努责意。疾病的演变有一个明显从实到虚的过程。加之面色萎黄，此为脾虚之象。1月前两足浮肿亦为脾肾阳虚，不能制水所致。故治宜温脾暖肾，固涩止泻。方用附子理中汤化裁佐乌梅丸吞服。方中附子理中汤温脾暖肾，振奋阳气，薤白、槟榔、川楝子理气行滞，白芍敛阴和营，缓急止痛，并可缓和姜、附燥烈之性。乌梅丸出自《伤寒论》，既可治蛔厥，又可治久利，其寒温并用，攻补兼施，对久泻久痢确有良效。

案6　脾肾阳虚，固摄无权

夏女

凡黎明泄泻者，多半是：①肠结核；②慢性痢疾；③消化不良。此三者，古人多用温脾。

罂粟壳12克　益智仁9克　诃子肉9克　潞党参9克　肉豆蔻9克　升麻6克

乌梅丸9克（分3次吞服）

【赏析】

患者见黎明泄泻，章公总结原因有三，为肠结核、慢性痢疾或消化不良。暴泄属实，久泄多虚。此属久泻，当固涩为法。治宜温中涩肠，方以真人养脏汤化裁。真人养脏汤出自《太平惠民和剂局方》，功能涩肠固脱、温补脾肾，主治久泻久痢、脾肾虚寒证。方中重用罂粟壳涩肠止泻，肉豆蔻温中涩肠，诃子功专涩肠止泻，党参健脾益气，升麻升阳举陷，乌梅丸主治久利，寒温并用，辛开苦降，攻补兼施，涩肠止泻。方中罂粟壳有成瘾性，不宜久服。

案7　湿热毒邪蕴结大肠

梁幼

经攻积消食药后，便之黏液者，转为泄泻，但按其盲肠部位，仍剧痛，身热如烙。

金银花15克　败酱草12克　马齿苋15克　飞滑石12克　五灵脂9克　黄柏炭9克　焦楂肉9克　小蓟12克　京赤芍12克

三诊：药后热退，腹痛大减，但大便仍溏，中有黏液。

银花炭9克　白槿花12克　滑石12克　晚蚕沙（包）9克　焦山楂12克　马齿苋、青皮各9克　焦谷麦芽各9克

【原按】此案初诊病案散失，但既用攻积消食药，其人以腹痛（尤以盲肠部位）求诊可知。

【赏析】

《外科正宗·卷八·肠痈论》："夫肠痈者，皆湿热、瘀血流入小肠而成也。又由来有三：男子暴急奔走，以致肠胃传送不能舒利，败血浊气壅遏而成者一也；妇人产后，体虚多卧，未经起坐，又或坐草艰难，用力太过，育后失逐败瘀，以致败血停积，肠胃结滞而成者二也；饥饱劳伤，担负重物，

致伤肠胃，又或醉饱房劳过伤精力，或生冷并进以致气血乖违，湿动痰生，多致肠胃痞塞，运化不通，气血凝滞而成者三也。总之，初起外症发热恶寒，脉芤而数，皮毛错纵，腹急渐肿，按之急痛，大便坠重，小便涩滞若淋。甚者脐突腹胀，转侧水声，此等并见则内痈已成也。初起未成时，小腹隐隐作痛，俨似奔豚，小便淋涩者，当大黄汤下之，瘀血去尽自安。体虚脉细不敢下者，活血散瘀汤和利之。已成腹中疼痛，胀满不食，便淋刺痛者，薏苡仁汤主之。腹濡而痛，小腹急胀，时时下脓者，毒未解也，用牡丹皮汤治之。如脓从脐出，腹胀不除，饮食减少，面白神劳，此皆气血俱虚，宜八珍汤加牡丹皮、肉桂、黄芪、五味子敛而补之。"

故本案二诊时治宜清热利湿、活血解毒。方中金银花、败酱草、马齿苋解毒，清热利湿，消痈排脓，凉血止痛；飞滑石利下焦之湿热，黄柏炭燥下焦湿热，降服龙雷之火；小蓟、京赤芍、五灵脂凉血止血，活血祛瘀消肿；焦楂肉化饮食，健脾胃，行结气，消瘀血。

三诊时，症状大减，但大便仍溏，且有黏液，乃邪气未尽去之象。故仍以银花炭、白槿花、马齿苋解毒清热；滑石、晚蚕沙利湿；焦山楂、青皮、焦谷麦芽健脾消食。

纵观此案，二诊清热利湿、活血解毒并进，兼以健脾消食，气血同治，重在解毒利湿；三诊去活血药，加大健脾消食之力，从本论治。

二十、痢疾

案1　痢疾兼外感风寒

何男

大便溏泄，日10余次，临圊腹先痛，其痛多在脐下，病在肠可知。有恶寒发热之表证，当兼治其表。

粉葛根9克　淡黄芩6克　川连1.2克　炒防风6克　杭白芍9克　小青皮6克　白槿花9克　飞滑石9克（包）　生甘草3克　荷叶1角

二诊：热退，但里急后重，泻不爽，有黏液。然则昨日之泄泻，实为滞下之前驱。

油当归9克 杏仁泥16克 郁李仁9克（打） 生枳实9克 杭白芍9克 玉桔梗6克 炒防风9克 海南片9克 生艾叶4.5克

三诊：后重未除，不须用攻药，清其肠，消其炎是矣。

川黄柏4.5克 苦参片6克 樗白皮9克 白头翁9克 北秦皮9克 川连1.5克 银花9克 败酱草9克 马齿苋15克 杭白芍12克 粉甘草4.5克

【赏析】

患者大便溏泄，日10余次，临厕腹痛，痛在脐下，并有恶寒发热之表证。此为痢疾兼表证，患者可见泻下有黏液，里急后重，头痛，舌苔黄，脉浮数或弦数等。治宜清肠治利，兼以解表。方用葛根芩连汤合痛泻要方化裁。其中葛根芩连汤清热止利兼以解表，白芍柔肝缓急，青皮破气化滞，防风祛风解表，散肝舒脾，滑石清热祛湿，荷叶清热利湿，健脾升阳。白槿花为章公常用来治疗痢疾的药物之一，能清热凉血，解毒消肿。《本经逢原》谓"红者治肠风血痢，白者治白带白痢"。《医林纂要》云："木槿花……又赤白花分治赤白痢，以大肠与肺相表里，小肠与心相表里，凡痢，二肠湿热也，以滑去滞，则愈矣。"二诊患者表证已去，痢疾症状表现明显，如里急后重，泻下不爽，有黏液等，古称"滞下"。治以通下祛邪，行气导滞。方中当归、杏仁、郁李仁、枳实、槟榔通下祛邪，行气导滞。其中杏仁用量大，以疏利开达、破壅降逆，对痢之积滞而里急后重者有显效，这是先生经常推崇的经验。白芍柔肝缓急；桔梗开宣肺气，祛痰排脓，《药性论》言其"治下痢，破血，去积气，消积聚，痰涎，主肺热气促嗽逆，除腹中冷痛，主中恶及小儿惊痫"；防风祛风止泻；艾叶温经散寒。三诊里急后重未除，表明积滞未消，故治以清肠止痢，即先生所云"清其肠，消其炎"。方用白头翁汤化裁。白头翁汤出自《伤寒论》，仲景用以治疗"热利下重"，即热性痢疾。本案用白头翁汤清热解毒，凉血止痢；苦参、樗白皮清热燥湿，涩肠止痢，《药性论》谓其

"治赤白痢,肠滑,痔疾泻血不住";苦参清热燥湿;金银花、败酱草、马齿苋清热解毒;白芍柔肝缓急;粉甘草调和诸药。诸药合用,能清热燥湿,凉肝解毒。

案2 痢疾初起兼表证

余男

痢症初起,先当荡涤,有表证者,当并及之。

粉葛根9克　青防风9克　杭白芍9克　薤白头12克　生熟锦纹各6克　桔梗9克　槟榔9克　杏仁15克　荠菜花12克　香连丸4.5克(分2次吞)

二诊:通之,痢之次数减少。腹仍痛,痛则欲泄,泄不爽。

熟锦纹9克　炒枳实9克　北秦皮9克　白槿花12克　白鸡冠花12克　当归9克　川楝子9克　戊己丸3克(分2次吞)

三诊:腹痛减轻,便亦见爽,仍守原意出入。

熟锦纹9克　北秦皮9克　白槿花9克　白芍9克　香连丸3克(分2次吞)炒谷麦芽各12克

【赏析】

患者痢疾初起,并见表证,当见腹痛,里急后重,泻下黏液,发热恶寒,头痛等。故治宜清热祛湿,荡涤积滞,兼以解表。正如《寿世保元·痢疾》所云:"凡痢初患,元气未虚,必须下之,下后未愈,随症调之。痢稍久者,不可下,胃气败也。痢多属热,亦有虚与寒者,虚者宜补,寒者宜温。年老及虚弱人,不宜下,大便了而不了者,血虚也,数至圊而不便者,气虚也。"痢疾初起,正气不虚,下法为治疗急性痢疾的常用之法,此古人所云"通因通用"之法。方中葛根升清止利,兼以解表;防风解表祛风止利;生熟大黄、槟榔荡涤积滞,清热除湿;白芍柔肝缓急;薤白通阳行气除滞;桔梗排脓止痢;杏仁疏利开达,破壅降逆;荠菜花清热解毒,凉血止血,擅长治痢疾、崩漏。加服香连丸清热止痢。二诊经过通下之后,痢疾腹泻次数减少,但依然腹痛，痛即欲泻，泻下不爽。故治宜清热止痢，荡涤积滞，行气缓急。方中熟大黄、枳实清热泻下除滞；秦皮、白槿花清热燥湿、凉血解毒；川楝子行气止痛；当归除滞止痛；白鸡冠花凉血止血，止带止痢，《本草纲目》言其"治痔漏下血，赤白下痢，崩中，赤白带下，分赤白用"，为治疗痢疾的常用药物之一；戊己丸出自《太平惠民和剂局方》，由黄连、吴茱萸、白芍组成，能疏肝理脾止痛。三诊腹痛减轻，大便亦见爽利，仍循前法，以善其后。方用熟大黄通下除滞；秦皮、白槿花清热燥湿，凉血解毒；白芍柔肝缓急；香连丸清热止痢；炒谷麦芽消食和胃。从治疗经过来看，章公以通下除滞之法贯穿始终，根据病情的轻重缓急而进退用药；另外腹痛在本案较为明显，章公用白芍柔肝缓急以止腹痛，效果明显。

案3　湿热内蕴，腐秽积于肠道

张男

排便是白冻，次数频繁，临圊先腹痛而努责。昨夜壮热如焚。无论其为肠炎抑为痢，总当迅速排去肠内容物。

郁李仁15克　杏仁泥24克　海南片9克　杭白芍9克　防风9克　羌活6克　薤白头12克　小青皮6克　延胡索12克　山楂肉15克　地枯萝12克

二诊：畅下后，第二步治法，唯单宁与炭类善其后。

乌梅4.5克　山楂炭12克　六神曲9克　枳实炭9克　百草霜12克　石榴皮9克　生艾叶4.5克　藕节5只　谷麦芽各9克

【赏析】

患者腹泻频繁，且为白冻，临厕时先腹痛后努责，此里急后重也。夜晚又见壮热如焚，乃内有积滞壅遏较甚，当急以排除肠道积滞为要，即先生所云"无论其为肠炎抑为痢，总当迅速排去肠内容物"。治以润下清肠，除滞消积，行气止痛。方中郁李仁、杏仁润下清肠除滞止痛，槟榔、薤白、青皮、延胡索行气除滞止痛，芍药缓急止痛，防风、羌活祛风止痢，山楂肉行滞，地枯萝即莱菔的根之老而枯者，能利水消肿，主治腹泻、痢疾等。二诊经过畅下后，予以含单宁的收涩药及炒炭药善后。治以涩肠止痢。方中乌梅酸收止痢，石榴皮、艾叶、藕节等单宁酸类药，涩肠止痢，以保护肠道黏膜；用百草霜、山楂炭、枳实炭等炭剂，吸收肠内的毒素；六神曲、谷麦芽消食和胃。而三诊来时，便泄已止。预后注意调摄，清淡饮食为宜，并注意饮食卫生，重在预防。

案4 湿热内蕴，气滞不通

朱男

排便有白黏液，里急而后重不爽，其次数暮甚于昼。无论其为肠炎或痢，先当荡涤之。

熟锦纹9克　杏仁泥15克　生枳实9克　全瓜蒌12克　杭白芍9克　苦参片9克　六神曲9克　山楂炭12克　粉甘草3克　陈红茶9克

二诊：药后，大便次数反少，或者锦纹、红茶含有多量单宁之故。排便纯白者，今转为赤。凡赤，总是黏膜出血。

郁李仁15克（打）　熟锦纹9克　白芍12克　荠菜花12克　秦皮9克　川黄柏9克　败酱草12克　粉甘草3克　飞滑石12克（包）　香连丸4.5克（分2次吞）　白槿花15克

三诊：便溏而爽，日一二次，色亦转黄，予香连丸、保和丸以巩固之。

【赏析】

患者排便有白色黏液，里急后重，便后不爽，腹泻晚上次数多于白天。治疗仍当荡涤肠中积滞，无论是肠炎或是痢疾。方中熟大黄、枳实荡涤积滞，清热除湿；杏仁润下清肠除滞；白芍柔肝缓急；苦参清热燥湿；全瓜蒌润肠散结宽中；六神曲消食健胃；山楂炭消滞，并能吸附肠内的毒素；陈红茶祛湿收敛。二诊患者大便次数减少，章公考虑可能是大黄、红茶含有丹宁之故，现排便由白转赤，多是肠道黏膜出血所致。故治以清热化湿，通便除滞，解毒止血。方中熟大黄荡涤积滞，清热除湿；郁李仁润下清肠除滞；白芍柔肝缓急；秦皮、黄柏、败酱草清热燥湿解毒；滑石清热利湿；荠菜花、白槿花清热凉血止血；香连丸清热止痢；粉甘草调和诸药。三诊便溏而爽利，无里急后重，大便由赤转黄，以清热止痢，消食导滞善后，用香连丸、保和丸巩固之，丸者缓也，以收全功。

案 5　湿热内蕴，腐秽积于肠道

任女

数欲圊而便不爽，未痢之先腹中痛，苔垢腻，可知内有所积。

熟锦纹 4.5 克　薤白头 9 克　杭白芍 9 克　江枳实 9 克　苦桔梗 4.5 克　花槟榔 9 克　莱菔子 9 克　焦六曲 9 克　焦麦芽 9 克

另：山楂炭 9 克，研细末，每服 3 克，1 日 3 次。

二诊：痢之次数已减，腹痛后重亦瘥；其便仍赤而粘，不可再攻。

北秦皮 9 克　地榆炭 9 克　川黄柏 4.5 克　马齿苋 12 克　白槿花 12 克　石榴皮 9 克　陈红茶 9 克　山楂炭 12 克　香连丸 4.5 克

【赏析】

患者数次临厕而大便不爽，未排便之前先有腹中痛，便赤而黏，其舌苔垢腻，章公断其"内有所积"。治以清热通下，行气导滞。方中熟大黄、枳实、槟榔攻下祛邪导滞，白芍柔肝缓急，薤白通阳滑利以除后重，《伤寒论》四逆散证见泄利下重者用薤白，《本草求真》言此药"薤，味辛则散，散则能使在上寒滞立消；味苦则降，降则能使在下寒滞立下；气温则散，散则能使在中寒滞立除；体滑则通，通则能使久痼寒滞立解。是以下痢可除，瘀血可散，喘急可止，水肿可敷，胸痹刺痛可愈，胎产可治，汤火及中恶卒死可救，实通气、滑窍、助阳佳品也"。桔梗祛痰排脓，并可载药上行，金元医家称其为诸药舟楫。程门雪亦谓"桔梗、枳壳调上、中焦之气，为治痢要法之一"。莱菔子、焦六曲、焦麦芽、山楂炭消导积滞，此外山楂炭为炭药，吞服可吸附肠道有害物质，促进机体恢复。二诊腹泻次数减少，腹痛亦除，然便赤而黏。治以清热燥湿，解毒止痢。方中秦皮、黄柏清热燥湿；马齿苋、白槿花、地榆炭清热凉血止血；地榆炭、石榴皮、陈红茶、山楂炭既可酸涩止利，又可吸附肠道毒素；香连丸清利湿热，理气导滞。积滞在肠，邪不去而正不安，故章公予祛邪导滞，使邪有出路，则腹痛、后重诸症可除。然攻邪不可久持，故仍用治痢之常法，针对病因治疗。该案体现了章公不拘一格的辨治思路，值得后辈效法。

案6　湿热内蕴，气血腐败，气机阻滞

瞿男

临圊努责，在仲景称为后重，用苦寒以坚之。苦寒以坚之者，消炎之意也。参以金元用归芍和之之法，其力更宏。

黄柏炭6克　北秦皮12克　全当归9克　苦桔梗6克　香连丸3克　白槿花15克　山楂炭12克　杭白芍12克　焦六曲12克

二诊：后重十去八九，痢至尾声时，其便色青，消化功能尚未恢复。当以古人所称之和脾善后。

焦六曲6克　白术9克　太子参9克　炒麦芽6克　橘皮6克　清炙草2.4克　炒米仁15克　玄参9克　炒扁豆衣9克　煨益智6克　木香2.4克

【赏析】

患者临厕努责，即所谓后重，以苦寒坚之，如仲景治"热利下重"之白头翁汤。章公在苦寒燥湿基础上，参以金元用归芍和之之法治疗痢疾后重，则效果更佳。金元医家张洁古治疗赤白痢疾之芍药汤（芍药、当归、黄连、肉桂、槟榔、木香、炙甘草、大黄、黄芩）清热燥湿，调气和血，方中芍药、当归取养血活血，调和之意。故本案治以清热燥湿，调和导滞。方取白头翁汤合芍药汤化裁。方中黄柏炭、秦皮清热燥湿；当归、白芍养血活血；桔梗祛痰排脓；白槿花清热凉血止血；香连丸清利湿热，理气导滞；山楂炭、焦

六曲消导积滞；另方中炭药亦可吸附肠道毒素。二诊患者后重几近消失，痢疾已至尾声，因其发病期间，胃纳亦差，故和脾调胃以善其后。方用香砂六君子汤化裁。方中白术、太子参、苡仁、炙甘草健脾益气；益智仁温脾暖肾；陈皮、焦六曲、炒麦芽消食和胃；玄参清热凉血滋阴；扁豆衣化湿和中；木香行气止痛，调中导滞。前后施治，井然有序，善后调摄，亦水到渠成。

案7 孕妇身患痢疾

吴女

排便努责不爽，次数频，圊与否皆腹痛，重身不可猛攻。

郁李仁 9 克（打）　熟锦纹 9 克　生枳实 9 克　花槟榔 9 克　白槿花 12 克　薤白头 12 克　杭白芍 9 克　桑寄生 12 克　粉甘草 4.5 克　炒枯赤砂糖 12 克

二诊：少腹剧痛，排便纯是白黏液，临圊努责甚久，怀子 3 个月余，猛攻虑其伤胎。

杭白芍 15 克　白槿花 15 克　白头翁 15 克　北秦皮 12 克　桔梗 9 克　杏仁 30 克 全瓜蒌 12 克　细青皮 9 克　广木香 3 克　油当归 12 克　甘草 4.5 克　炒枯赤砂糖 12 克

三诊：腹痛已不如昨日之酸楚不可耐，但仍有白黏液，不爽。

白头翁 15 克　白槿花 12 克　北秦皮 9 克　荠菜花 12 克　苦参片 9 克　银花炭 12 克　桔梗 9 克　杭白芍 15 克　川楝子 9 克　粉甘草 6 克　杏仁泥 15 克

四诊：腹痛减轻，便亦畅爽，略带黏液。前方加减可矣。

白头翁 12 克　白槿花 12 克　银花炭 12 克　苦参片 9 克　秦皮 9 克　白芍 12 克　神曲 9 克　粉甘草 3 克

【赏析】

患者身为孕妇而患痢疾，此本案特殊之处。初诊症见排便努责不爽，次数较多，且临厕与否均见腹痛。治以通下除滞，行气补中。方中熟大黄、枳实、槟榔清肠除滞；郁李仁润肠通下；薤白通阳滑利以除后重；白芍柔肝缓急；白槿花清热化湿，凉血止血；桑寄生补肝肾治痢，补气温中。《滇南本草》谓其"生槐树者，主治大肠下血、肠风带血、痔漏"，《玉楸药解》明言其治痢疾。炒枯赤砂糖，补脾缓肝，补中涩肠。《本草纲目》言其"和中助脾，缓肝气"。二诊患者少腹剧痛，排便为白色黏液，临圊努责甚久，怀子3月余，不可猛攻。故治以清热燥湿，润肠通滞。方中重用杏仁，配合当归、全瓜蒌润肠通滞；白芍柔肝缓急；白头翁、白槿花、秦皮清热燥湿；桔梗排脓；青皮、木香行气除滞；甘草调和诸药；炒枯赤砂糖补中涩肠。三诊时患者腹痛减轻，大便仍有白色黏液，便后不爽。仍治以清热燥湿，行气除滞。除使用前方白头翁、白槿花、秦皮、桔梗、白芍、甘草、杏仁外，用荠菜花清热凉血止痢；苦参清热燥湿；金银花炭清热解毒，且炭药可吸附肠中毒素。四诊病情大为缓解，腹痛减轻，便亦爽利，黏液亦少见，故在前方基础稍作调整，加神曲消食和胃。此案反映《素问·六元正纪大论》所谓"有故无殒"之意，章公胆大心细，处方用药丝丝入扣，故母子得以平安。

案8　痢疾早产，产后痢疾不止

蒋女

因痢而早产，产后痢如故，入夜次数尤频。最堪注意者，身热缠绵迄于今。夫热为痢之大忌，何况产后。

白头翁9克（酒洗）　杭白芍9克　全当归12克　五灵脂12克　糖炒山楂12克　北秦皮9克　白槿花15克　姜川连0.9克　炒防风6克　荠菜花炭12克

二诊：药数服后，下痢之有20余行者减其半，呕恶亦止，胃纳稍好。如此总是佳象。凡胎前下痢，产后不止，病延时日久，正气之衰弱不言可知，改拟三奇散。

生黄芪9克　蜜炙防风9克　杭白芍9克　白槿花12克　山楂炭9克　全当归9克　麸炒枳实9克　马齿苋15克　乌梅肉4.5克　伏龙肝30克　炒枯赤砂糖30克

【赏析】

本案亦为特殊之案例。患者因痢疾而早产，产后痢疾如故，夜晚次数较多，身热从发病至今仍缠绵不愈。章公指出"夫热为痢之大忌，何况产后"。因患者体虚，不宜攻下太过。故治以清热燥湿通滞。方以白头翁汤化裁。方中白头翁、黄连、秦皮清热燥湿；当归润肠除滞；白芍柔肝缓急；白槿花、荠菜花炭清热凉血止痢；防风祛风胜湿；山楂除滞；五灵脂活血散瘀止痛。二诊患者服药后，下痢次数减半，呕恶已止，胃纳稍好。因胎前下痢，并迁延至产后，病程日久，自当有正气虚弱。故治以益气养血，清肠除滞，收涩止痢。方用三奇散加味治疗。三奇散出自《六科准绳》，由黄芪、枳壳、防风各等分组成，用于治疗虚痢。《重订通俗伤寒论·夹痢伤寒》，何秀山于按中指出，痢疾"病后后重不除者，三奇散最妙"。方中黄芪、当归、白芍益气养血；防风祛风胜湿升清；枳实、山楂理气行滞，马齿苋、白槿花清热凉血清肠；赤砂糖补中涩肠；乌梅、伏龙肝酸涩止泻。

案9 湿热内蕴，化腐成脓，气机阻滞

钱男

滞下纯赤，一昼夜十数行，终日腹中作痛，临圊不爽利。

熟锦纹9克　海南片6克　郁李仁15克　桔梗9克　白槿花12克　北秦皮9克　败酱草9克　百草霜12克（包）　陈红茶9克　戊己丸6克（分2次吞）　山楂炭12克

二诊：服药后，即吐，其人反觉烦躁不安，痢仍不爽，且有热。

白槿花24克　香连丸6克（分2次吞）　杭白芍12克　熟锦纹9克　杏仁泥30克　小青皮9克　陈红茶9克　青防风9克　百草霜12克（包）

【赏析】

患者痢下纯赤，一昼夜十数行，终日腹痛，临厕不爽利。古人有赤痢为热，白痢为寒之说。但还是应该结合四诊综合判断。此案辨为热痢。治以通下积滞，清热除湿。方中熟大黄、槟榔荡涤积滞，清热除湿；郁李仁润肠通下；秦皮、败酱草、白槿花清热燥湿止痢；桔梗排脓；戊己丸清热止利；百草霜、山楂炭为炭药，吸收肠道毒素；陈红茶含丹宁可涩肠止泻。二诊服药

后即吐，其人烦躁不安，痢下亦不爽，仍责之于热。治以润下导滞，清热利湿。方中重用杏仁破壅降逆，润下除滞；熟大黄导下祛邪；香连丸清热止痢；痛泻要方去白术之壅滞，以青皮易陈皮加强行气除滞之功，用以缓急止泻；并加重白槿花用以清热燥湿止痢；百草霜吸收肠道毒素；陈红茶涩肠止泻。气机通调，肠中积滞得去，则后重自除，邪去肠清，则痢疾自止。

案10　湿热内蕴，热伤血络

孙男

腹痛则欲泻，无后重感，所泻尽是血液，日夜达30余次，曾2次住院急诊无效。

白头翁 18克　北秦皮 30克　川连 3克　黄柏 18克　马齿苋 18克　白槿花 18克
鱼腥草 18克　延胡索 18克　十灰丸 12克（分2次吞）

【原注】此案一药而愈。

【赏析】

患者腹痛即欲泻，所下尽是血液，无后重感，日夜达30余次，曾2次住院无效。此重症病人章公治疗一药而愈，充分说明中医只要辨证精准，一样是可以治疗急危重证的。此案患者当属湿热痢，热象明显，热伤血络，迫血妄行，故所泻尽是血液。故治以清热解毒，燥湿止痢。方用白头翁汤加味。方中重用白头翁清热解毒，凉血止痢，《伤寒蕴要》谓其"热毒下痢紫血鲜血者宜之"，为治疗热毒血痢之要药；重用秦皮清热燥湿收敛，亦善治热痢下血；黄连、黄柏、马齿苋、白槿花清热解毒燥湿；鱼腥草清热解毒，排脓消痈，《本草纲目》谓其"散热毒痈肿"，《滇南本草》言其治"大肠热毒"；因其无后重，故不用一般行气药，只用一味延胡索活血散瘀止痛，针对腹痛。十灰散出自《十药神书》方，方中大蓟、小蓟、荷叶、侧柏叶、白茅根、茜草根、栀子、大黄、牡丹皮、棕榈皮各等分，烧灰存性，吞服。此为止血炭类药，既可直接停留于肠道受损处收敛止血，同时亦可吸附肠道毒素。急重证用重剂取效，故一药而瘥。

案 11   素体不足复感痢疾

陈女

体素不足，而病痢 2 周之久，今腹痛努责，便纯血水，神疲四肢不温，而体力更虚。

血余炭 12 克   阿胶珠 12 克   熟地黄 15 克   仙鹤草 30 克   赤石脂 12 克   炮附块 6 克   炮姜炭 3 克   绿升麻 3 克   粳米 1 撮   乌梅肉 6 克

另：别直参 12 克，黄芪 30 克，煎汤代茶。

【赏析】

本案与孙案泻下纯血迥然不同。本案患者素体不足，病痢已经 2 周，今日腹痛努责，方出现便纯血水。伴见神疲乏力，四肢不温，体力不足。其为一派气血虚弱之象。故临床辨别痢疾泻下纯血，当分清寒热虚实，而不囿于"赤痢为热"之说。治宜益气补血，固涩止痢。方中人参、黄芪煎汤代茶，益气生血固脱；熟地、仙鹤草、阿胶珠滋阴养血止血；乌梅、赤石脂涩肠止泻；升麻升清止泻；粳米和胃补中；附子、炮姜炭温脾暖肾，振奋阳气，另用炮姜炭还可止血。此以正虚为主，邪气并非主要矛盾，故治以扶正兼以祛邪，所谓正胜则邪退，此"治病必求于本"也。

案 12   湿热内蕴，腐秽内积，气机阻滞

欧阳女

热挫，下如故。其便色赤而稀如沫，腹剧痛。

白头翁 12 克   白槿花 9 克   香连丸 4.5 克（分 2 次吞）   桃仁泥 24 克   生枳实 9 克   油当归 15 克   杭白芍 9 克   延胡索 12 克   炒荆防各 4.5 克   生地榆 12 克

二诊：依旧腹中剧痛，痛则冷汗出，临圊努责，而无所下。

熟锦纹 9 克   当归 12 克   炮附子 9 克   生艾叶 6 克   肉桂末 1.2 克（分 2 次吞）   炮

姜炭 4.5 克　薤白头 12 克　延胡索 15 克　制香附 9 克　陈红茶 9 克　糖炒山楂 18 克

三诊：滞下、痛、后重及次数皆差减，其脉虽尚数，有热象，但无须退热。

炮附块 9 克　炮姜炭 6 克　生艾叶 6 克　薤白头 12 克　杏仁泥 24 克　延胡索 12 克　苦桔梗 9 克　海南片 9 克　当归 15 克　乌梅 9 克　神曲 9 克　陈红茶 9 克

四诊：滞下因努责之故，多有胸脘痛者，神经痛也。脉见平，无碍。

炙乌梅 9 克　槟榔 9 克　石榴皮 9 克　川楝子 9 克　延胡索 9 克　山楂肉 15 克　神曲 9 克　当归 12 克　陈红茶 9 克

【赏析】

患者初起见发热，痢下赤色，今热势渐退，痢下如故，便色赤而稀如沫，腹剧痛。章公诊断湿热痢，治以清热燥湿，润下导滞。方中香连丸清热止痢；白槿花、白头翁、生地榆等清热凉血；当归、白芍、桃仁润下和营导滞；延胡索、枳实理气活血止痛；炒荆芥、炒防风则协助地榆以止血，《本草纲目》言荆芥"散风热，清头目，利咽喉，消疮肿。治项强，目中黑花，及生疮，阴颓，吐血，衄血，下血，血痢，崩中，痔漏"，防风可止血，如《太平惠民和剂局方》中槐角丸中防风配槐角、地榆等，治诸痔、脱肛及肠风下血。二诊患者腹中剧痛，痛则冷汗出，临厕努责，而无所下。清热凉血效果不佳，章公改弦易辙，改用温阳散寒止痛法，用附子、肉桂、艾叶、炮姜炭，仅熟大黄一味苦寒攻下之品，当归润肠导滞，薤白、延胡索、制香附行气活血止痛，陈红茶涩肠止泻，糖炒山楂消滞。三诊患者滞下、腹痛、后重及腹泻次数皆减少，其脉虽尚数，有热象，章公认为"无须退热"。仍以温热药治疗。炮附块、炮姜炭、艾叶温阳散寒止痛；薤白、延胡索、槟榔行气导滞止痛；桔梗排脓；杏仁、当归润肠导滞；乌梅、陈红茶涩肠止泻；神曲消食导滞。四诊章公认为滞下因努责之故，其见胸脘痛者，为神经痛，脉象平和，余无碍。故治以涩肠止泻，行气止痛。方用金铃子散加味。方中炙乌梅、石榴皮、陈红茶涩肠止泻；槟榔行气导滞；金铃子散行气活血止痛；山楂肉、神曲消食导滞；当归润下活血。在疾病治疗过程中，虽有热象，但章公并未退热，实抓住疾病主要矛盾，不退热而热自消。

案13 湿热内蕴，热盛阴伤

潘男

泄泻3日，转成赤黏液、腹剧痛外，有高热，其舌光。夫痢之为菌为原虫，在临床颇难鉴别。腹痛者和之，高热者清之，不爽者通之。

北柴胡9克　白头翁12克　金银花15克　马齿苋30克　败酱草15克　黄柏9克　苦参片9克　全当归9克　延胡索12克　桃仁泥24克　炒防风9克　陈红茶9克　香连丸9克（分2次吞）

二诊：痢之次数频繁，外有高热者见挫，舌光红，便色赤，其质黏，腹痛不可按。此方减少其次数，而使其爽利。

白头翁15克　黄柏9克　马齿苋30克　苦参片9克　北秦皮12克　败酱草24克　川雅连1.8克（研末分2次吞）　油当归15克　白芍12克　桃仁30克　陈红茶9克　炒枯赤砂糖9克

三诊：病势已呈尾声，除药调理外，宜慎饮食。

炒白术9克　茯苓9克　桔梗6克　焦神曲9克　焦山楂12克　苡仁9克　陈皮6克　炒谷麦芽各12克

【赏析】

患者腹泻3日，后变为赤色黏液，腹部剧痛，并见高热、舌光。章公予"腹痛者和之，高热者清之，不爽者通之"。治以清热燥湿，润肠导滞。方用白头翁汤化裁。方中柴胡、金银花清热解毒；白头翁、马齿苋、败酱草、黄柏、苦参清热燥湿止痢；当归、桃仁润下通滞止痛；香连丸清热理气止痢，防风升清止痢，陈红茶涩肠止泻。二诊高热渐消，下痢次数频繁，舌光红，便色赤，其质黏，腹痛不可按。故加强清热化湿，通肠止泻之功。方用白头翁汤加味。方中白头翁汤清热燥热解毒止痢；马齿苋、苦参、败酱草清热燥湿解毒；当归、白芍、桃仁润肠通滞止痛；陈红茶涩肠止泻；炒枯赤砂糖补中涩肠。此润涩兼用，为章公治疗痢疾的特色。三诊病势接近尾声，予健脾助运以善其后，并强调饮食调摄。治以健脾和胃，消食导滞。方中白术、茯苓、苡仁健脾利湿；桔梗升提；陈皮理气和胃；焦神曲、焦山楂、炒谷麦芽消导除滞。

案 14　湿热下注，里有积滞，气机壅滞

肖男

便有红白黏液，临圊腹痛后重，予验方通痢散。

炮附子 6 克　杏仁泥 15 克　羌活 6g　生熟锦纹各 4.5g　苍术 9 克　海南片 6 克

粉草 3 克

【赏析】

本案患者症见便有红白黏液，临圊腹痛后重，乃湿热下注，里有积滞，大肠传导失职，气机壅滞所致。治宜寒温并用，荡涤积滞，安中止痛。方用验方通痢散。此方源自《镜花缘》。章公博览群书，虽小说闲章，但有裨于临证参考者，亦乐于一试，以验证其效。《镜花缘》一书载有治水泻赤白痢方（制川乌、生熟大黄、苍术、槟榔、杏仁、羌活、甘草），即先生所云通痢散。章公觉其组方颇为奇特，然甚合理法，妙在寒热并用而收荡涤积垢、导滞止痛之功，经常将其化裁为炮附块（代替川乌）、生熟大黄、槟榔、杏仁、甘草等，并与他药伍用，寒温并用，润涩并举。此案中即以通痢散以附子易乌头，再加槟榔。方中生熟大黄通脐导滞；附子温阳止痛；槟榔行气散结；杏仁导滞润下；苍术燥湿；羌活胜湿止痛；甘草调和诸药。章公常试用于痢疾泄泻初起，其效颇著。

案 15　湿热内蕴，气滞不畅

胡女

下赤白痢，日 10 余行，努责不爽，初起以油类下之。

郁李仁 24 克　杏仁泥 30 克　生枳实 9 克　油当归 9 克　槟榔 9 克　青皮 6 克　延胡索 12 克　川楝子 9 克　白芍 9 克　旋覆花 9 克（包）　粉甘草 3 克　陈红茶 9 克

二诊：药后痛大定，红黏液亦除，但依旧临圊欠爽。

郁李仁 18 克　桔梗 9 克　杏仁泥 24 克　生枳实 9 克　熟大黄 9 克　槟榔 9 克　川楝子 9 克　白芍 9 克　陈红茶 9 克

三诊：大便色已转黄而质鹜溏，临圊见爽，日仅一二行。病十去八九，以下方调之。

白术 9 克　炒枳壳 4.5 克　槟榔 6 克　川楝子 9 克　白芍 9 克　茯苓 9 克　陈皮 6 克　焦六曲 9 克　焦山楂 12 克　陈红茶 12 克

【赏析】

患者下赤白痢，日 10 余行，努责不爽。故治以润肠通下，行气导滞。方中郁李仁、杏仁、当归润下导滞；枳实、槟榔、青皮行气除滞；金铃子散行气活血止痛；白芍柔肝缓急；旋覆花下气通血脉；甘草调和诸药；陈红茶涩肠止泻。二诊腹痛大定，红黏液亦除，仅临厕欠爽利。仍治以润肠通下，行气导滞。方用郁李仁、杏仁润肠导滞；熟大黄、枳实、槟榔通下导滞；桔梗升提；川楝子行气止痛；白芍缓急止痛；陈红茶涩肠止泻。三诊大便已经转黄而溏稀，临厕亦爽利，日仅一二行。病几近痊愈，治以健脾行气导滞善后。方以痛泻要方化裁。方中白术、茯苓健脾利湿；枳壳、槟榔、川楝子行气导滞止痛；陈皮理气和胃；白芍缓急肿痛；焦六曲、焦山楂消食导滞；陈红茶涩肠止泻。

章公治疗痢疾，初起主张攻下积滞，或用生或熟大黄、芒硝等峻下，或用油类药物桃仁、杏仁、郁李仁、当归等缓下，或二者参差用之，视病人体质、病情而采用之。

案 16　脾胃虚寒，复感寒湿

卢男

排便色白而黏，一昼夜十数行，临圊腹痛而有努责意。前人有白痢属寒，用温下者。温者，镇其痛；下者，去其肠所积。

炮附块9克　青防风9克　当归9克　，薤白头12克　炮姜4.5克　白芥子9克　生熟锦纹各4.5克　槟榔9克　黑丑6克　杏仁泥9克　炒枯赤砂糖9克

二诊：药两服，得效者，质之厚而黏者已稀，数之频繁者亦减；其未见验者，腹痛，里急后重。

炮附块9克　延胡索9克　杭白芍9克　杏仁泥18克　生艾叶6克　青防风6克　薤白头12克　川黄柏4.5克　陈红茶9克

另：山楂炭调赤砂糖吞服。

三诊：腹痛、里急后重顿减，病势既好，用药则不改弦更张。

炮附块6克　薤白头9克　生艾叶4.5克　杭白芍9克　黄柏9克　防风6克　杏仁泥12克　山楂炭12克　陈红茶9克

【赏析】

患者排便色白而黏，一昼夜十数行，临厕腹痛而有努责意，此即后重感。章公依据前人白痢属寒用温下法，明确言之："温者，镇其痛；下者，去其肠所积。"具体来说，温脾散寒，通下除滞。方中炮附块、炮姜温阳散寒；当归、杏仁润下导滞；生熟大黄、黑丑泻热通便；薤白、槟榔行气通阳导滞；防风升清止利；白芥子下气宽中；炒枯赤砂糖补中涩肠。二诊药已二服，始见其效，大便质之厚而黏者已稀，次数多亦减少，唯有腹痛，里急后重仍在。故治以温阳止痛，通下导滞。方中炮附块、艾叶温阳止痛；薤白、延胡索行气活血止痛；白芍缓急止痛；防风疏散调外；黄柏清热燥湿；重用杏仁润下导滞；陈红茶收敛涩肠；山楂炭调赤砂糖吞服可导滞并涩肠，吸附肠中毒素。三诊腹痛，里急后重大为减轻，效不更法，继用上药，稍作调整。于上方去赤砂糖、延胡索，因疼痛大为减轻，故去之。

案17　脾胃虚寒，寒湿积滞肠道

杨男

痢下如脓，腹不痛，不后重。往日服乌梅丸有效，今则否，改以温涩。

炮附块9克　熟锦纹9克　杭白芍9克　生艾叶9克　炮姜炭3克　宣木瓜9克 川黄柏4.5克　诃子肉9克　生地榆9克　石榴皮9克　败酱草12克

另：脏连丸6克，早晚分服。

二诊：痢下如脓者，转为泄泻，次数亦大为减少，但完谷不化。前方去 苦寒药。

炮附块9克　肉豆蔻4.5克　煨益智仁9克　炮姜炭4.5克　生苍术6克　云茯 苓12克　诃子肉9克　百草霜9克（包）

【赏析】

本案患者痢下如脓，腹不痛，不后重。曾服乌梅丸有效，今不效。有痢 疾发病史，病势趋于慢性，初用寒温并用、酸涩收敛之丸药不效，改用温涩 之汤药服之。治以温阳散寒，固涩止痢。方用温脾汤化裁。温脾汤出自《备 急千金要方》，由大黄、当归、干姜、附子、人参、芒硝、甘草组成，温补脾 阳，攻下冷积，主治冷积便秘，或久利赤白，腹痛，手足不温，脉沉弦等。 方中炮附块、艾叶、炮姜炭温阳散寒；熟大黄、黄柏清热燥湿通下；木瓜、 白芍柔肝缓急；诃子、石榴皮酸涩止泻；生地榆、败酱草清热凉血止痢；脏 连丸清肠止血。二诊痢下如脓转为泄泻，次数大为减少，但有完谷不化，此 釜中无火，脾肾阳虚所致。故去苦寒药，治以温脾暖肾，涩肠止泻。方中炮 附块、肉豆蔻、煨益智仁、炮姜炭温脾暖肾，振奋阳气；苍术、茯苓健脾燥 湿；诃子肉、百草霜涩肠止泻。

案18　脾胃虚弱，气机阻滞

王男

8年前曾病滞下，从此排便形扁而不爽，疑是斑痕性肠狭窄。今少腹胀 硬，按之剧痛。

海南片9克　生鸡金12克　五灵脂9克（包）　川楝子9克　薤白头12克　莱

菔子12克　小青皮9克　山楂肉12克　谷麦芽各9克

二诊：考其满腹胀硬，按之痛，痛无定所，转矢气则舒。疑其气体蓄积，但气体蓄积之原因亦甚繁。其便色黑而黏，量甚少。

熟锦纹9克　制香附9克　川楝子9克　蓬莪术9克　小青皮9克　薤白头12克　苦参片9克　莱菔子12克　山楂肉15克　谷麦芽各9克

三诊：其痛并不满腹皆然，则病不在腹膜；痛处若重按，亦无所苦，是病灶在肠之实质。其范围：肠溃疡、慢性肠炎居多。

全当归15克　杭白芍9克　熟锦纹9克　桃仁泥24克　薤白头9克　川楝子9克　两头尖9克　皂荚子9克（打）　香橼皮9克　山楂肉9克

四诊：吸气则作咳，是大可玩味。大致腹之胀满，上迫胸膛。

黑白丑各4.5克　郁李仁15克（打）　大戟4.5克　海南片6克　杭白芍9克　晚蚕沙12克（包）　葶苈子9克　麦芽9克　糖炒山楂12克　大枣5枚

五诊：其主症，一则心下痞闷，一则少腹胀满如石，按之有痛处。叠用通便、破气，痞闷略失，胀满大减，而痛亦稍止。吾人据此经验，病者如便不爽利，以致腹壁紧张，按之硬者，十之六七是慢性阿米巴痢，而破气药多寓有杀虫之意。

海南片12克　黑白丑各6克　十枣丸3克（分2次吞）　续随子6克　皂荚子9克　台乌药9克　小青皮6克　川楝子9克　山楂肉18克

六诊：叠用猛攻，少腹胀硬者十去其七，其痛亦除。验便有阿米巴痢疾原虫，然则下者亦驱虫之一法。自觉消化力迟钝，再拟消补兼施之法。

炮附子4.5克　生白术9克　淮山药9克　十枣丸3.6克（分2次吞）　云苓9克　潞党参9克　炮姜炭4.5克　鸡内金9克　谷麦芽各9克

【赏析】

患者既往8年前有痢疾病史，现排便形扁而不爽，章公怀疑是斑痕性肠狭窄。现少腹胀硬，按之剧痛。治以行气导滞，消食止痛。方中槟榔、川楝子、莱菔子、青皮、薤白行气导滞止痛；五灵脂活血散瘀止痛；鸡内金、山楂肉、谷麦芽消食导滞。二诊患者满腹胀硬，按之痛，痛无定所，转矢气则舒。大便色黑而黏，量甚少。治以通下导滞，行气止痛。方用熟大黄通下导滞；香附、川楝子、青皮、薤白、莱菔子行气导滞止痛；莪术破血行气止痛，亦能破积消坚；苦参清热燥湿杀虫；莱菔子、山楂肉、谷麦芽消食导滞。三诊时患者腹痛并不满腹皆然，痛处重按，亦无所苦，章公据此将疾病范围缩小为肠溃疡或慢性肠炎。治以润肠通下，行气导滞。方中当归、桃仁润肠活血导滞；白芍缓急止痛；熟大黄通下导滞；薤白、川楝子行气导滞止痛；皂荚子富含油脂，善于走滑，导气下行，并能和血润肠，杀虫散结；香橼皮舒肝理气，宽中化痰；两头尖（陶弘景语，即牡鼠粪），导浊行滞，清热通瘀；山楂肉消食导滞。四诊吸气则作咳，源自腹之胀满，上迫胸膛所致。治以峻下攻积，下气逐饮。方中黑白丑泻水通便，消痰涤饮，杀虫攻积；大戟泄水逐饮，通利二便；葶苈子，《本经》谓其"主癥瘕积聚结气，饮食寒热，破坚逐邪，通利水道"，故不仅长于泻肺利水，且有消食散满，导滞宽中之功；槟榔杀虫破积，降气行滞，行水化湿；郁李仁润肠通下；白芍敛阴和营，缓急止痛；蚕沙祛风燥湿、清热活血；麦芽、糖炒山楂消食导滞；大枣调中补脾，防二丑、大戟、葶苈子攻伐太过。五诊患者其主症为心下痞闷，少腹胀满如石，按之有痛处。经过一系列通便、破气后，患者痞闷稍微减轻，胀满大减，而痛亦稍止。章公根据临床经验，认为"病者如便不爽利，以致腹壁紧张，按之硬者，十之六七是慢性阿米巴痢"，用"破气药多寓有杀虫之意"。治以峻下攻积，破气导滞。方中黑白丑、十枣丸（甘遂、大戟、芫花、枣肉）峻下攻积；续随子峻下逐水，通利二便；槟榔、乌药、青皮、川楝子破气导滞杀虫；皂荚子导气下行，杀虫散结；山楂肉消积行瘀化滞。六诊患者叠用猛攻，少腹胀硬十去其七，腹痛亦除。查大便发现阿米巴痢疾原虫，亦验证章公之前断言，为慢性阿米巴痢疾。章公并提出"下者亦为驱虫之一法"，诚为多年临床经验之所得。患者自觉消化力迟钝，故治以消补兼施之法。方用四君子汤化裁，配合服用十枣丸。方中白术、茯苓、党参、山药健脾益气；炮附子、炮姜炭温脾暖肾，振奋阳气；十枣丸峻下攻积；鸡内金、谷麦芽消食导滞。患者前期屡用攻伐，当体质尚壮实，若体质虚弱之人，则不可纯用攻伐，或先扶正后攻邪，或取攻补兼施之法，方不至于犯虚虚之诫。

案 19　脾肾阳虚，肠中积滞

马男

病白痢两月于兹，日行七八次，甚则 10 余次，其质黏，腹不痛而不能自约，有时溲亦欲后。

炮附块 6 克　罂粟壳 9 克　炮姜炭 6 克　熟锦纹 9 克　海南片 9 克　乌梅 4.5 克　石榴皮 9 克　全当归 9 克　薤白头 9 克　川楝子 9 克　脏连丸 9 克（分 2 次吞）

二诊：药三服，滞下次数减其半，其质亦不如往日之纯如白冻，但溏而黑，尚未得正常之便，依然不能自约。

炮附块 9 克　白槿花 9 克　海南片 9 克　罂粟壳 15 克　石榴皮 12 克　川楝子 9 克　脏连丸 9 克（分 2 次吞）　升麻 4.5 克　生艾叶 9 克　车前子 15 克（包）　木瓜 9 克

三诊：滞下 2 个月之久，肠功能未有不伤者，故临圊不能自约而完谷不化。古人于此，多用温脾、附子理中加连。加连者，苦以坚之也。

炮附块 12 克　焦白术 15 克　炮姜炭 9 克　潞党参 9 克　川雅连 1.8 克（研末分 2 次吞）　粉甘草 3 克

另：乌梅丸早晚各服 6 克。

四诊：二便不能自约，如不痛者，皆是虚证。其下迄今两月有半，仍有白冻，慢性痢之征兆也。

炮附块 6 克　诃子肉 9 克　升麻 4.5 克　炮姜炭 4.5 克　土炒党参 9 克　乌梅 6 克　生艾叶 6 克　石榴皮 9 克　威喜丸 12 克

五诊：经治，痢之日十余行者，今已三四行，虽白冻未除，亦稍能见粪。凡痢见粪则愈，而慢性原虫痢则否，古籍有休息之说，溲则便不能自约。

炮附块 9 克　生艾叶 9 克　罂粟壳 12 克　诃子肉 3 克　乌梅肉 9 克　苦桔梗 4.5 克　苦参片 9 克　石榴皮 6 克　陈红茶 9 克

另：早服补中益气丸9克，晚服千金驻车丸9克。

【赏析】

患者病白痢两月，日行七八次，甚则十余次，其质黏，腹不痛而大便不能自约，有时小便后亦欲大便。此痢泻日久，正气不足，脾肾阳虚，肠中有积滞。治以温阳通下，固涩止痢。方中炮附块、炮姜炭温脾暖肾，振奋阳气；大黄制熟后，性味俱减，昔贤称其"仅能缓以润肠"，不致急下伤正，故用熟大黄缓下导滞；当归润下活血导滞；罂粟壳、乌梅、石榴皮涩肠止痢；槟榔、薤白、川楝子行气导滞；另服脏连丸清肠燥湿。二诊时患者经药三服，滞下次数减其半，其质亦不如往日之纯如白冻，但溏而黑，尚未得正常之便，依然大便不能自约。仍依前法，佐以升清祛湿。方中炮附块、艾叶温脾暖肾，振奋阳气；白槿花清热凉血；槟榔、川楝子行气导滞；罂粟壳、石榴皮涩肠止痢；脏连丸清热燥湿；升麻升举阳气；车前子渗湿止泻，通利小便；木瓜和胃化湿。三诊患者临厕大便不能自约，完谷不化，此与病程日久有关。治以温脾补中，少佐苦寒以坚阴。方用附子理中汤加黄连，另配合服用乌梅丸。方中附子理中汤温脾暖肾，振奋阳气，使得中焦健运，饮食物得以消化。乌梅丸用以治疗久利。四诊时患者二便不能自约，且无痛感，非火热等所致实证，皆为虚证。发病并服药至此已经有两个半月，大便仍有白冻，章公认为此为"慢性痢之朕兆也"。治以温脾暖肾，固涩止泻，兼以杀虫。方中炮附块、炮姜炭、党参、艾叶温脾暖肾；诃子、乌梅、石榴皮涩肠止泻；升麻升举阳气；威喜丸出自《太平惠民和剂局方》，由黄蜡、白茯苓等分组成，具有调理阴阳、固虚降浊之功。五诊患者痢由日十余行者，减至今之三四行，虽白冻未除，亦稍能见粪。章公认为"凡痢见粪则愈"，此案为慢性痢疾之休息痢。此时唯有小便时大便不能自约。治以温阳益气，涩肠止泻。方中炮附块、艾叶温脾暖肾，振奋阳气；罂粟壳、诃子、乌梅、石榴皮、陈红茶涩肠止泻；苦参燥湿；桔梗升提。另服补中益气丸（黄芪、党参、炙甘草、白术、当归、升麻、柴胡、陈皮、生姜、大枣）补中益气，升阳举陷；《千金》驻车丸由阿胶、黄连（炒黑）、当归、干姜组成，滋阴养血止血，调和阴阳，可用于休息痢的治疗。

章公治疗痢疾深合叶天士"治痢大法，不过通塞二义"之意。且治疗痢疾过程中强调杀虫的重要性。王案中有"破气药多寓有杀虫之意"一语，又曾言"古籍所谓肠风下痢，多属阿米巴痢。仲景乌梅丸，《千金》驻车丸，皆为杀虫作用"，"凡便血而有后重感者，除出血性大肠炎外，多是慢性痢疾，止血无效，当先杀虫"。

案 20　脾肾阳虚，运化失常

钱男

滞下 3 个月之久，其腹痛逐渐消失，魄门胀急不舒，食物难消，而精神困顿。

附块 15 克　熟锦纹 24 克　苦桔梗 12 克　乌梅 15 克　槟榔 12 克　禹余粮 24 克　罂粟壳 15 克　薤白头 15 克　石榴皮 24 克　川连 9 克　诃子肉 15 克　苦参片 15 克　川楝子 15 克　黑丑 15 克

共研细末，蜜泛为丸，如桐子大，每服 20 粒。

二诊：服丸剂，胀几减除其半。上见呕哕，下则腹胀，气体也。

薤白头 9 克　蓬莪术 9 克　晚蚕沙 9 克（包）　尖槟榔 6 克　炮姜炭 4.5 克　莱菔子 9 克　神曲 9 克　山楂炭 12 克

另：韭菜根炒猪肝食。

【赏析】

患者患滞下 3 个月之久，此病程较长，现腹痛逐渐消失，以肛门胀急不舒，食物难以消化为主症，且精神困顿。治以温涩通下，燥湿行滞。方中附块温脾暖肾，振奋阳气；熟大黄、黑丑通下导滞；桔梗升提；乌梅、禹余粮、罂粟壳、石榴皮、诃子酸涩止泻；黄连、苦参清热燥湿杀虫；槟榔、薤白、川楝子行气活血导滞。患者病程已久，病势已缓，正气已虚，故章公改汤为丸药服用，以图缓效。二诊时患者肛门胀急消失大半，上见呕哕，下则腹胀，乃为胃气不降，气机不畅所致。治以行气燥湿，消食和胃，另外辅以食疗。方中薤白、莪术、槟榔、莱菔子破气除滞；蚕沙祛风燥湿，清热活血；炮姜炭温中和胃；神曲、山楂炭消食导滞；另外炭类药可吸附肠道气体以消胀。食疗辅以韭菜根炒猪肝，韭菜根为振奋性强壮药，有健胃、提神、温暖作用，适用于阳虚体弱者；猪肝能补肝明目，养血，适合气血虚弱，面色萎黄者，两物合用对于久痢体虚者十分适用，只是每次食入量不宜多，以免造成消化不良。

案21　痢疾日久，猝感外邪

王男

越数日，排便如脓状而腹痛，迄今已年余，往日发作无表症，今寒热交作，此卒疾也。

青防风9克　荆芥6克　羌独活各4.5克　柴胡9克　生枳实9克　桔梗6克 当归9克　白芍9克　大川芎6克　乌梅丸9克　炒枯赤砂糖9克（分2次冲）

另：苦参子用桂圆肉包吞，每次7～10粒，日2次。

二诊：腹痛剧，外邪罢，下亦频，而其脓如故。

油当归9克　炮附块9克　薤白头12克　苦参9克　川楝子9克　延胡索12克 桔梗9克　熟锦纹9克　杏仁泥18克　青防风9克　甘草3克

三诊：下如纯脓，将圊，腹部绞痛不可耐，1周时十数行。

炮附片9克　当归12克　海南片9克　白头翁9克　黄柏6克　白芍9克　炮姜炭6克　延胡索9克　薤白头12克　杏仁泥24克　陈红茶6克　石榴皮9克　炒枯赤砂糖9克（分2次冲）

四诊：脓除，而腹之绞痛、临圊努责者亦罢。夫休息痢，原作辍无常，此不能决其根株。

薤白头15克　槟榔12克　生枳实9克　苦参片9克　制黑丑6克　石榴皮9克 白芍9克　苦桔梗6克　炮姜炭4.5克　炒枯赤砂糖9克（分2次冲）

【赏析】

患者病经数日，排便如脓状，并见腹痛，病情持续1年余。往日发作无表证，但此次发病见寒热交作，此卒疾也，也就是痢疾兼表证。治以疏风解表，疏肝缓急，涩肠止泻。方用四逆散化裁，配合乌梅丸内服，并加桂圆肉包苦参子（即鸦胆子）吞服。方中防风、荆芥、羌独活能祛风除湿退热；柴胡一可退热，二可疏肝解郁；川芎行气止痛；白芍柔肝缓急；枳实破气除滞；桔梗升提并排脓；乌梅丸涩肠止泻；炒枯赤砂糖补中涩肠；鸦胆子，味苦，性寒，有小毒，功能清热解毒止痢，为治疗阿米巴痢疾之要药，因对胃肠有较强刺激性，多包裹服用。二诊时表证已罢，见腹痛，痢下亦频，其脓如故。故治以通下导滞，行气止痛。方中当归、杏仁润肠导滞；熟大黄缓下导滞；炮附块温阳振奋；薤白下气通阳散结以除后重；金铃子散行气活血止痛；桔梗升提并排脓；苦参清热燥湿；防风祛风胜湿；甘草调和诸药。三诊泻下纯为脓液，临厕时腹部绞痛不可耐，一整天腹泻十余次。治用通下导滞，涩肠止泻。方中炮附片、炮姜炭温阳振奋止痛；当归、杏仁润肠导滞；白头翁、黄柏清热燥湿止痢；槟榔、延胡索、薤白行气导滞止痛；白芍缓急止痛；陈红茶、石榴皮涩肠止泻；炒枯赤砂糖补中涩肠。四诊便脓已消失，腹之绞痛，临厕努责者亦停止。章公辨此案为休息痢，虽病情暂时稳定，但不能掉以轻心，需随时观察，恐有死灰复燃的情况发生。治以行气导滞，涩肠止泻。方中薤白、槟榔、枳实行气导滞；苦参清热燥湿；制黑丑泻下攻积；石榴皮涩肠止泻；白芍柔肝缓急；桔梗升提；炮姜炭温中和胃；炒枯赤砂糖补中涩肠。章公治疗痢疾兼表证，仍遵循表里先后缓急之治则治法，先予表里同治，表证罢方纯治里。前后四诊，病情渐趋稳定，亦说明慢性痢疾之难治。

案22　痢疾复发，气滞不畅

胡男

1周时，便仅四五行，此大佳事。少腹作胀，此因未服炭类，气体无由排泄。

炮附块9克　乌梅4.5克　罂粟壳15克　诃子肉9克　川楝子9克　苦参片9克　败酱草15克　槟榔9克　生地榆12克　当归12克　威喜丸12克（吞）

二诊：便之次数又增加，但临圊不如往日之艰难，绞痛，排泄物纯是白黏液。

炮附块9克　生艾叶4.5克　炙乌梅4.5克　诃子肉9克　石榴皮9克　罂粟壳15克　延胡索9克　苦参片9克　陈红茶9克　威喜丸12克　当归9克　炒枯赤砂糖12克（分2次冲）

三诊：进温涩药，排便反爽，可见痢症用攻法，不可一成不变。

罂粟壳15克　全当归9克　延胡索9克　禹余粮24克　炙乌梅4.5克　诃子肉6克　生艾叶6克　石榴皮9克　脏连丸6克（分2次服）

四诊：病痢1个月之久，而今已能见粪，病势渐入坦途。

全当归9克　海南片9克　炙乌梅4.5克　生地榆9克　熟锦纹9克　川楝子9克　罂粟壳12克　戊己丸6克（吞）　柿饼霜12克（分2次入）

五诊：改方：熟锦纹6克，加白槿花15克，杭白芍6克。

六诊：后重腹痛，十去其八，已能见黄粪，但赤黏液不除。

炙乌梅4.5克　白槿花18克　黄柏9克　秦皮9克　滑石15克（包）　生地榆12克　槐花9克　石榴皮9克　百草霜12克（包）

七诊：病势虽成尾声，而终未根治，以现代观点，亦原虫未尽也。

海南片9克　乌梅4.5克　白槿花15克　北秦皮9克　制黑丑6克　川楝子9克　薤白头12克　生地榆12克　艾叶4.5克　石榴皮9克

【赏析】

此案观来，似为既往经过治疗之患者，辨病当为阿米巴痢疾。患者大便一日四五行，少腹胀满。治以温涩止泻，行气除滞。方中炮附块温阳振奋；乌梅、地榆、罂粟壳、诃子清热酸涩止泻；川楝子、槟榔行气活血止痛；苦参、败酱草清热解毒，燥湿杀虫；当归润下活血除滞；威喜丸调理阴阳，固虚降浊。二诊大便次数增加，但临厕不如往日艰难，腹部绞痛，泻下为白色黏液。治亦温涩止泻，行气止痛。方中炮附块、艾叶温阳振奋；乌梅、诃子、石榴皮、罂粟壳、陈红茶涩肠止泻；延胡索行气活血止痛；苦参燥湿杀虫；威喜丸调理阴阳，固虚降浊；当归润下除滞；炒枯赤砂糖补中涩肠。三诊时排便反而爽利，说明进温涩药有效，故坚持前法，仍以固涩止泻，燥湿行气为法。方中罂粟壳、禹余粮、乌梅、诃子、石榴皮温涩止泻；艾叶散寒止痛；延胡索行气活血止痛；当归润肠导滞；脏连丸清热燥湿止利。四诊时，患者患痢疾1个月之久，终于见到正常粪便。章公有言"凡痢见粪则愈"，而今已能见粪，病势渐入坦途。治以通下导滞，行气止利。方中当归润下导滞；熟大黄缓下除滞；槟榔、川楝子行气活血止痛；乌梅、地榆、罂粟壳、柿饼霜涩肠止利；戊己丸疏肝理脾止痛。五诊患者症状大体不变，故在四诊方药上稍作调整，减少熟大黄剂量，加白槿花清热凉血止利；白芍敛阴和营，缓急止痛。六诊患者后重腹痛，已经十去其八，大为减轻，可以见到明显黄便，但是仍有赤色黏液。治以涩肠止利，清热燥湿。方中乌梅、地榆、石榴皮、百草霜涩肠止泻止血；黄柏、秦皮清热燥湿；滑石清热利湿；槐花凉血止血；白槿花清热凉血止血。七诊患者病势几近尾声，但仍未根治，章公认为此为"原虫未尽"之故。从侧面亦反映阿米巴痢疾确实难治。治以通下导滞，清热燥湿，行气止血。方中槟榔、薤白、川楝子行气导滞；乌梅、地榆、石榴皮涩肠止泻；秦皮清热燥湿；黑丑攻下积滞；艾叶温阳散寒；白槿花清热凉血止血。

案23　素体有寒，气滞不通

贾女

腹隐痛，间日一更衣，或日行数次。将圊，腹更痛，圊后则痛止，其便爽利。平素稍进冷食，则脘腹皆痛。盖往者属寒，今者属气。

薤白头12克　橘青皮各6克　晚蚕沙9克（包）　制香附9克　延胡索9克
焦枳实9克　神曲9克　肉豆蔻9克　焦麦芽12克　艾叶6克　炮附片9克

二诊：临圊少腹坠痛不可耐，圊后痛大定，但亦隐隐然不舒，一日便下四五行而溏，是肠病也。

熟绵纹9克　海南片9克　制香附6克　生枳实9克　薤白头12克　五灵脂9克　炮姜炭6克　制黑丑6克

三诊：攻之，腹痛大减，便亦调整。经过期不至，腰痛。

熟锦纹、当归、杭白芍、五灵脂（包）各9克　炮姜炭4.5克　桃仁9克　炒蒲黄9克（包）　海南片9克　薤白头12克　炒丹皮9克　延胡索9克　大川芎6克

【赏析】

患者腹部隐痛，隔日一次大便，或一日数次大便。临厕时腹痛加剧，大便后腹痛停止，排便爽利。平素稍进冷食，则脘腹皆痛。患者素体有寒，今腹痛为气滞不通之故。故章公云"盖往者属寒，今者属气"。治以温阳散寒，行气止痛。方中薤白、橘皮、陈皮、制香附、延胡索、枳实行气止痛；炮附片、艾叶、肉豆蔻温阳散寒止痛；蚕沙祛风除湿，和胃化浊；神曲、焦麦芽消食和胃导滞。二诊时患者临厕少腹坠痛不可耐，便后腹痛大定，但亦隐隐然不舒，一日便下四五行而溏。章公认为此为肠病。治以通下导滞，行气止痛。方中熟大黄、黑丑通下导滞；槟榔、制香附、枳实、薤白行气止痛；五灵脂活血散瘀止痛；炮姜温中散寒。三诊患者经此攻下后，腹痛大为减轻，便亦几近正常。然出现月经过期不至、腰痛的情况，故治疗重心改为调经，兼以治腹痛。方中熟大黄缓下导滞；当归、桃仁活血祛瘀；白芍敛阴和营，柔肝缓急；失笑散祛瘀止痛；炮姜炭温中散寒；槟榔、薤白、延胡索、川芎行气活血止痛；丹皮活血散瘀。病有轻重缓急，治亦有先后顺序，章公善于抓住疾病主要矛盾，并考虑卒病与痼疾之关系，张弛有度，值得后学效法。

二十一、疟疾

案1　邪伏少阳夹湿

赵男

两次高热，皆有退清时；当热之将作，凛寒而头剧痛。时间虽不规则，颇类是疟。其苔腻，先以柴平汤消息之。

柴胡5克　黄芩9克　党参9克　厚朴3克　姜半夏9克　生苍术5克　陈皮5克　清炙草5克　生姜2片　大枣7枚

【赏析】

本案置于疟疾门下，但是否为疟疾无法肯定。本案自发病起，仅发作两次，且时间并不规则，故章公称为"颇类是疟"，而未作断语，实事求是也。类疟之邪伏于少阳半表半里，出入营卫之间，邪出与卫气相遇，郁遏阳气，致阳气不能外达，则见凛寒（恶寒），继则阳气振奋，与邪相争，正邪剧争，则见高热、头剧痛，而后邪退藏于半表半里，邪正相离，则热势骤退，舌苔腻为疟邪夹湿所致。本案总为邪伏于少阳而夹湿，故治当和解达邪、燥湿化浊，方用柴平汤，即小柴胡汤合平胃散。方中柴胡、黄芩和解少阳半表半里之邪，半夏、生姜降逆和胃，人参、甘草、大枣益气和中补虚，助正以达邪，以上为小柴胡汤组成；厚朴、陈皮、苍术祛湿化浊，合炙甘草、生姜、大枣即为平胃散。两方合用，既可和解达邪，又可祛湿和胃，未知药后如何，此试探法。然小柴胡汤为古人治疗疟疾寒热交作之常用方，想当有一定疗效。唯近现代人用柴胡退热，用量较大，此与章公不同之处。

案2　阳热炽盛，疟邪兼夹暑湿

李女

壮热8日不休，既非回归热，亦非伤寒。据其面容惨淡，实是温疟之类。

桂枝6克　知母12克　常山6克　石膏24克　草果6克　生甘草3克　粳米1杯，雄黄0.6克（研吞）

【赏析】

本案为疟疾之温疟。温疟是素体阳盛，疟邪兼暑内蕴所致。阳盛则热，故本病案见壮热不休；热盛伤气则少气烦冤；热邪伤津，则见口渴饮冷；外邪未解，而邪已入里，热邪炽盛，则见骨节烦疼，苔黄脉洪；本案兼夹湿邪，湿热互恋，则有汗出不畅。辨证为阳热炽盛，疟邪兼夹暑湿，治当清热化湿、和解达邪、祛痰截疟，方用白虎加桂枝汤加味。方中石膏、知母可清泄邪热，桂枝可解表透邪，以上三药配伍为表里双解之法，加常山、草果、雄黄可祛痰截疟，草果又有化湿之功效，粳米益气生津止渴，甘草可调和诸药。该方药证相应，实为治温疟之经典方剂，值得研究学习。

案3 疟邪伏于少阳，正气亏虚

邱男

间日疟最为可疑：寒不战栗，热不得汗，但头痛如劈而已。凡疟不作汗者自较有汗为严重。

柴胡、党参、全当归各9克　煨草果6克　淡黄芩6克　姜半夏9克　马鞭草12克　粉甘草3克　生姜3片　大枣5枚

【赏析】

本案为正疟之不典型者，疟疾发作，往来寒热当见畏寒而战栗，恶寒罢则发热，继则通体灼热而恶热，且头痛面赤、口渴饮冷、心烦，经数小时后，汗出淋漓，随之发热骤退，诸症消失，或稍觉头昏神疲。但本案恶寒时不战栗，有发热却不见汗出，头痛明显。病情虽不典型，但往来寒热却较显著，且有头痛，所以辨为疟疾，且为正疟，其证型为疟邪伏于少阳半表半里，正气略有不足，治当和解少阳，祛邪截疟，兼以补益气血，方用小柴胡汤加味。方中柴胡、黄芩和解少阳以达邪，姜半夏、生姜降逆止呕，由此可见患者可有呕恶，党参、当归可补益不足之气血，草果、马鞭草可以截疟，炙甘草调和诸药。方中马鞭草味苦、辛，性微寒，功能清热解毒，活血通经，利水消肿，截疟。《本草拾遗》谓其能治"久疟"，此亦为民间治疗疟疾的单方之一。章公善于汲取民间用药精华，将其运用到组方当中。马鞭草截疟，单味药可用至30～60克，在发作前3小时煎服。复方当中配合其他治疗疟疾药物如常山、草果等，则疗效更佳。

案4　疟邪未除，正气亏虚

张男

服奎宁不得法，疟型遂乱。其发既不战栗，又不出汗，可知疟原虫虽无分裂能力，但尚未扑灭。面色不华，予补中益气汤加减。

生黄芪9克　潞党参9克　全当归9克　绿升麻2.4克　软柴胡5克　生白术9克　陈皮5克　草果5克　制首乌12克　粉甘草5克

【赏析】

本案为虚疟。虚疟为疟疾之虚者，多为疟疾日久不愈，疟邪盘踞于里，气血耗损所致，也可由服治疟药不得法而伤及机体正气或耗伤气血所致，本案即为后者所致，故使用抗疟药应注意其服用剂量和用药天数，以求达到最佳治疗效果，否则不但效果差，甚者会使部分疟原虫潜伏，扰乱疟型。本案患者有往来寒热，此为疟疾典型症状，但发作时既不寒战，又无出汗，可知服用奎宁后部分疟原虫被杀灭，但有部分却潜伏起来或出现变异，时有发作，故见往来寒热，然而发作时却病情轻微，无战栗汗出，发作时间亦无规律，似有向恶性疟或劳疟方面发展；服奎宁不得法伤及机体正气，且得病时间较长，故气血耗损，见面色不华。此为疟邪未除，正气亏虚，治当补益正气、扶正祛邪，用补中益气汤合何人饮加减。方中黄芪、党参、白术、炙甘草补气健脾，当归养血和营，陈皮理气和胃，升麻、柴胡升提中气，制首乌、党参、当归、陈皮即为何人饮（何人饮原方中有生姜），为治虚疟之良方，草果燥湿健脾，与首乌又有截疟之功。全方不仅可以扶养正气，以增强机体的抗疟能力，而且兼有直接截疟之功。方证对应，用药合理，当可收效。

案5　久疟不愈，气血亏虚

张男

加被则心烦不寐，去被则否，此大虚之候。原来恶疟最能衰人之体力，故景岳有何人饮之设。

制首乌12克　全当归、生黄芪、潞党参各9克　橘皮6克　川桂枝6克　白芍9克　粉甘草3克　生姜3片　大枣5枚

二诊：加被心已不烦，肝脾之触诊亦柔软不拒按，与初诊之严重状况，有天壤之别矣。

炮附子5克　杭白芍9克　潞党参12克　川桂枝3克（后下）　制首乌12克　全当归18克　粉甘草5克　陈皮6克　生姜1大块　大枣9枚

【赏析】

本案为恶性疟疾。恶性疟疾为感染恶性疟原虫而导致，有时会同时感染有间日疟原虫、三日疟原虫、卵形疟原虫，所以病情较为复杂。免疫力较低的人患恶性疟后往往无典型的临床表现，而呈现多种多样的异常，发热的周期性很不规律，一般多每天发热；未出现并发症的患者，症状可能只有头痛、全身不适、恶心、呕吐、全身关节痛，查体可见不同程度的肝脾肿大和贫血。恶性疟可突然恶化为难以抢救的凶险危象，如脑型疟、急性心肌炎、严重水泻等。本案感染恶性疟后，久而不愈，伤及机体气血，导致气血亏虚，出现大寒似热，至虚有盛候，故而见患者加被则心烦不寐，去被才可安睡，所以章公谓之"此大虚之候"。患者久疟不愈，气血郁滞不畅，肝脾肿大，似有发展为虐母之形势。病机总之为疟疾日久不愈，气血亏虚，故治当补益正气、扶正祛邪，方用何人饮合黄芪建中汤加减。方中党参（替代人参）、黄芪、白芍、何首乌、当归、大枣补益气血以扶正，生姜、陈皮、桂枝理气和中散寒，甘草和中。本方切合病机，故一击中的，服后加被心已不烦，肝脾之触诊亦柔软不拒按，与初诊之严重状况有天壤之别。故二诊时于上方增大补益气血之药量，更加振奋心阳之炮附子，虽然药味不多，但方证对应，切合病情。

二十二、便秘

案1　津枯肠燥

卢女

高年便秘，津枯而肠燥也。

当归12克　桑椹子15克　杏仁泥24克　黑芝麻15克　杭白芍9克　火麻仁12克　制首乌12克　糖炒山楂9克

【赏析】

本案为津枯肠燥便秘。年老机体功能下降，特别是体瘦之人，往往阴虚火旺，阴亏血少，血虚则大肠不荣，阴亏则大肠干涩，导致大便干结，便下困难。《医宗金鉴·大便不通》云："老年津液干枯，妇人产后亡血，乃发汗利小便，病后血气未复，皆能秘结。"治当滋阴养血、润肠通便。方中白芍、当归、桑椹、制首乌、黑芝麻等大队滋阴养血药，又加入杏仁、火麻仁之润肠通便药，用山楂行气消滞，对于老年性阴亏血少、肠燥便秘正相吻合。

案2　脾虚湿阻

余男

下脘胀满者，十去其七，苔仍灰腻，通其便，其苦自然消失。古人苔腻者，燥之，亦健其胃、动其肠而已。

薤白头9克　槟榔6克　皂荚子4.5克　晚蚕沙9克　台乌药6克　生枳实9克　莱菔子9克　橘皮6克　谷麦芽各9克

二诊：便通而胀满除，食欲依旧迟钝，不必治肠，但当治胃。

怀山药9克　麸炒枳实9克　谷麦芽各9克　云茯苓9克　佛手片6克　鸡内金9克　佩兰梗9克　潞党参9克　陈皮6克

三诊：食欲依旧不振，体弱者，纯用刺激性无益也。

薤白头9克　谷麦芽各9克　潞党参9克　麸炒枳实6克　鸡内金9克　生白术9克　云茯苓9克　橘红4.5克　粉甘草2.5克

四诊：已能稍进糜粥，食后仍感痞闷，约一时许逐渐消失，其为消化力迟钝无疑。

生鸡金4.5克　谷麦芽9克　广木香6克　六神曲18克　潞党参9克　川厚朴

4.5 克　薤白头 9 克

共研细末，每服 1.5 克，1 日 3 次。

【赏析】

本案为长期脾虚气滞湿阻导致的便秘。便秘为临床常见病，导致便秘的原因很多，如素体阳盛、胃肠积热耗伤津液导致的，久坐少动、气机郁滞导致的，恣食生冷、寒凝胃肠导致的，外感风寒或过食寒凉、阴寒内结导致的，年老体弱、气虚阳衰、便下无力导致的，素体阴虚或病后产后或失血夺汗、阴亏血少、大肠不荣导致的等等。本案舌苔灰腻，当是寒湿之邪阻滞，责之于脾胃之虚；下脘胀满，是气机阻滞；脾虚气滞，并有湿邪阻滞，则腑气不行，腑气不行则大便不通，当见大便虽然不甚干结，但欲便不得出，或有胸胁满闷，或可见嗳气频作；食欲不振，当是脾虚气滞所致；大便不通也可能是导致食少纳呆的原因。患者素体脾虚气弱，饮食不足，故体质屡弱。总之病机为脾虚气滞湿阻、大便不通，治当健脾除湿、理气通便。方中槟榔、皂荚子通便除湿，且能理气；枳实、薤白、陈皮、乌药理气以助通下大便；蚕沙健脾燥湿；谷麦芽、炒莱菔子健脾消食。服后大便得通、脘腹胀满得除，其病痛已十去其八九，但余食欲不振、身体屡弱。此乃宿疾，不能求速，只能缓缓图之，故用补脾气之党参、山药、茯苓，理气之枳实、佛手、陈皮，消食之谷麦芽、鸡内金，理气燥湿之佩兰，三诊时又加白术、甘草益气健脾。患者服后渐渐已能稍进糜食，后又以健脾消食理气之品配成散剂，缓缓服之，恢复脾胃功能，用以善后。

案 3　脾阳不足，寒积中阻

高女

平素有习惯性便秘，此番 6 日未大便。大凡暴秘可泻，久秘不可泻。泻药只能取快一时，停药则其秘如故。面色不华，脉软，用药以振奋肠功能。

全当归 12 克　生白术 9 克　薤白 9 克　生麦芽 12 克　木香 6 克　生鸡金 9 克

杭白芍 12克　炙草 3克　半硫丸 9克（分 3 次吞）

二诊：无效，肠之蠕动陷于麻痹状态，予千金温脾饮。

党参 9克　干姜 3克　熟大黄 9克　清炙草 3克　炮附块 6克　全当归 12克
玄明粉 9克（分 3 次冲）

【原按】初诊服药二剂不效，二诊头煎药服后 3 小时即得便，说明初诊药力不足。病人面色不华，脉软而便秘，为排便动力缺乏，中医称之"冷积便秘"。用温脾饮，振奋脾阳，攻逐冷积，亦属"振奋肠功能"之举。

【赏析】

本案为习惯性便秘之寒积便秘。寒积便秘系由脾阳不足，寒积中阻所致，寒实冷积阻于肠间，阳气失运，则便秘，或可有腹中冷痛；脾阳不足，不能布达，则见面色不华，或可见手足不温，精神冷淡；脉软亦为脾虚、脾阳不振之象。此种肠功能低下当责之于脾，故此种脾阳不足、寒积中阻之便秘，治当振奋肠功能。初诊以其久患习惯性便秘，按常法润下，故用当归、白芍、生白术润下大便，又佐以麦芽、鸡内金、木香、薤白等理气消食之品，并用半硫丸（姜半夏、硫黄）温肾通便。但该方通下之功不足，故服后效果不佳，于是改用《备急千金要方》之温脾汤，药用附子、干姜温补脾阳，祛除寒邪；大黄泻下，攻逐积滞；玄明粉、当归润肠软坚；党参、甘草益气补脾。服后 3 小时即得大便，此患者 8 日不便之痛苦豁然而解。

案 4　肝气郁结，疏泄失常

王女

大便秘结，数日不下，胸脘痛，手不可近。得之拂逆之后。下之痛当已。

熟大黄 4.5克　台乌药 9克　沉香曲 9克　槟榔片 9克　焦枳实 9克　广木香 3克　杏仁泥 15克　莱菔子 9克（研）

【赏析】

此案便秘得之拂逆之后，当与气机失调有关。肝主疏泄，因拂逆而情绪不佳，肝失疏泄，气机郁滞，导致大肠传导失司而大便秘结。《素问·举痛论》曰"百病生于气也"，正是此谓。此为便秘之气秘。《金匮翼·便秘》曰："气秘者，气内滞，而物不行也。"故治宜顺气导滞。方用六磨汤化裁。方中大黄、槟榔、枳实破气行滞；木香调气，《本草纲目》中有记载"木香乃复气之药，能升降诸气"；乌药顺气，行气止痛；沉香曲降气，舒肝和胃；杏仁富含油脂，具有润肠通便之能；莱菔子消食除胀，降气化痰。全方共奏行气止痛、导滞通便之功。

二十三、黄疸

案1 湿热内蕴，肝胆疏泄失常（阳黄）

陈男

两目发黄，较前大退，是病势向愈之先声。凡治黄不利大小便，非其治也。

生大黄3克　茵陈9克　玄明粉9克　茺蔚子9克　草决明9克　生米仁12克泽泻9克　车前子12克

【赏析】

本案为黄疸之阳黄，是临床上黄疸病中最常见之证型。黄疸有阴、阳之分，阳黄责之于湿热，阴黄责之于寒湿。本案属阳黄，病因缘于湿热交蒸，热不得外越，湿不得下泄，湿邪与瘀热郁蒸于肌肤，故而出现一身面目俱黄，小便不利，其色黄如橘子色。本病患者之黄疸已经开始退却，章公用药加速其痊愈，且可防止黄疸之并发症，防止急性黄疸转为慢性肝炎。治当清热利湿退黄，方用茵陈蒿汤加减。因病者大便不通较为明显，故章公增强通下大便之药力，使湿热之邪不但从小便而出，亦使一部分湿热通过大便而出。方中茵陈清热利湿退黄，车前子、薏苡仁、泽泻利尿除湿退黄，大黄、芒硝清热通便退黄，又加决明子、茺蔚子清热祛瘀清肝退黄，此为阳黄正治之法。本案章公在茵陈蒿汤的基础上，分利二便以祛湿热，是对仲景"诸病黄家，但利其小便"的发挥，值得揣摩、效法。

案 2　湿热未尽，气机阻滞（阳黄）

周幼

热虽退，肝脏部位触之仍痛。

生大黄 3 克　玄明粉 9 克　绵茵陈 9 克　生苍术 9 克　草决明 12 克　广郁金 3 克（研分 2 次吞）　赤猪苓各 9 克　车前子 9 克

【赏析】

本案为阳黄热退黄去之并发症。大部分急性黄疸性肝炎，经适当治疗后，凡热退、身黄目黄小便黄消失者，大都神安爽慧，疾病得以痊愈，但有少数患者由于感邪较重、复杂，或者得病期间饮食不当，造成肝脏损伤，在热退后肝脏部位会仍有疼痛，此时当积极治疗，防止转为慢性肝炎。本案原始病为黄疸之阳黄，黄退后湿热未彻底清除，故余邪作祟，治疗当继续用清热利湿之法，兼以理气活血止痛。方中茵陈清热利湿，车前子、赤苓、猪苓通利小便而利湿，苍术燥湿，大黄、芒硝、决明子通大便以清热，加郁金疏肝利胆、理气活血、祛瘀止痛。此为黄疸之肝区疼痛调理之方，尤其郁金采用研末吞服之法，值得效法。

案 3　感受疫毒，湿热蕴结中焦，肝胆疏泄失常

金男

病已 5 天，曾经战栗，而后发热。察其两目有充血状，小溲短赤。目赤者当下之，溲赤者当利之，于导赤散加味。

小生地 15 克　细木通 4.5 克　生草梢 4.5 克　绵茵陈 15 克　车前子 18 克　草决明 12 克　茺蔚子 12 克　嫩白薇 12 克　望江南 9 克　郁李仁 9 克　淡竹叶 30 片

二诊：药后热即退清，全身乏力，头目眩晕，两目充血，小溲短赤而痛。平素嗜酒，体质丰腴，湿热之蕴结久矣。

生苍术9克　川黄柏9克　淮牛膝9克　绵茵陈15克　山栀皮9克　细生地15克　冬青子9克　旱莲草9克　生草梢4.5克

三诊：黄疸症状具备，其主症有五：①两目发黄，小溲短赤；②肝区触痛；③高热，脉数；④呕哕频仍；⑤夜寐烦躁，不可名状。

绵茵陈15克　黑山栀9克　净连翘9克　鲜生地90克（捣汁冲）　嫩白薇9克　竹茹叶各9克　冬葵子9克　福泽泻9克　石韦9克　活芦根30厘米

四诊：越宿热退神清，病势之变化，与昨判若霄壤；两目仍黄，小溲短赤。凉血淡渗之剂续进。

原方加猪苓9克　冬瓜子皮各15克

五诊：心烦，呕吐，高热，脉数，俱不再见，目之黄、溲之赤亦减。

绵茵陈15克　草决明9克　茺蔚子9克　广郁金4.5克　冬葵子9克　泽泻9克　赤猪苓各9克　车前子18克（包）

【赏析】

本案实为黄疸中之疫毒发黄。时邪疫毒自口而入，蕴结于中焦，脾胃运化失常，湿热交蒸于肝胆，肝失疏泄，胆液不循常道，浸淫肌肤，下注膀胱，使身目小便俱黄。疫毒重者，其病势暴急凶险，具有传染性，表现为热毒炽盛、伤及营血的严重现象，称为急黄。本案初起曾有寒战，当是湿热兼表之证，而后表证去而遗留发热，现症见身黄、小便黄，且两目充血，当是湿热极盛，热邪已有传入营血之势，或兼有心火炽盛，且患者体质肥盛，或见舌红苔黄燥，当为湿热壅盛，心火炽盛之故。治当清热利湿、清心泻火，方用导赤散加减。方中生地清心凉血滋阴，木通清心降火、利水通淋，淡竹叶清心除烦，引热下行，甘草梢清热解毒、利尿止痛，加茵陈、车前子清热利湿退黄，加决明子、茺蔚子、望江南清肝明目，加郁李仁通便，加白薇养阴除热。服后热退，但湿热之象仍显著，用三妙丸合栀子柏皮汤加茵陈清热利湿退黄，加生地、二至丸养阴，防热邪伤阴。三诊时疾病出现反复，黄疸症状全部出现，病情加重，当是疫毒复炽、热邪伤阴，于是用茵陈、栀子清热利湿退黄，用连翘、生地清热解毒，白薇、竹茹、芦根养阴退热，用竹叶、冬葵子、泽泻、石韦清热利尿除湿。服药后，热退神清，病情明显好转，又加猪苓、冬瓜皮加强导湿热从小便而去之功能。五诊时疾病已将痊愈，于是用退黄利湿通便、凉肝解郁之品巩固疗效。该案治疗中遭逢突兀，提示医者当随时根据病情辨证选方用药，以使药物切合病情。

案4 饮食不慎，湿热熏蒸，肝胆疏泄失常

张男

热2日不退，察其目白微黄，小溲浑赤，此湿热熏蒸于内，遇诱因发作，与湿热证不同；湿热证为天行时病，此则起于伤食嗜酒。

绵茵陈12克 青蒿9克 白薇12克 草决明9克 连翘12克 枳实9克 莱菔英9克 全瓜蒌12克 玄明粉9克

二诊：大便通利，而黄不退。食积从大便导之，其效速；酒积从小便利之，其效缓。

绵茵陈15克 赤猪苓各9克 泽泻9克 冬葵子9克 白薇12克 马鞭草12克 广郁金9克 连翘12克 地龙9克

三诊：诸症皆见轻减，热之所以不退，与平日体质有关。

绵茵陈9克 青蒿9克 白薇12克 连翘12克 黄柏4.5克 地龙9克 粉丹皮9克 赤猪苓各9克 泽泻9克 冬葵子9克 活芦根30厘米

【赏析】

本案患者见发热、目黄、小便黄，此为黄疸无疑，多是湿热内蕴，肝胆疏泄失常，胆汁外溢所致。究其病因，源自伤食嗜酒。《金匮要略·黄疸病脉证并治》云："心中懊恼而热，不能食，时欲吐，名曰酒疸""夫病酒黄疸，必小便不利，其候心中热，足下热，是其证也""谷疸之为病，寒热不食，食即头眩，心胸不安，久久发黄，为谷疸，茵陈蒿汤主

之。"故本案可归为《金匮》所言谷疸、酒疸之类。仲景治疗黄疸，有"诸病黄家，但利其小便"的明训，因此利小便是治疗黄疸的重要方法。此案章公治以清热利湿，分消湿热从二便而出，均为予邪以出路。方中茵陈蒿清热利湿退黄；青蒿、白薇、连翘、草决明清热通淋，导湿热从小便而出；草决明、玄明粉、全瓜蒌清热通腑，导湿热从大便而出；莱菔英、枳实消食导滞。章公抓住酒食所伤之病因，针对湿热内蕴的病机用药处方。诚如章公所言食积易去，酒积难消，二诊立足清热利湿通淋，导酒积从小便而出。此治疗时日当长，非一日之功。二诊时，章公用药加强利尿通淋之力，用绵茵陈、郁金清热利胆退黄，赤茯苓、猪苓、泽泻、冬葵子、白薇、连翘、马鞭草、地龙清热利尿通淋。此外，本案病自酒食所伤而发，饮食调节自当慎重，否则病因不除，病自难愈。三诊时，诸症减轻，惟发热不退，当责之平素体质所致。在二诊基础上，加用黄柏清热燥湿，丹皮清热凉血活血，芦根清热生津利尿。前后施治，井然有序，对于治疗黄疸，章公主张清热利湿，通利二便的方法，充分体现"给邪以出路"的思想，值得后学效法。

二十四、肿胀

案1 肾阳衰微

王男

因心脏衰弱而脚肿，因肿而心脏更衰。往年白昼肿，入夜则消，今则浸寻益肿不消。如不积极治疗，将来肿势弥漫于腹部即难治矣。

熟地18克　山药9克　肉桂0.9克（研分2次吞）　炮附块6克　山萸肉9克　丹皮9克　茯苓9克　泽泻9克　破故纸9克　葫芦瓢18克

【赏析】

本案为水肿之肾阳衰微证。水肿分为阴水、阳水。阳水一般病程较短，发病急，水肿多由眼睑、头面而下，迅及全身，肿处皮肤绷急光亮，按之即起，兼见烦渴，小便赤涩、大便秘结等。阴水多为逐渐发生，日积月累而成，一般病程较长，水肿多由下而上，继则遍及全身，肿胀之处皮肤松弛，按之凹陷不易恢复，甚至按之如泥，几乎陷而不起，小便少而不赤涩，大便溏薄，神疲气怯等。本案即为阴水，由右心衰而导致，其症见脚肿，日夜不消，因肾阳衰微，不能化气行水，遂使膀胱气化失常，开阖不利，水液内停，形成脚部水肿；因肾阳衰微，病人当有怯寒神疲，面色㿠白或灰滞，舌质淡胖，苔白等肾阳虚之表现。治当温肾助阳，化气行水，方用肾气丸加减。方中用附子、肉桂温补肾阳，用六味地黄丸以滋补肾阴，此为善补阳者，必于阴中求阳，则阳得阴助而生化无穷，其中茯苓、泽泻原本就有利水消肿之效，加补骨脂增强温补肾阳之功，加葫芦瓢以增强利水消肿之力。该方用于经年之心衰水肿确有显著功效。此方亦是章公温补肾阳的常用方剂之一。

案2 心肾阳虚兼气虚，水湿泛滥

张女

透视心脏扩大，常心跳、面肿、两足亦肿，当治其心肾之本。

附块4.5克 萸肉9克 山药12克 带皮苓18克 黄芪18克 党参9克 陈皮6克

二诊：面肿略消，心跳，登楼尤甚，有用力呼吸之状，脉亦不整调。

党参9克 麦冬9克 五味子9克 黄芪12克 带皮苓18克 陈皮6克 破故纸12克 炙草6克 龙眼肉12克

三诊：面部皮肤有紧急感，下肢按之凹陷。

黄芪18克 五味子9克 破故纸12克 生白术12克 葫芦巴9克 带皮苓18克 陈皮6克 龙眼肉12克 潞党参9克 清炙草4.5克

四诊：心跳大定，面浮亦减。

黄芪9克 党参9克 带皮苓18克 附子4.5克 破故纸9克 葫芦巴9克 五味子9克 白术18克 龙眼肉12克 清炙草4.5克

【赏析】

本案患者透视心脏扩大，又见心跳、面肿、足肿，是为心肾阳虚，兼见气虚，水湿泛滥所致。治以温阳益气，利水消肿。方中附块温阳强心，现代研究亦发现附子具有强心、扩张血管、增加血流、改善血液循环，及抗心律失常（缓慢型）等作用。黄芪、党参补中益气，山药、带皮苓、陈皮健脾理气利湿，山萸肉补肝肾。二诊面肿稍缓解，但心跳仍存，且登楼更甚，有用力呼吸之状，脉律亦不齐。章公仍立足心肾，然药有调整。方中去附子，防其温振太过，损伤心气，改用生脉散化裁。方中党参（易人参）、麦冬、五味子益气养阴敛阴；党参、黄芪、炙甘草益气补中；带皮苓、陈皮理气利水消肿；龙眼肉补益心脾，养血安神；破故纸，即补骨脂，具有温肾助阳纳气之功。三诊时，心跳等症状减轻，又见面部皮肤有紧急感，下肢按之凹陷。此水湿泛滥，宜重在温肾，盖肾为水脏，在调节人体一身水液代谢中占据重要地位。故于前方中去麦冬加葫芦巴补肾阳，祛寒湿，《本草纲目》谓其"治冷气疝瘕，寒湿脚气；益右肾，暖丹田"；加白术，与党参、茯苓、炙甘草，合为四君子汤，健脾益气，取培土制水之意。四诊时，心跳大定，面部浮肿亦减轻，诸症缓解，于上方去陈皮加附子，温振心肾阳气，以益气健脾温肾养心以善后。症状缓解后，患者当注意起居饮食调摄，以免复发。

案3 肝失疏泄，水道失于通调

朱男

肿之情态，当然属于肝脏。何以有此肝脏病？原因非慢性痢疾，则非肝脓疡。尿中既无蛋白，则刺激性利尿剂无所顾虑。

商陆9克　海南片9克　冬葵子9克　黑白丑各9克　荜澄茄9克　石韦9克　大戟末9克（3次服完）　葶苈子9克　桑皮12克　怀牛膝18克

二诊：以经验言，肾脏病尿有蛋白者，目胞必肿；心脏之肿，两脉多沉细无力；病者无此现象，当然是肝脏性之腹水。

舟车丸 9 克（分 3 次吞）　黑白丑 各 9 克　木防己 12 克　海南片 9 克　商陆 9 克 茵陈 12 克　猪苓 9 克　荜澄茄 9 克　粉丹皮 9 克　桃仁泥 12 克

三诊：迭进猛下，体力已感不支，故予温脾法。

炮附片 9 克　潞党参 9 克　干蟾皮 9 克　生黄芪 12 克　益智仁 9 克　云苓 12 克 肉豆蔻 9 克　补骨脂 9 克　炙草 4.5 克　淡姜皮 3 克　肉桂末 1.8 克（分 3 次吞）

四诊：蟾皮多能作呕，刺激力强故也。此方非攻非补，和胃而有利尿之意。

云苓 15 克　泽泻 9 克　生白术 9 克　淮山药 9 克　猪苓 9 克　冬瓜子皮 各 9 克 杏苡仁 各 15 克　潞党参 9 克　炙草 2.4 克　谷麦芽 各 9 克

五诊：和胃中复加攻剂，以免中土疲惫。

淮山药 9 克　生白术 12 克　扁豆衣 12 克　云苓 15 克　潞党参 12 克　炙草 4.5 克　谷麦芽 各 9 克　生熟米仁 各 12 克　舟车丸 6 克（分 2 次吞，以药汁送）

【赏析】

此案章公辨为肝脏病变所致水肿，即肝源性水肿，临床肝源性水肿，多见腹水为主要表现，而下肢及皮下水肿不明显。腹水严重者还可伴有胸水，以及阴囊水肿。此外，章公还排除了肾源性水肿，因尿中无蛋白。故治以峻下逐水。方中商陆、黑白丑、大戟末峻逐水饮，葶苈子、桑皮泻肺利水，冬葵子、石韦利水通淋滑肠，海南片、荜澄茄温里下气行水，怀牛膝活血散瘀，祛湿利尿。全方纯以攻逐水饮为用，是以祛邪为首要目的。二诊时，章公又以临床表现和脉象来鉴别肾源性水肿、心源性水肿，进一步确定其为肝源性水肿。据此当为肝硬化所致腹水。仍以攻邪峻逐水饮为主，并酌加活血祛瘀之品，亦是考虑患者之肝硬化病变。方用舟车丸（甘遂、大戟、芫花、大黄、牵牛子、青皮、陈皮、木香、轻粉）峻下逐水，通利二便，古人谓其"能下十二经之水"；商陆、黑白丑、木防己、猪苓配合舟车丸利水消肿，海南片、荜澄茄温里下气行水；茵陈蒿清热利湿；丹皮、桃仁活血化瘀。三诊时，患者经叠下峻逐水饮之品，正气已伤，不耐攻伐，故章公改弦易辙，治以温肾健脾利水之法。方中炮附片、肉豆蔻、补骨脂、益智仁、肉桂末温肾助阳，使水有所主；党参、黄芪、益智仁、茯苓炙甘草益气健脾，使水有所制；茯苓、姜皮淡渗利水；干蟾皮味辛，性凉，有毒，功能清热解毒，利水消胀。四诊时，患者除了腹水症状外，又出现呕吐，责之干蟾皮刺激所致，遂又改为益气健脾和胃、利水渗湿之法，方用四君子汤合四苓汤化裁。方中四君子汤益气健脾，四苓汤利水渗湿，山药、苡仁健脾利湿，冬瓜子及皮、杏仁宣肺利水，谷麦芽消食和胃。五诊时，患者经温肾补脾益气后，正气得复，遂取攻补兼施之法，方用参苓白术散化裁，并药汁送服舟车丸。五诊当中，或攻，或补，或攻补兼施，治肾、治脾、治肺，有条不紊，各有法度，值得揣摩、学习。

案4 感受外邪，肺失宣降通调

冯男

发热，周身浮肿，尿少，用利尿剂。

冬葵子12克 赤猪苓、泽泻各9克 车前子12克 萆薢12克 制黑丑4.5克 葫芦瓢30克

二诊：肾脏性水肿，用利尿药，小溲点滴全无；其水泛滥横溢，无怪其然。当严禁盐。

黑白丑各9克 槟榔9克 续随子9克 冬葵子15克 制甘遂2.4克 制芫花4.5克 甜葶苈12克 泽泻12克

三诊：用芫花、甘遂，佐以西瓜汁，小溲得通，肿亦渐消。去邪务尽，前方再进。

制甘遂2.4克 制芫花2.4克 大戟3克 商陆9克 续随子9克 车前子30克 泽泻12克 将军干3克（研分2次吞） 冬葵子12克 赤猪苓各9克

四诊：服利尿峻剂后，小溲通畅，浮肿大消，病人自觉诸恙霍然若失，勿药在望矣。

冬葵子9克 泽泻9克 萆薢9克 萹蓄草12克 车前子12克 葫芦瓢15克 赤小豆30克

【赏析】

本案患者见发热，周身浮肿，尿少，乃肾失开阖，水湿泛滥之故。《景岳全书·肿胀》云："凡水肿等证，乃脾肺肾三脏相干之病。盖水为至阴，故其本在肾；水化于气，故其标在肺；水惟畏土，故其制在脾。今肺虚则气不化精而化水，脾虚则土不制水而反克，肾虚则水无所主而妄行。"此案当为水肿之阳水，治宜利水消肿。方中冬葵子、赤猪苓、泽泻、车前子、葫芦瓢利水消肿，草薢利湿去浊，制黑丑泻水通便。然二诊时，患者诸症未缓解，反而出现小便点滴全无，章公辨为肾源性水肿，水肿则为凹陷性水肿。水肿多从眼睑、颜面开始而后遍及全身。前方不效，恐是病重药轻，故治宜峻下逐水。方中黑白丑、制甘遂、制芫花、续随子峻下逐水，冬葵子、甜葶苈、槟榔、泽泻泻肺下气行水。另外章公还嘱咐患者禁盐，此训诫古已有之，现代治疗肾源性水肿已经成为常规。三诊时，患者予用芫花、甘遂，佐以西瓜汁，小便已通，水肿亦渐消。章公谓"去邪务尽，前方再进"，正所谓杀敌务尽，邪去正安。仍治以峻下逐水。在上方基础上去黑白丑、槟榔、甜葶苈，加用大戟、商陆、将军干峻下逐水，将军干即蟋蟀，味辛、咸，性温，有毒，功能利尿消肿；车前子、赤茯苓、猪苓利水渗湿，通利二便。四诊时，患者小便通畅，浮肿大消，自觉浑身不适顿除，章公谓"勿药在望矣"。故不用峻下逐水，改用利水渗湿之品以善后。方中冬葵子、车前子利水渗湿，通利二便，泽泻、草薢、萹蓄草、葫芦瓢、赤小豆利水消肿。然现代治疗肾源性水肿，除了水肿等症状消除以外，尚应做相应检查，如小便常规、肾功能检查、肾脏B超等，如仍有异常，当继续治疗，以消除病因，这也是目前所倡导的中医辨治疾病须辨病与辨证相结合的观点。

二十五、失眠

案1　肝血亏虚，肝不藏魂

梁男

夜难成寐，多梦，心悸，古人以为肝虚，以肝藏魂故也。凡补肝之药，大多有强壮神经之功能。

明天麻9克　杭白芍9克　料豆衣12克　大熟地12克　当归身9克　炙远志5克　炒枣仁9克　抱茯神9克　潼沙苑9克　柏子仁9克　黑芝麻12克

二诊：寐为之酣，悸为之减，但多梦则如故。

大熟地18克　当归身9克　杭白芍9克　山萸肉9克　五味子5克　菟丝子9克　炙远志5克　抱茯神9克　潼沙苑9克　夜交藤12克　左牡蛎30克

另：首乌延寿丹90克，分10日服完。

【赏析】

《温病条辨·下焦篇》云："阳入于阴则寐，阳出于阴则寤。"若阴阳失调，脏气不和等往往会导致失眠的发生。此案患者夜难成寐，多梦，心悸，章公辨为肝（血）虚所致失眠，实为神经衰弱所致，即古人认为肝不藏魂之故，而补肝药多具有强壮神经之用。治以滋肾补肝，养心安神。方用四物汤化裁。方中熟地、白芍、当归、沙苑子、黑芝麻、酸枣仁、料豆衣（即黑豆皮）滋肾养肝，使阴血充足，而阳不上亢；天麻平肝潜阳；酸枣仁、柏子仁、茯神、远志养心安神。二诊时，患者入睡较酣，心悸亦大为减轻，惟有多梦如故。故在前方基础上加用平肝养肝益肾之品化裁。方中熟地、当归、白芍、山萸肉、五味子、菟丝子、沙苑子滋肾阴，补肝血，养肝阴；牡蛎平肝潜阳，宁心安神；远志、茯神、夜交藤养心安神。同时，患者兼服首乌延寿丹（何首乌、豨莶草、菟丝子、杜仲、牛膝、女贞子、真桑叶、忍冬藤、生地、桑椹膏、黑芝麻膏、金樱子、旱莲草膏、白蜜）补肝肾，益精血，强筋骨，乌须发。章公治疗本案失眠立足心肝肾，以肝为主，而取得较好效果，值得后学效法。

案2　肾阳不足，虚火上扰心神

姚男

头昏，夜难安寐，口干唇碎，服西药七八月无效。每夜必饮水数次，否则口干不可名状，影响睡眠。察其舌色淡白无华，按其脉沉细无力，不能以为热证而投凉。

附块 6 克　生白术 12 克　熟地 30 克　五味子 5 克　党参 12 克　怀牛膝 12 克　麦冬 12 克

二诊：很有效，口干没有从前严重，夜寐也较安。

原方去牛膝，加当归、枣仁。

【赏析】

患者不寐日久，见口干、唇碎、每晚口渴饮水数次，颇似热盛伤津，然舌色淡白无华，按其脉沉细无力，脉症不合，其非实火所致，当为虚火。虚火上炎，心肾不交而见夜不安寐。此又不同于《伤寒论》之黄连阿胶汤证，肾水亏而心火亢，一派内热阴虚之象。故治以滋阴养心，引火归元。方中熟地、附片取意右归之意，熟地黄补少阴不足之水，附片温肾助阳，引火归元，怀牛膝导热引火（血）下行；党参、白术益气补中，土厚则火自敛；麦冬、五味子滋阴养心。二诊时，患者症状大为减轻。故效不更方，原方去牛膝，加当归、酸枣仁养血补肝安神。章公善于抓住病证关键，治病求本，不为表象所惑，实为临床之大家。

案 3　痰湿扰心

周女

病失眠已久，最近时时作哕，苔白腻满布。因其以往叠用滋阴安神剂无效，《内经》有云"胃不和则卧不安"，当先从治胃入手。

炮附块 9 克，大川芎 9 克，姜半夏 24 克，北秫米 12 克，香甘松 9 克，炙甘草 3 克，肉桂末 1.8 克（分 3 次吞）。

【原注】服此方 2 剂，即得安寐。

【赏析】

本案患者失眠已久，近又见时时作哕，苔白腻满布，此为中焦湿阻，胃气上逆之故。以往叠用滋阴安神剂无效，今又见中焦失运，胃失和降之兆，正是《素问·逆调论》所云"胃不和则卧不安"，故章公以治胃入手。治以温胃降逆，燥湿化痰。方用半夏秫米汤加味。方中姜半夏、秫米和胃降逆，燥湿化痰；附片、肉桂温阳助运，取补火燠土之意；甘松醒脾健胃；川芎活血行气，现代研究亦证实川芎有明显的镇静作用；炙甘草调和诸药。章公辨证准确，故患者服此方2剂即效。

案4 阴血亏虚，心失所养，肝阳上亢

周男

苦失眠，头晕时痛，梦多。此方乃中医之镇静剂，神经衰弱之失眠宜之。

附块5克　天麻9克　川芎3克　五味子9克　当归9克　延胡索9克　枣仁9克　珍珠母12克

【赏析】

本案患者苦于失眠，并见头晕头痛，多梦。此为阴血亏虚，心失所养，肝阳上亢所致。治宜养心安神，平肝潜镇。方中当归、酸枣仁、五味子养血安神；天麻、珍珠母平肝潜镇；川芎、延胡索活血行气止痛，《本草纲目》谓川芎"燥湿，止泻痢，行气开郁。川芎，血中气药也，肝苦急以辛补之，故血虚者宜之；辛以散之，故气郁者宜之"；附片温阳振奋，以助睡眠，此章公治疗失眠之经验。章公言某些失眠患者，用养阴、安神、镇静药效果不佳，可适当加入桂、附一类兴奋药，每可奏效。后世有用麻黄细辛附子汤、桂枝加龙骨牡蛎汤加附子等治疗顽固性失眠而取得良效，可为佐证。

案5 阴虚火旺，心肾不交

雷女

夜晚难以入睡，服安眠药亦无济于事；偶尔入睡，则乱梦纷纭；因而白昼疲惫不堪，每晚饭后则其精神特别兴奋。此属虚火。

川连3克　黄芩6克　生白芍18克　阿胶30克（分冲）　枣仁18克　茯神18克

鸡子黄2枚（分冲）

二诊：连服5剂，失眠情况已有显著改善，晚上精神不如前之兴奋；头胀，有时昏沉。

枣仁30克　川芎9克　知母12克　茯神18克　远志9克　清炙草3克

另：归脾丸120克，每睡前服9克。

【赏析】

本案患者夜难安寐，服安眠药亦无效，即便入睡，亦乱梦纷纭，并见白昼疲惫不堪，每晚饭后则其精神特别兴奋。此为阴虚火旺，肾水亏于下，心火亢于上，心肾不交，水火不济所致。《伤寒论》303条云："少阴病，得之二三日以上，心中烦，不得卧，黄连阿胶汤主之。"故治宜滋阴清热，交通心肾。方用黄连阿胶汤加味。方中黄连、黄芩清热泻火，白芍、阿胶、鸡子黄滋阴降火，酸枣仁、茯神养心安神。二诊时，患者失眠大为好转，晚上精神不如前之兴奋，又见头胀，有时昏沉。此为肝血不足，心脾两虚。治宜清肝镇静，补益心脾，养血安神。故用酸枣仁汤加远志，配合睡前服用归脾丸。方中酸枣仁汤加远志养阴清热，宁心安神；归脾丸（炒黄芪、人参、白术、当归、白茯苓、龙眼肉、远志、炒酸枣仁、木香、炙甘草）益气健脾，养心安神。汤剂与丸药并举，共奏养阴清热，安神宁心之动。

二十六、虚劳

案1　心气阴两虚

方男

自患伤寒重病后，时心动悸，短气难以平卧，舌红，脉细数。曾经西医透视诊为心脏扩大。

高丽参15克　熟地30克　山萸肉15克　上安桂3克　蛤蚧尾1对　白术15克

五味子6克　仙鹤草30克　煅牡蛎30克　大寸冬15克　杭白芍15克

共研细末，炼蜜为丸梧子大，早晚各服9克。

【赏析】

患者重病之后出现心悸较甚，短气难以平卧，舌红，脉细数。此为心气阴两虚之征，兼有肾不纳气之象。《伤寒论》第177条云："伤寒脉结代，心动悸，炙甘草汤之。"仲景立炙甘草汤滋阴养血，通阳复脉，是为一法。章公治以益气滋阴养血，补心益肾纳气，取生脉散合参蛤散加味。方中高丽参、白术益气健脾，土旺则气血生化有源，五脏皆受其养；高丽参、麦冬、五味子，即生脉散，补心气，养心阴，以安心悸；高丽参、蛤蚧，即参蛤散，其中蛤蚧一味，味咸，性平，归肺、肾经，功能补肺益肾，纳气平喘，助阳益精，《本草纲目》谓其"补肺气，益精血，定喘止嗽"，该方针对肾不纳气之气喘效果较佳；熟地、山萸肉、煅牡蛎、白芍、五味子补益肝肾，摄纳肾气，以助高丽参、蛤蚧；仙鹤草，别名脱力草，可用于治疗脱力劳伤；肉桂一味引火归源，并可使诸养阴药不至于滋腻。该方炼蜜为丸，取"丸者缓也"之意，且病人大病之后体虚，不耐峻补，正是章公充分考虑到病人病情而用药之典范。

案2 阴虚火旺津亏

金男

以失音为主症，其来也渐，午后发热，咽干舌红，脉细数。大有损症之嫌，与寻常因感冒所致者大不相同。

京玄参12克　麦冬9克　炙鳖甲18克　青蒿9克　阿胶珠15克　地骨皮12克　桑白皮9克　干地黄15克　猪肤1方（去毛、肉，煮汤代水）

【赏析】

本案患者以失音、咽干为主症，且病程久，伴午后发热，舌红，脉细数。《灵枢·经脉第十》："肾足少阴之脉……其直者，从肾上贯肝膈，入肺中，循喉咙，挟舌本……是主肾所生病者，口热，舌干，咽肿，上气，嗌干及痛。"

且《温病条辨·卷三·下焦篇》："夜热早凉，热退无汗，热自阴来者，青蒿鳖甲汤主之。"《伤寒论》第310条："少阴病，下利，咽痛，胸满，心烦，猪肤汤主之。"综合上述文献分析，本案患者基本病机是肾阴虚，虚火上炎，克伐肺金。故治宜补肾阴，泻阴火，取《温病条辨》增液汤、青蒿鳖甲汤、《小儿药证直诀》泻白散与《伤寒论》猪肤汤合用。

方中京玄参、麦冬、干地黄即增液汤，补肾阴、润肺燥，为君，治本；青蒿、炙鳖甲、干地黄、地骨皮即青蒿鳖甲汤去知母，以补肝肾、清虚热之苦寒活血清热之地骨皮，意在滋阴清热，领邪外出，为臣；桑白皮、地骨皮即泻白散去粳米、甘草，清泻肺热，治标；阿胶珠、猪肤乃血肉有情之品，滋阴润燥，标本兼治。

纵观全方，肺肾同治，滋阴散火，标本兼顾，药虽9味，汇集4方，颇有章法，读者宜细细品味。

案3　肝肾阴虚

黄男

头眩由来已久，目光少神。此肝肾不足之象。

杭白芍9克　潼沙苑9克　甘杞子9克　料豆衣12克　山萸肉9克　炒枣仁9克　冬青子9克　桑椹子12克　黑芝麻9克

二诊：药后头眩不再作，目视模糊。肾寄窍于目，明目药其实皆柔润之补肾药。

干地黄18克　潼沙苑9克　菟丝饼9克　杭白芍9克　甘杞子9克　五味子4.5克　冬青子9克　冬桑叶4.5克　青葙子9克　黑大豆18克　黑芝麻9克

【赏析】

眩晕，一般从风辨治，然又有内风、外风之别及虚实不同，治则自当各异。《丹溪心法·卷四·头眩》："眩者，一言其黑晕转旋，其状目闭眼暗，身转耳聋，如立舟船之上，起则欲倒。盖虚极乘寒得之，亦不可一途而取轨也。

又风则有汗，寒则掣痛，暑则热闷，湿则重滞，此四气乘虚而眩晕也。又或七情郁而生痰动火，随气上厥，此七情致虚而眩晕也。淫欲过度，肾家不能纳气归元，使诸气逆奔而上，此气虚眩晕也；吐衄漏崩，肝家不能收摄荣气，使诸血失道妄行，此血虚眩晕也。要寻致病之因，随机应敌。"本案患者头眩病程久，且目光少神，一派虚象，非《素问·至真要大论第七十四》"诸风掉眩，皆属于肝"之实证，而是肝肾不足证。《灵枢·口问第二十八》："上气不足，脑为之不满，耳为之苦鸣，头为之苦倾，目为之眩。"《灵枢·卫气篇第五十二》："下虚则厥，下盛则热，上虚则眩，上盛则热痛。"《灵枢·海论第三十三》："髓海有余，则轻劲多力，自过其度；髓海不足，则脑转耳鸣，胫酸眩冒，目无所见，懈怠安卧。"

本案患者头晕目眩日久，目光少神，章公辨为肝肾不足，故治宜补益肝肾，滋水涵木。方用一贯煎化裁。方中杭白芍、潼沙苑、甘杞子、料豆衣、山萸肉、冬青子、桑椹子、黑芝麻乃一派补肝肾、滋阴养阳之品；炒枣仁养肝、宁心、安神，治虚烦不眠、惊悸怔忡，盖其人眠差。二诊时，患者头眩不再作，但目视模糊，故加干地黄、菟丝饼，加强补益肝肾之力；五味子收敛阴精神气；青葙子清肝明目；冬桑叶疏风清肝明目。章公抓住本案病变之关键，立足肝肾而收效。

案4　肝肾不足，相火离位

韩男

精神不振，工作不能支持，夜寐多梦，经常便秘；行动时偶然两足抽搐，有欲跌之意；与人谈话时，偶有一二分钟语无伦次；写文章时忽然思路中断，但笔不肯休，不自主继续书写，故一文之中，如出两手。其病在肝肾不足。

生黄芪12克　枸杞子9克　党参6克　潼沙苑9克　当归9克　白芍9克　米仁18克　河车大造丸9克（分2次吞）

二诊：每日有大便，但不畅，食欲亦不振。

当归9克　白芍9克　制首乌18克　火麻仁9克　枣仁9克　柏子仁12克　木

瓜9克　嫩桑枝12克

另：二冬膏、桑椹膏、黄芪膏各18克，混合，早晚各服1食匙，开水冲服。

【赏析】

"冰山理论"认为：人的意识组成就像一座冰山，露出水面的只是一小部分（意识），但隐藏在水下的绝大部分却对其余部分产生影响（潜意识）。弗洛伊德认为，潜意识具有能动作用，它主动地对人的性格和行为施加压力和影响。看来微不足道的事情，如做梦、口误和笔误，都是由大脑中潜在原因决定的，只不过是以一种伪装的形式表现出来。本案患者即是这种潜意识的表现。中医亦有关于意识与潜意识的经典论著。《素问·灵兰秘典论第八》："心者，君主之官也，神明出焉。……肝者，将军之官，谋虑出焉。"《灵枢·本神第八》："肝藏血，血舍魂，……脾藏营，营舍意……心藏脉，脉舍神。"《脾胃论·卷中·饮食劳倦所伤始为热中论》："若饮食失节，寒温不适，则脾胃乃伤。喜、怒、忧、恐，损耗元气。既脾胃气衰，元气不足，而心火独盛。心火者，阴火也。起于下焦，其系系于心。心不主令，相火代之。相火，下焦包络之火，元气之贼也。火与元气不两立，一胜则一负。脾胃气虚，则下流于肾，阴火得以乘其土位。"

本案患者正气不足，心脾虚则精神不振，工作不能支持，夜寐多梦，经常便秘；肝主筋，肾主骨，肝肾虚则行动时偶然两足抽搐。正气不足，下焦肝肾之相火离位，肝藏魂，即潜意识显露之表现。故治宜健脾养心，补益肝肾。初诊予黄芪、党参、米仁益气健脾；枸杞子、潼沙苑、白芍补肝肾；另服河车大造丸（紫河车、熟地黄、天冬、麦冬、杜仲、牛膝、黄柏、龟甲）补益肝肾。二诊时，患者有大便不畅，食欲不振。故去滋腻碍胃之黄芪、党参、枸杞子、潼沙苑，代以二冬膏、桑椹膏、黄芪膏等膏方补益先后天而不碍于脾胃运化；加制首乌、火麻仁、柏子仁润肠通便；加枣仁安神；木瓜健脾燥湿；嫩桑枝祛风通络。章公立足五脏功能之调节，汤药、丸剂、膏方搭配使用，值得后学效法。

案5　气虚血亏，劳倦发热

孙女

面色萎黄，爪甲淡白，此气虚血不足，连夜发热，予补中益气汤加味。

党参9克　黄芪15克　白术9克　全当归9克　柴胡4.5克　升麻3克　陈皮3克　粉甘草3克　春砂仁2.4克（后下）　带叶佩兰9克　肉桂末1.0克（分3次吞）

二诊：投补中益气，身热退。气虚，一时难复。苔腻，口淡。此方催进食欲。

佩兰梗9克　春砂仁2.4克（后下）　薤白头6克　宣木瓜9克　生鸡金9克　佛手片4.5克　陈皮4.5克　炒麦芽9克　六神曲9克　山楂肉12克

三诊：大便不约，急则自遗，脾阳虚也。予附子理中。

制附块4.5克　土炒党参9克　炒白术9克　炮姜炭4.5克　清炙草3克　北细辛2.4克　五味4.5克　炙紫菀9克　炙远志4.5克

四诊：便溏自遗者已能约，咳剧，痰黏腻不爽。

白苏子12克　旋覆花9克（包）　炙紫菀9克　陈皮4.5克　北细辛2.4克　五味子4.5克　炙款冬9克　白果10枚（去壳）　炙远志4.5克　杭白芍9克　清炙甘草3克

【赏析】

《内外伤辨惑论·卷中·饮食劳倦论》："苟饮食失节，寒温不适，则脾胃乃伤；喜怒忧恐，劳役过度，而损耗元气。既脾胃虚衰，元气不足，而心火独盛。心火者，阴火也，起于下焦，其系系于心，心不主令，相火代之。相火，下焦胞络之火，元气之贼也。火与元气不能两立，一胜则一负。脾胃气虚，则下流于肾肝，阴火得以乘其土位。故脾胃之证，始得之则气高而喘，身热而烦，其脉洪大而头痛，或渴不止，皮肤不任风寒而生寒热。盖阴火上冲，则气高而喘，身烦热，为头痛，为渴，而脉洪大。脾胃之气下流，使谷气不得升浮，是生长之令不行，则无阳以护其荣卫，不任风寒，乃生寒热，皆脾胃之气不足所致也。然而与外感风寒所得之证颇同而理异。内伤脾胃，乃伤其气；外感风寒，乃伤其形。伤外为有余，有余者泻之；伤内为不足，不足者补之。"李东垣在《内外伤辨惑论》中从辨阴证阳证、辨脉、辨寒热、辨手心手背、辨口鼻、辨头痛、辨筋骨四肢、辨渴与不渴等八方面详论外感内伤。

外感发热者，发热恶寒，寒热并作，面色赤，鼻息壅塞，呼吸不畅，心中烦闷。其恶寒得温不止，必待表解或传里，其寒始罢。内伤发热者，见风寒或居阴寒处，便感恶寒，得温则止，发热是蒸蒸躁热，得凉则止，鼻中气短，少气不足以息，言语声音怯弱。

本案患者之连夜发热，兼见面色萎黄，爪甲淡白，此内伤不足之象，故治宜补中益气。初诊章公治用补中益气汤（党参、黄芪、白术、当归、柴胡、升麻、陈皮、甘草）益气补中，加春砂仁、带叶佩兰化湿醒脾开胃；肉桂末引火归源。二诊时，患者身热退，但见气虚证，且苔腻，口淡。故宜变方，健脾开胃为主。方中佩兰梗、砂仁、薤白头、木瓜、生鸡金、佛手、陈皮、炒麦芽、神曲、山楂肉皆一派健脾开胃消食之品。三诊时，患者大便不约，急则自遗，是脾阳虚证。故予附子理中汤（制附块、党参、炒白术、炮姜炭、炙草）加散寒温肺化饮之北细辛，敛阴之五味子，润肺下气、化痰止咳之炙紫菀，安神祛痰之炙远志。以方测证，此时患者当有痰嗽症状。四诊时，便溏证已愈。咳剧，痰黏腻不爽已从次要症上升为主症。故在前方基础上，去附子理中汤，加白苏子、旋覆花、炙款冬、陈皮降气润肺化痰；白果、白芍敛肺定喘。

纵观本案，初诊以甘温除热为主，二诊时健运脾胃为主，三诊时露出本虚底面症候，即脾阳虚证，故温补脾阳，并顾及先天；四诊时以定喘化痰为主。医者若不明外感内伤，一见发热便清热，必蹈虚虚实实之祸，可不慎乎！

案6 肝肾阴虚，相火炽盛

戴男

头昏目糊，经常失眠，易举阳；常梦遗，短则1天1次，长则三四月1次；舌红，脉弦细。作阴虚论治。

冬青子18克　潼蒺藜18克　旱莲草12克　料豆衣18克　五味子4.5克　秫米12克　炒枣仁12克

另：大补阴丸45克，每次6克，早夜各服1次。

二诊：自诉药后症状减轻十之七八，劳动后有发热感，疲惫无力，遗泄又见，多行则气喘。当兼补气阴。

潞党参9克　寸冬12克　五味子4.5克　料豆衣18克　枣仁18克　甘草3克　大补阴丸24克

三诊：睡眠尚可，唯梦多，举阳症状减半，遗泄约20天1次，近日稍活动则有热上升。

生熟地各15克　石斛9克　菟丝子12克　金樱子18克　覆盆子12克　麦冬9克

【赏析】

本案患者基本病机是：肝肾阴虚，相火炽盛。阴虚精亏，故舌红，脉弦细，气血不足，精气亏耗，不荣头目，故头昏目糊；肝肾阴精亏虚，阳气相火不得潜藏，故常失眠，易举阳，常梦遗。此人虽以头昏目糊为主症，但阴精易亏难成，遗精不除，则病不能愈。

《景岳全书·二十九卷·遗精》："遗精之证有九：凡有所注恋而梦者，此精为神动也，其因在心；有欲事不遂而梦者，此精失其位也，其因在肾；有值劳倦即遗者，此筋力有不胜，肝脾之气弱也；有因用心思索过度彻遗者，此中气有不足，心脾之虚陷也；有因湿热下流，或相火妄动而遗者，此脾肾之火不清也；有无故滑而不禁者，此下元之虚，肺肾之不固也；有素禀不足而精易滑者，此先天元气之单薄也；有久服冷利等剂，以致元阳失守而滑泄者，此误药之所致也；有壮年气盛，久节房欲而遗者，此满而溢者也。凡此之类，是皆遗精之病。然心主神，肺主气，脾主湿，肝主疏泄，肾主闭藏，则凡此诸病，五脏皆有所主，故治此者，亦当各求所因也。"

章公初诊治以补肾阴，潜相火。方用二至丸加味。方中冬青子、潼蒺藜、旱莲草、料豆衣补肝肾；五味子收敛相火阴精；秫米、炒枣仁安神。另服大补阴丸滋阴降火。二诊时，症减十之七八，说明药已对症，但劳后发热，疲惫无力，遗泄又见，多行则气喘，仍是阴不足，阳气上升而不下降潜藏，故仍须补益收敛阴精。故方中加入生脉散（党参、麦冬、五味子）益气生津敛阴。三诊时，症状大减，睡眠大有好转，故宜治本为主。用生熟地、麦冬滋肾阴，清虚热；石斛滋胃阴；菟丝子、金樱子、覆盆子固涩肾精。

纵观本案，患者遗精是本，眩晕、失眠、疲乏、易举阳、劳则发热是标；精亏为本，气虚是标。然精能化气，气亦能生阴精。故初诊时标本兼治，以治本为主；后来标证不显，故治本，所谓治病必求于本。

案7　内伤虚热兼外感

陈女

感冒之脉多浮紧，今虽数而细软；细是物质之缺乏，软是功能之减退。阴分、血分，物质也；气分，精神功能也。此种体质用药太轻，反不能奏效。轻可去实，不可一例而论也。

川桂枝2.4克（后下）　刺蒺藜9克　防风6克　醋柴胡4.5克　秦艽9克　粉甘草2.4克　川芎3.6克　香白芷6克　神曲9克　佩兰梗6克　苏子9克（包）

二诊：古人所谓虚热，臆测之或是副交感神经抑制，而交感神经兴奋。盖虚热其热多不甚高，而时有寒意，而两脉细数也。虚热用补药，即使抑制者复其常态而已。

绿升麻2.4克　当归9克　黄芪9克　柴胡4.5克　生白术9克　川桂枝3克（后下）　党参9克　陈皮6克　炙甘草3克　云苓12克　生姜3片

【赏析】

本案患者症状甚简，除言感冒外，仅仅有脉，是数而细软，感冒病列于虚劳篇，何故？试先分析方药。

方中川桂枝后下，取其发散太阳风邪之性；刺蒺藜入足厥阴肝经、手少阴心经，性温散风寒；防风散太阳风寒；醋柴胡去少阳经邪气；邪在厥阴者，治以川芎；邪在阳明者，治以白芷；秦艽祛风湿；神曲、佩兰梗化湿和中，醒脾开胃助运化；苏子降气化痰平喘；粉甘草补中益气、调和诸药。全方旨在发散六经风邪，内化太阴脾土湿邪，兼以治喘咳。以方测证，患者外感风寒，内有湿邪，肺失肃降。二诊时，患者显内伤发热，故治以补中益气汤（黄芪、党参、白术、柴胡、升麻、当归、陈皮、炙甘草）加川桂枝、生姜外散风寒，云苓化湿和中。

纵观全方，本案患者为虚人感冒，既有外感又有内伤，章公遵循了先表后里，先攻邪后扶正的原则。临证时，究竟表里先后，攻邪扶正先后之问题，须依患者体质，及病证之虚实，谨慎定夺，不可胶柱，亦不可孟浪。

案8 肾阴亏虚

某男

舌光红，古人以为阴伤。阴之涵义，指人身一切物质而言，养阴药即补充其物质。复入温药者，兴奋肠胃之功能也。

熟地18克　旱莲草12克　白芍9克　女贞子9克　制首乌15克　炒扁豆衣9克　炮姜炭3克　淮牛膝12克　益智仁9克　肉豆蔻9克　炙甘草3克

案9 脾肾亏虚

李男

其主症面色不华而黄，蹬下则头为之晕，舌、脉皆不足。

熟地15克　山药12克　云苓9克　山萸肉9克　苡仁12克　料豆衣12克　潼

沙苑9克　桑麻丸9克（包）　　旱莲草9克

案10　肾阴阳俱虚

程男

微似寒热，多作于黄昏时，自汗、盗汗而冷。阳不外卫，阴不内守。

炮附块9克　山萸肉9克　淮牛膝9克　杭白芍9克　潞党参9克　熟地黄24克　五味子4.5克　龙眼肉9克

案11　气阴不足，阴阳俱虚

徐男

病后，舌光红少苔，温度偏低。此阴阳并虚之疾，久延便是虚劳。

当归9克　白芍6克　附块9克　山药12克　升麻4.5克　党参9克　萸肉9克云苓9克　陈皮6克　熟地12克

【赏析】

《景岳全书·补略》："凡气虚者，宜补其上……精虚者，宜补其下……阳虚者，宜补而兼暖……阴虚者，宜补而兼清……此固阴阳之治辨也。其有气因精而虚者，自当补精以化气；精因气而虚者，自当补气以生精。又有阳失阴而离者，不补阴何以收散亡之气？水失火而败者，不补火何以苏垂寂之阴？此又阴阳相济之妙用也。故善补阳者，必于阴中求阳，则阳得阴助而生化无穷；善补阴者，必于阳中求阴，则阴得阳升而源泉不竭。余故曰：以精气分阴阳，则阴阳不可离。"

第八案不知姓名患者处方，即是《景岳全书》镇阴煎（熟地、泽泻、牛膝、附子、肉桂、干姜）去利水伤阴之泽泻，因其人舌光红，阴大虚之故；去附子、肉桂大热之品，防止阳药伤阴，而代之以微温益智仁、肉豆蔻引火归元；白芍、旱莲草、女贞子、制首乌、炒扁豆衣滋补肾阴；炙甘草调和诸药。

第九案患者李男，处方为《景岳全书》归肾丸（熟地、山药、云苓、山萸肉、当归、枸杞、杜仲、菟丝子）去温性之当归、枸杞、杜仲、菟丝子，代之以料豆衣、潼沙苑、旱莲草滋肾阴；苡仁健脾化湿；桑麻丸（桑叶、黑芝麻）祛风，治其眩晕之标证。

《景岳全书·五十卷·补阵》："五福饮。凡五脏气血亏损者，此能兼治之，足称王道之最。人参、熟地、当归、白术、炙甘草……凡治气血俱虚等证，以此为主。或宜温者，加姜、附。"第十案患者程男，肾阴肾阳俱不足。阴虚则盗汗，阳虚则自汗。故章公去五福饮中燥湿伤阴之白术；以龙眼代当归补益心脾，养血安神；山萸肉、杭白芍、五味子收敛固涩肝肾精气相火；淮牛膝引火归元。

《景岳全书·五十卷·补阵》："补阴益气煎。此补中益气汤之变方也。治劳倦伤阴，精不化气，或阴虚内乏，以至外感不解，寒热疟疾，阴虚便结不通等证。凡属阴气不足而虚邪外侵者，用此升散，无不神效。人参、当归、山药、熟地、陈皮、炙甘草、升麻、柴胡（如无外邪者，不必用）"第十一案患者之处方即此方加白芍、山萸肉收敛相火；附块引火归元；云苓健脾化湿和中。

统观四案，第八案重在引火归元，第九案重在滋阴培本，第十案重在脾肾并补，第十一案重在阴阳双补。合而观之，读者应细查同中之异，异中之同，方能临证不惑，游刃有余。

案 12　肾虚血燥

马女

下肢皮肤有麻木感，此神经失其营养，而脉沉弱，体虚已久。

附子9克　金毛脊9克　秦艽6克　杜仲9克　杜赤豆12克　当归9克　黑大豆12克　桑寄生12克　萸肉9克

【赏析】

《兰室秘藏·妇人门》："补气升阳和中汤。李正臣夫人病，诊得六脉中俱弦洪缓相合，按之无力，弦在其上，是风热下陷入阴中，阳道不行。其证闭目则浑身麻木，昼减而夜甚。觉而目开，则麻木渐退，久则绝止。常开其目，此证不作。惧其麻木，不敢合眼，致不得眠。身体皆重，时有痰嗽，觉胸中常似有痰而不利，时烦躁，气短促而喘，肌肤充盛，饮食不减，大小便如常，惟畏其麻木，不敢合眼为最苦。……且麻木为风，虽三尺之童，皆以为然。细校之则非，久坐而起，亦有麻木，如为绳缚之久，释之觉麻木作而不敢动，久则自已。以此验之，非有风邪，乃气不行。治之当补其肺中之气，则麻木自去矣。如经脉中阴火乘其阳分，火动于中，为麻木也，当兼去阴火则愈矣。时痰嗽者，秋凉在外，湿在上作也，当以温剂实其皮毛。身重脉缓者，湿气伏匿而作也。时见燥作，当升阳助气益血，微泻阴火与湿，通行经脉，调其阴阳则已矣。非五脏六腑之本有邪也，此药主之。生甘草（去肾热）、酒黄柏（泻火除湿）、白茯苓（除湿导火）、泽泻（除湿导火）、升麻（行阳助经）、柴胡（以上各一钱），苍术（除湿补中）、草豆蔻仁（益阳退外寒，以上各一钱五分），橘皮、当归身、白术（以上各二钱），白芍药、人参（以上各三钱），佛耳草、炙甘草（以上各四钱），黄芪（五钱）。"

细较两案，李正臣夫人案是闭目则浑身麻木，昼减而夜甚，其病机是阳气下陷，阴火为患，故治宜补中益气汤补气升阳，当归、白芍调和血脉，苍术、茯苓健脾除湿，黄柏、泽泻、生甘草泻阴火。而马女案仅下肢皮肤有麻木感，脉沉弱，是肾气不足，故治宜补肾养血。方中附子、金毛脊、杜仲、黑大豆温补肾阳，当归养血，山萸肉收敛固涩肾精，秦艽、桑寄生、赤小豆通络祛湿。

案13　气血亏虚

叶女

严重贫血，古人有补血先补气之法。

党参12克　杞子12克　云苓12克　熟地15克　黄芪18克　白术9克　当归15克　红枣7枚

【赏析】

本案患者严重贫血，即中医之血虚证，可见面色苍白、唇色爪甲淡白无华、头晕目眩、肢体麻木、筋脉拘挛、心悸怔忡、失眠多梦、皮肤干燥、头发枯焦，以及大便燥结，小便不利等。而气为血之帅，血为气之母。血虚者，气亦不足。

《景岳全书·十六卷·虚损》："虚损伤阴，本由五脏，虽五脏各有所主，然五脏证治，有可分者，有不可分者。如诸气之损，其治在肺；神明之损，其治在心；饮食肌肉之损，其治在脾；诸血筋膜之损，其治在肝；精髓之损，其治在肾。此其可分者也。然气主于肺而化于精，神主于心而化于气。肌肉主于脾而土生于火，诸血藏于肝而血化于脾胃，精髓主于肾而受之于五脏。此其不可分者也。及乎既甚，则标本相传，连及脏腑，此又方之不可执言也。故凡补虚之法，但当明其阴阳升降、寒热温凉之性，精中有气、气中有精之因。且凡上焦阳气不足者，必下陷于肾也，当取之至阴之下。下焦真阴不足者，多飞越于上也，可不引之归源乎？"故治宜补益脾肾，补气生血。方用《景岳全书》五福饮（人参、熟地、当归、白术、炙甘草）合《兰室秘藏》当归补血汤（黄芪、当归）去甘草，加枸杞子滋补肝肾；茯苓、大枣健脾安神养血。全方共奏益气健脾生血之功。

案 14 肝肾阴虚

李男

面色爪甲皆现高度贫血，无怪其热缠绵 3 个月之久。

黄芪 9 克　枸杞子 9 克　杭白芍 6 克　仙鹤草 12 克　当归 9 克　淮山药 9 克　黑豆衣 12 克　粉甘草 3 克　生姜 3 片　大枣 7 枚

【赏析】

本案患者亦为血虚证，盖见面色、爪甲淡白无华。爪为筋之余，肝主筋，且患者发热 3 月之久，属典型肝肾阴虚证。

《景岳全书·十六卷·虚损》："阴虚者多热，以水不济火而阴虚生热也。此病多得于酒色嗜欲，或愤怒邪思，流荡狂劳，以动五脏之火，而先天元阴不足者，尤多此病。凡患虚损而多热多燥，不宜热食者，便是阴虚之候。欲滋其阴，惟宜甘凉醇静之物。凡阴中有火者，太忌辛温，如干姜、桂、附、破故纸、白术、苍术、半夏之属，皆不可轻用；即如人参、黄芪、枸杞、当归、杜仲之类，是皆阴中有阳，亦当酌宜而用之，盖恐阳旺则阴愈消，热增则水益涸耳。然阴虚者，因其水一亏，而水亏者，又忌寒凉，盖苦劣之流，断非资补之物。其有火盛之甚，不得不从清凉者，亦当兼壮水之剂，相机间用，而可止即止，以防其败，斯得滋补之大法。"故治宜大补肝肾，滋阴补气生血。方用《景岳全书》小营煎（当归、熟地、芍药、山药、枸杞、炙甘草）合《兰室秘藏》当归补血汤（黄芪、当归）去熟地，加仙鹤草预防阴虚火旺之血证；黑豆衣养阴平肝，祛风解毒；甘草、生姜、大枣，补中气、生气血、和营卫。内外同调，标本兼治。

患者虚损至此，为何不用熟地？盖虚极之人，虚不受补，故不可一开始就峻补，应缓补气血，调其脾肾，待正气稍复，再行峻补。

案 15 肾阴亏虚，虚火上炎

周女

经已净，头眩，胸中烦热，大便难。凡此皆阴虚火旺之象。

鲜生地 18 克　冬青子 9 克　料豆衣 12 克　知母 9 克　旱莲草 9 克　麦冬 9 克
玉竹 9 克　牛膝 9 克　粉甘草 2.4 克

案 16 肾阳不足

潘男

形瘦，体弱可知；入寐惊惕不宁，背脊作酸。此二者皆是营养缺乏，其中尤以维生素 A 与钙为最甚。

全当归 9 克　枸杞子 9 克　杜仲 9 克　酸枣仁 9 克　金毛脊 9 克　鹿角霜 12 克

夜交藤12克　龙眼肉9克

另：多服猪脊髓、猪肝。

案17　肾阴不足，湿火上冲

陆男

两颊散布红蓝成片，时轻时剧，剧则面部烘热，顷见舌前剥，常衄血。古人称为阴不足，而湿火上冲。

小生地12克　旱莲草9克　小蓟12克　冬青子9克　粉丹皮9克　忍冬藤9克
豨莶草9克　蒲公英9克　淮牛膝9克　绵茵陈9克

【赏析】

《景岳全书·十六卷·虚损》："凡虚损之由……无非酒色、劳倦、七情、饮食所致。故或先伤其气，气伤必及于精；或先伤其精，精伤必及于气。但精气在人，无非谓之阴分。盖阴为天一之根，形质之祖，故凡损在形质者，总曰阴虚，此大目也。若分而言之，则有阴中之阴虚者，其病为发热躁烦、头红面赤、唇干舌燥、咽痛口疮、吐血衄血、便血尿血、大便燥结、小水痛涩等症；有阴中之阳虚者，其病为怯寒憔悴、气短神疲、头晕目眩、呕恶食少、腹痛飧泄、二便不禁等症，甚至咳嗽吐痰、遗精盗汗、气喘声暗、筋骨疼痛、心神恍惚、肌肉尽削、梦与鬼交、妇人月闭等症，则无论阴阳，凡病至极，皆所必至，总由真阴之败耳。然真阴所居，惟肾为主。盖肾为精血之海，而人之生气，即同天地之阳气，无非自下而上，所以肾为五脏之本。……凡劳伤等证，使非伤人根本，何以危笃至此？故凡病甚于上者，必其竭甚于下也。余故曰：虚邪之至，害必归阴；五脏之伤，穷必及肾。……虚损两颧红赤或唇红者，阴虚于下，逼阳于上也。仲景曰：其面戴阳者，下虚故也。"

周女案病机乃肾阴虚，相火旺。故治以鲜生地、冬青子、料豆衣、麦冬、玉竹滋肾阴；知母、旱莲草清下焦相火邪热；牛膝引火归元；甘草调和诸药。

潘男案病机为肾阳虚。故治以全当归、枸杞子、杜仲、金毛脊、鹿角霜等温性药物温补肾阳，治其本；酸枣仁、夜交藤、龙眼肉安神，治其标。然肾阴、肾阳互为根本，养阳不忘滋阴，故嘱另多服猪脊髓、猪肝等血肉有情之品滋肝肾之阴。

陆男案之病机为阴虚于下，格阳于上之戴阳证。故治以生地、冬青子滋肾阴，治本；旱莲草、粉丹皮、蒲公英清下焦阴分相火邪热，治标；小蓟治衄血之标证；忍冬藤、豨莶草通络；茵陈祛湿；淮牛膝引火归元。

案18 肾水亏虚，气血不足，兼风湿毒邪

朱男

两手指尖麻，面色不华，此属于营养方面事。左睾丸往日曾有性病。

全当归9克　黑大豆12克　粉萆薢9克　粉丹皮9克　五加皮9克　秦艽9克
豨莶草15克　杜赤豆30克

二诊：据其往日之经过，颇类麻风。仲景诊王仲宣四十当眉落，亦是斯症。厥后唐初四杰之卢照邻，因此症而终生不治。故诊治之宜早！今予下方：

苍耳子90克　大枫子60克　蜈蚣连头足5条　全蝎6克　雄黄15克　绿豆衣150克　蕲蛇4条　海藻90克　昆布90克

共为细末，如梧子大，每次20粒。

【赏析】

本案患者两手指尖麻，面色不华，左睾丸曾有性病，其病机为肾水亏虚，气血不足，兼有风湿毒邪。故治宜扶正祛邪，养血祛风，祛风除湿。方中当归头能破血，身能养血，尾能行血，故全当归能补血养血，活血行血；黑豆性平、味甘，归脾、肾经，具有润燥、活血利水、祛风除痹、补血安神、明目健脾、补肾益阴、解毒的作用；粉萆薢，利湿去浊，《本草通玄》谓其"胃与肝药也，搜风去湿，补肾强筋，主白浊茎中痛，阴痿失溺，恶疮"；牡丹皮，清热凉血，《本草纲目》云其"治手足少阴、厥阴四经血分伏火。盖伏火

即阴火也，阴火即相火也，古方惟以此治相火，故仲景肾气丸用之。后人乃专以黄檗治相火，不知丹皮之功更胜也"；五加皮辛苦温，祛风湿，补肝肾，强筋骨，活血脉；秦艽祛风湿，舒筋络，清虚热；豨莶草，祛风湿，通经络，《本草纲目》云其"治肝肾风气，四肢麻痹，骨痛膝弱，风湿诸疮"；杜赤豆，即赤小豆，利水解毒，《药性论》谓其"消热毒痈肿，散恶血、不尽、烦满。治水肿皮肌胀满"。

二诊时，患者终于鼓足勇气，略微透露实情，患者或曾有眉毛脱落之症状，颇似仲景诊王仲宣四十眉落之症，故疑其人所患为麻风病。故治宜虫蚁搜风通络，解湿度邪气为先。方中苍耳子，有小毒，散风寒，祛风湿，《玉楸药解》云"消肿开痹，泄风去湿。治疥疠风瘙瘾疹"；大枫子祛风燥湿，攻毒杀虫；蜈蚣，解毒散结搜风，《医学衷中参西录》云其"走窜主力最速，内而脏腑，外而经络，凡气血凝聚之处皆能开之。性有微毒，而转善解毒，凡一切疮疡诸毒皆能消之。其性尤善搜风……用时宜带头足，去之则力减，且其性原无大毒，故不妨全用也"；全蝎、蕲蛇透骨搜风，疗诸风瘾疹，风湿顽痹，痈肿疮毒；雄黄辛温有毒，解毒杀虫，燥湿祛痰；绿豆衣清热解毒；海藻、昆布软坚消痰，散结气痈肿。全方共奏祛风通络，解毒散结之功。

二十七、淋浊

案1 湿热蕴结下焦

王男

小便频数刺痛，有脓汁，外有热象，乃湿热之熏蒸。

银花30克　白薇12克　马鞭草、凤尾草各18克　萹蓄12克　冬葵子12克　黄柏6克　草薢12克　熟大黄9克

二诊：脓汁变为血液，痛不可耐。

猪苓9克　赤苓12克　泽泻9克　小生地15克　飞滑石15克　萹蓄24克　草薢12克　生草梢4.5克　小蓟18克　瞿麦18克　黄柏9克　琥珀屑3克（分2次吞）

【赏析】

淋病是由淋病奈瑟菌所致的泌尿生殖系统化脓性炎性疾病。主要通过性交传染。本案患者之病机为下焦湿热，故治以程氏萆薢分清饮（川萆薢、黄柏、石菖蒲、茯苓、白术、莲子心、丹参、车前子），盖患者无中焦脾胃湿证，故不用健脾利湿之茯苓、白术，莲子心、丹参活血，然活血之药亦能伤阴，下焦本有湿热伤阴，故不宜再用。方中金银花乃外科圣药，《本草正》谓其"善于化毒，故治痈疽、肿毒、疮癣、杨梅、风湿诸毒，诚为要药。毒未成者能散，毒已成者能溃"；白薇清热凉血，利尿通淋，解毒疗疮；马鞭草、凤尾草、萹蓄、冬葵子、萆薢清热除湿解毒，利尿通淋；黄柏清下焦相火邪热；熟大黄泻血中热毒。二诊时，脓汁变为血液，且疼痛加剧。湿热未见减，而又伤及血分，殊为棘手！姑且尽力为之。故前方中加入猪苓汤（猪苓、茯苓、泽泻、滑石、阿胶），其中以生地易阿胶，意在滋阴清热利水；生草梢、瞿麦、琥珀、小蓟凉血止血，祛瘀消肿，解毒疗疮。

案2　肺肾阴虚兼表证

赵男

小溲刺痛，次数亦频。凡慢性淋浊，多不发热；今有表证，殆为慢性肾盂肾炎而急性发作者。

薄荷6克　菊花9克　佩兰梗9克　忍冬藤12克　柴胡6克　冬桑叶9克　粉草薢9克　泽泻9克　车前子9克

【赏析】

本案小便刺痛、频数，外有表证，乃下焦实热，外感风热所致。故治用外散风热，内清湿热。方中桑叶清透肺络之热，菊花清散上焦风热；薄荷辛凉，助桑、菊散上焦风热；柴胡散少阳之邪；佩兰梗芳香化湿；忍冬藤甘寒，清热解毒，疏风通络。解温病发热，热毒血痢，痈肿疮疡；萆薢、泽泻、车前子清热利湿解毒，利尿通淋。

肾藏精，《素问·六节藏象论篇第九》："肾者，主蛰，封藏之本，精之处也。"肾阳为一身阳气之本，"五脏之阳气，非此不能发"，能推动和激发脏腑经络的各种功能，温煦全身。肾阳虚衰，温煦、推动等功能减退，则脏腑功能减退，发为虚寒性病证。肾阴为一身阴气之源，"五脏之阴气，非此不能滋"，"无形化有形"。肾阴充足，脏腑功能活动得以调控而不亢奋，精神宁静内守。肾阴不足，精神虚性躁动，发为虚热性病证。肺主行水，为华盖，清·汪昂《医方集解》称"肺为水之上源"。《伤寒论浅注·卷一·辨太阳病脉证篇》："太阳底面即是少阴。治太阳之病，即宜预顾少阴。……医家辨证，开口一言太阳，瞩目即在少阴。须知太阳标热而本寒，少阴标寒而本热。太阳之标，即少阴之本。"本案章公肺肾合治，解表清里，外散表热，内清湿热，标本兼治，可师可法。

案3 下焦湿热，热盛津伤

夏男

此下焦湿热，其热弛张起伏，小溲如浊涕，兼有红色，但不痛，舌红，脉细数。处方以猪苓汤为骨干。

陈阿胶24克（烊冲）　猪苓9克　赤茯苓9克　泽泻9克　飞滑石12克　马鞭草9克　瞿麦穗9克　冬青子9克　旱莲草9克　杭白芍12克　生侧柏叶30克

二诊：药后小溲之红白黏液，始则增多，继则减少，起伏之热亦不若往日之剧。再拟清利湿热之剂，亦尿道消毒之意。

柴胡9克　生侧柏叶30克　苦参片6克　黄柏4.5克　生苍术9克　淮牛膝12克　白芍9克　紫花地丁12克　马鞭草15克　凤尾草15克　荜澄茄9克　生甘草3克

【赏析】

本案患者下焦湿热，湿阻膀胱，湿热壅遏，阴液损伤，故小溲如浊涕，兼有红色，发热弛张起伏。《伤寒论》223条及《金匮要略·消渴小便不利淋病脉证第十三》均云："脉浮发热，渴欲饮水，小便不利者，猪苓汤主之。"故治以猪苓汤滋阴清热利水；马鞭草，《本草经疏》谓其"凉血破血之药。下部脓疮者，血热之极，兼之湿热，故血污浊而成疮，且有虫也。血凉热解，污浊者破而行之，靡不瘳矣。陈藏器谓其破血杀虫，亦此意耳"；瞿麦穗利尿通淋活血；冬青子即女贞子，与旱莲草合用，名二至丸，补益肝肾，滋阴止血；杭白芍敛阴；生侧柏叶凉血，止血，祛风湿，散肿毒。二诊时，小便之红白黏液，始则增多，继则减少，乃邪去之象。《湿热论》："湿热证，寒热如疟，湿热阻遏膜原，宜柴胡、厚朴、槟榔、草果、藿香、苍术、半夏、干菖蒲、六一散等味。"本案患者弛张起伏之发热亦类似于寒热如疟，属湿热阻遏膜原。故治宜清湿热，开达膜原。方中柴胡、荜澄茄、白芍、生甘草即四逆散以荜澄茄易枳实，意在透达膜原郁遏之湿热；淮牛膝补肝肾；生侧柏叶、紫花地丁、凤尾草祛湿解毒；苦参片、生苍术、黄柏祛中下焦之湿热。

二十八、其他

案1　邪热蕴肺（肺痈）

陆男

昨日起咳嗽复作，臭痰较多，恶心，神疲乏力，肩背酸痛，饮食、睡眠尚正常。此为肺痈，西医诊为放线菌化脓症。

黄芪24克　石斛12克　银花18克　粉甘草9克　百部9克　黄芩9克　白及粉15克（分3次吞）

另：琼玉膏12克，二冬膏12克和匀，每服半匙，日3次。

二诊：药后咳嗽稀减，臭痰隔日即消失。今日清晨又有少量痰，自喉至胃部觉隐痛，尤以咳呛时加重，神疲乏力，胸背疼痛依然。

生芪24克　银花18克　鱼腥草18克（后下）　玉竹15克　生甘草9克　生米仁30克　白及粉4.5克（分3次吞）

另：二冬膏 120 克，琼玉膏 120 克，甜葶苈 24 克，研末和入调匀。每服半匙，日 3 次。

三诊：臭痰已大减，服药时稍恶心。

生芪24 克　鱼腥草15 克（后下）　雅连3 克　甘草6 克　党参9 克　紫地丁9 克

白及粉4.5 克（分3 次吞）

另：橄榄膏 120 克，琼玉膏 120 克，二冬膏 10 克，甜葶苈 36 克，象贝母 36 克，均研末和膏中，每服半匙，日 3 次。

【赏析】

肺痈之病因为感受风热，或痰热素盛所致；其病机为邪热郁肺，炼液成痰，阻于肺络，血滞为瘀，痰瘀互结而成痈，血败肉腐，肺络损伤，脓疡内溃外泄。

《外科枢要·论肺疽肺痿》："夫肺者，五脏之华盖也，处于胸中，主于气，候于皮毛。劳伤气血，腠理不密，外邪所乘，内感于肺；或入房过度，肾水亏损，虚火上炎；或醉酒炙煿，辛辣厚味，熏蒸于肺；或咳唾痰涎，汗下过度，重亡津液之所致也。其候恶风咳嗽。鼻塞项强，胸胁胀满，呼吸不利，咽燥作渴，甚则四肢微肿，咳唾脓血。若吐痰臭浊，脓血腥秽。胸中隐隐微痛，右手寸口脉数而实者，为肺疽。若吐涎沫而无脓，脉数而虚者，为肺痿也。若咳嗽喘急者，小青龙汤。咳嗽胸胀者，葶苈大枣泻肺汤。咳脓腥浊者，桔梗汤；咳喘短气，或小便短少者，佐以参芪补肺汤；体倦食少者，佐以参术补脾汤。咳唾痰壅者，肾虚水泛也，六味地黄丸。口干咽燥者，虚火上炎也，加减八味丸。此症皆因脾土亏损，不能生肺金，肺金不能生肾水，故始萌则可救，脓成则多死。若脉微紧而数者，未有脓也；紧甚而数者，已有脓也。《内经》曰：血热则肉败，荣卫不行，必将为脓。大凡肺疽咳唾脓血，久久如粳米粥者，难治。若唾脓而不止者，亦不可活也。其呕脓而自止者自愈，其脉短而涩者自痊。面色当白而反赤者，此火之克金，皆不可活。苟能补脾肺滋肾水，庶有生者。但恐专攻其疮，脾胃益虚，鲜有不误者矣。"

本案患者咳嗽、臭痰较多、恶心等症候，为肺痈之成痈期典型表现；神疲乏力，肩背酸痛，饮食、睡眠正常为脾肾亏虚证之表现。治用清热解毒排脓，补气滋阴托毒。方中黄芪、粉甘草补三焦，益元气，温分肉，实卫气，益皮毛，实腠理，托疮生肌；石斛滋阴清热；百部润肺止咳；银花、黄芩清热解毒排脓；白及止血；琼玉膏（人参、生地黄、白茯苓、白蜜）、二冬膏（天冬、麦冬）滋阴润肺，益气补脾。二诊时，症状大减，但仍神疲乏力，胸背疼痛，故鱼腥草清热解毒，排脓消痈；玉竹滋阴生津；甜葶苈、生米仁祛痰排脓；并加大二冬膏、琼玉膏之量，增强扶正固本之力。三诊时，加入党参扶正补虚；紫地丁、橄榄膏、象贝母化痰祛湿解毒。

案2　脾胃伏火，邪气外发（风疹）

孙女

连日夜间发热，每热必发风疹，痒不可耐。凡风疹发于稚孩，多属胃肠病，以往曾7日一更衣。此其候也。

海南片 12克　桃仁 9克　草决明 12克　蒲公英 18克　　当归 12克　丹皮 9克

赤芍 9克　茅根 30克

【赏析】

中医认为，人体与外界，人体自身具有统一性，《灵枢·外揣第四十五》："司外揣内"。《丹溪心法·能合脉色可以万全》："有诸内者形诸外"。人体外部的皮肤表现很大程度上是内部脏腑功能失调的反映，不仅仅是皮肤本身的问题。《中藏经·论痈疽疮肿第四十一》："夫痈疽疮肿之所作也，皆五脏六腑畜毒不流则生，非独因荣卫壅塞而发者也。其行也有处，其主也有归。假令发于喉舌者，心之毒也；发于皮毛者，肺之毒也；发于肌肉者，脾之毒也；发于骨髓者，肾之毒也。发于下者，阴中之毒也；发于上者，阳中之毒也；发于外者，六腑之毒也，发于内者，五脏之毒也。……发于上者得之速，发于下者得之缓。感于六腑则易治，感于五脏则难瘳也。……脓疾溃者则多生。"

　　本案患者之病机为脾胃伏火邪气外发。人体之气昼行于外，夜归于脏，而脾胃内有邪火，阻挡正气，故夜间发热；脾胃邪火灼伤津液，故大便难。故治宜透达火邪，疏风泻热。方中槟榔苦辛温，入脾、胃、大肠经，理气消积；草决明疏风清热，润肠通便，《本草求真》谓其"除风散热。……又能升散风邪"；蒲公英清热解毒，《本草正义》谓其"性清凉，治一切疔疮、痈疡、红肿热毒诸证，可服可敷，颇有应验"；桃仁、当归、丹皮、赤芍活血养血，泻阴分火毒，即"治风先治血，血行风自灭"之意；白茅根清热凉血利尿，《本草正义》谓其"寒凉而味甚甘，能清血分之热，……凉血而不虑其积瘀……泄降火逆，其效甚捷，故又主胃火哕逆呕吐，肺热气逆喘满。且甘寒而多脂液……又止渴生津，而清涤肺胃肠间之伏热，能疗消谷燥渴。又能通淋闭而治溲血下血……通利小水，……甘寒之力，清泄肺胃，尤有专长……牙疳口舌诸疮，及肺热郁窒之咽痛腐烂诸证，用以佐使，功效最着，而无流弊"，此案用白茅根，意在导热从小便出，妙哉！

案3　少阳阳明合病（心痛）

柴男

　　面垢，苔腻，目充血，右肋骨弓下及心窝部疼痛，按之亦然，病历旬余，二便皆少，不通便利溲，则热与呕皆不能止。

　　春柴胡9克　黑山栀9克　绵茵陈15克　淡黄芩9克　生锦纹6克　郁李仁12克　玄明粉15克（冲）　赤苓9克　制半夏9克

　　二诊：得大便，自觉爽适不少，肝脏部分触之亦不如昨日之痛。

　　绵茵陈12克　梗通草6克　嫩白薇12克　玄明粉9克　车前子12克（包）郁李仁9克　冬瓜子9克　生苡仁12克

【赏析】

　　本案患者发热、呕、目充血、右肋骨弓下及心窝部疼痛，属于少阳证。

《灵枢·经脉第十》："三焦手少阳之脉……布膻中，散落心包，下膈，循属三焦……其支者……至目锐眦。……胆足少阳之脉，起于目锐眦……其支者，别锐眦……以下胸中，贯膈，络肝，属胆，循胁里……其直者……循胸，过季胁下合髀厌中。"面垢、苔腻、二便皆少，属于太阴阳明证。阳明，胃也。太阴，脾也。脾胃主升清降浊。《素问·六微旨大论篇第六十八》："出入废则神机化灭，升降息则气立孤危。故非出入，则无以生长壮老已；非升降，则无以生长化收藏。"《伤寒论》第103条云："太阳病，过经十余日，反二三下之，后四五日，柴胡证仍在者，先与小柴胡汤。呕不止，心下急，郁郁微烦者，为未解也，与大柴胡汤，下之则愈。"故治宜两解少阳阳明热结，用大柴胡汤加减。方中春柴胡、淡黄芩、制半夏即小柴胡汤之主药，解少阳三焦火邪，止呕降逆；黑山栀、绵茵陈、生大黄即茵陈蒿汤，合赤苓清热利湿，通利小便；郁李仁，《本草经疏》谓其"主大腹水肿，面目四肢浮肿者……辛苦能润热结，降下善导癃闭……善导大肠燥结，利周身水气"；玄明粉合大黄泻阳明之热结。

二诊时，症状大减，得大便，肝脏部分触之亦不如昨日之痛。此为少阳病已解，故撤去少阳药。方中绵茵陈、梗通草、车前子、郁李仁、冬瓜子利尿祛湿；生苡仁健脾利湿；嫩白薇清虚热利尿；玄明粉泻阳明之热。

纵观本案，患者少阳阳明合病，且湿热合邪。初诊重在宣通少阳气机，二诊重在清热利湿。

案4 阴寒凝滞，脾肾阳虚（疝气）

潘男

此古人所称之疝气痛，牵及睾丸故也。致此之由，仍在痢后。古人以痢后健脾。健脾者，恢复肠之蠕动能力，使痉挛者恢复弛缓；而有气体蓄积者，则排泄之。

炮附块4.5克　补骨脂9克　制香附9克　杭白芍12克　鸡内金12克　全当归12克　生白术9克　晚蚕沙15克（包）　炮姜炭6克　粉甘草6克

二诊：其便已能自行通畅，而腹之癥块牵引睾丸掣痛者如故；自觉两睾皆痛而坠，则不同于偏疝。仍守和营行气，健脾升提之法。

全当归 12 克　绿升麻 4.5 克　小茴香 9 克　淡吴萸 2.5 克　橘核皮各 6 克　潞党参 9 克　台乌药 9 克　荔枝核 12 克　焦白术 9 克　川楝子 9 克　延胡索 9 克

【赏析】

《黄帝素问宣明论方·卷一·厥疝证主腹痛》："脉至太虚，积气腹中，隐而难见。脉沉使脾弱，寒于肢膜，气厥也，吴茱萸加减汤主之，治厥疝腹中冷痛，积气上逆，致阴冷于肢膜。吴茱萸二两、炒川乌头、细辛各三两，良姜、当归、炮姜、官桂各一两。"《黄帝素问宣明论方·卷二·控睾证主小肠》："《甲乙经》云：小肠病，结于腰上而不下，痛冲心肺，邪所系，茴香楝实丸主之，治小肠病结上而不下，痛冲心肺。茴香、楝实、吴茱萸、马楝花各一两，陈皮一两，芫花半两。"

本案患者因痢伤阳气，致使阴寒凝滞疝痛，故治宜健脾肾之阳，行气活血。方中炮附块、补骨脂温肾助阳纳气；生白术、晚蚕沙、炮姜炭、鸡内金、粉甘草健脾阳，补中气，祛湿浊，助消化；制香附、杭白芍、全当归调气血。二诊时，腹之癥块牵引睾丸掣痛者如故。《脾胃论·卷下·调理脾胃治验治法用药若不明升降浮沉差互反损论》："癸卯岁六七月间，淫雨阴寒逾月不止，时人多病泄利，湿多成五泄故也。一日予体重肢节疼痛，大便泄并下者三，而小便闭塞。思其治法，按《内经·标本论》：大小便不利，无问标本，先利大小便。又云：在下者引而竭之。亦是先利小便也。又云：诸泄利，小便不利先分别之。又云：治湿不利小便，非其治也。……若从以上法度，用淡渗之剂以除之，病虽即已，是降之又降，是复益其阴而重竭其阳气矣，是阳气愈削而精神愈短矣，是阴重强而阳重衰矣，反助其邪之谓也，故必用升阳风药即差。以羌活、独活、柴胡、升麻各一钱，防风根截半钱，炙甘草根截半钱……大法云：湿寒之胜，助风以平之。又曰：下者举之。得阳气升腾而去矣。"故治宜升清健脾，温阳散寒，行气止痛。以补中益气汤、天台乌药散、橘核丸合金铃子散加减。方中党参、焦白术健脾补中；绿升麻升举阳气；小茴香、吴萸、台乌药、荔枝核温阳散寒止痛；延胡索、全当归、橘核、橘皮、川楝子活血行气止痛。

案5　邪郁少阳，热结阳明（耳聋）

陈女

骤然耳聋，有属于实证者。不更衣5日，苔垢腻，尖红，予大柴胡汤下之。

春柴胡 6克　白芍 9克　生枳实 9克　黄芩 4.5克　姜半夏 9克　生锦纹 2.5克（研末冲）　玄明粉 12克（冲）　草决明 12克　粉甘草 4.5克　生姜 2片　大枣 5枚

【赏析】

《景岳全书·卷之二十七·耳证》："耳聋证，诸家所论虽悉，然以余之见，大都其证有五：曰火闭，曰气闭，曰邪闭，曰窍闭，曰虚闭。凡火闭者，因诸经之火壅塞清道，其证必开开熇熇，或胀或闷，或烦或热，或兼头面红赤者是也，此证治宜清火，火清而闭自开也；气闭者，多因肝胆气逆，其证非虚非火，或因恚怒，或因忧郁，气有所结而然，治宜顺气，气顺心舒而闭自开也；邪闭者，因风寒外感，乱其营卫而然，解其邪而闭自开也；窍闭者，必因损伤，或挖伤者，或雷炮之震伤者，或患耵耳溃脓不止而坏其窍者，是宜用开通之法以治之也；虚闭者，或以年衰，或以病后，或以劳倦过度，因致精脱肾亏，渐至聋闭，是非大培根本必不可也。凡此数者，有从外不能达者，其病在经，有从内不能通者，其病在脏，当各随其宜而治之，自无不愈者。然暴聋者多易治，久聋者最难为力也。"

本案患者之耳聋属于暴病实证，《灵枢·经脉第十》："三焦手少阳之脉……其支者……上项系耳后，直上出耳上角……其支者，从耳后入耳中，出走耳前……胆足少阳之脉……其支者，从耳后入耳中，出走耳前。"邪气壅遏于少阳经脉，故耳聋；邪滞阳明胃，故不大便。少阳属木，主疏泄；阳明属土。少阳失于疏泄，可影响糟粕之排泄。证属少阳阳明同病，故宜少阳阳明同治。方用大柴胡汤加减。方中柴胡、黄芩泻少阳邪火；草决明清肝火；姜半夏止呕降逆；白芍、枳实、大黄、玄明粉解阳明燥结；甘草、生姜、大枣保胃气，存津液。全方共奏和解少阳，调畅枢机，通下里实之功。

第二章　妇　科

一、月经病

案1　肝气郁结（经行后期）

方女

脉有弦意，此种脉主拂逆恚怒。经行后期，将行乳房作胀，少腹尤甚，今经将行。

酸炒柴胡4.5克　杭白芍9克　丹皮9克　薄荷4.5克　全当归9克　生白术9克　赤苓9克　延胡9克　泽兰叶9克　生姜2片

二诊：经已见，所苦如故，必待经净而后已。

当归9克　延胡9克　小茴香9克　旋覆花9克（包）　川芎6克　泽兰叶9克　炒丹皮9克　粉甘草3克

三诊：凡经行乳房作胀者，此与经之多少无绝对关系；其少腹之胀，如经量增多则稍舒，药后其量仍少。

全当归9克　泽兰叶9克　卷柏9克　土牛膝12克　大川芎6克　粉丹皮15克　苏木6克　桃仁泥12克　香附9克

【赏析】

此案以脉弦，经行后期，经前乳房少腹作胀为主证，当为肝气郁结所致。气滞则血行不畅，故脉弦，经行后期，乳房小腹作胀。章公以逍遥散化裁，疏肝解郁理气，辅以泽兰、延胡活血。二诊见经行，而所苦如故，故以温通活血为法。三诊见胀及经量仍少，乃以活血通经为主，使经畅则诸证自除。

案 2 脾肾阳虚（经行后期）

赵女

经后期，将行先下白物，既行其色淡、平居洒洒然有寒意。古人之概念，为虚寒之象。

肉豆蔻9克　炮附片6克　炮姜炭4.5克　白芍9克　补骨脂9克　北细辛3克　川桂枝4.5克　黄芪9克　青防风9克　炙甘草3克

二诊：药后凛寒大定。平素经多后期，每月递减。距离经期不远，以此方催其早行。

全当归9克　山萸肉9克　北细辛3克　制香附9克　丹皮9克　大川芎6克　补骨脂9克　官桂皮4.5克　炮姜炭3克　两头尖9克（包）

【赏析】

本案之经行后期，以经前下白带，经行色淡，平时畏寒为主证，应属脾肾阳虚致带脉失固所致。故以温补脾肾为立方之要，乃为治本之图。药用炮附片、炮姜炭、肉豆蔻、桂枝、细辛等以温补脾肾而散寒；桂枝、白芍、黄芪、防风和营益气祛风以治洒洒然恶寒。二诊见恶寒大定，又距经期不远，乃在前方温补的基础上加香附、当归、川芎、两头尖等通经药，以促经行。

案 3 精血亏虚（经行后期）

杨女

曾经大崩，表示血液凝固力减退；崩止，月经愆期。此番停止 2 个月，最近 3 日来，有少量之淋沥，少腹沉坠。催经药不宜用，当强壮剂恢复卵巢功能。

熟地黄15克　破故纸9克　白归身9克　枸杞子9克　山萸肉9克　巴戟天9克　生艾叶4.5克　金毛脊9克　炮姜炭4.5克　杜仲9克　震灵丹6克（分3次吞服）

【赏析】

本案之经行后期，缘于大崩之后，且停经2月才有少量之经血淋漓，伴小腹下坠，应属大崩导致的精血亏虚，血源不足，无血可下。此种情况切不可妄用通经活血之药，而犯虚虚之戒，故章公告诫"催经药不可用"，而以熟地、当归、故纸、枸杞子、山萸肉、巴戟天、杜仲等大量温补强壮之药，以调补冲任，恢复卵巢功能，而辅以震灵丹通涩相合。

以上二案说明，章公治病，辨证明晰，立法主次分明，用药精当，平中见奇。

案4　气血亏虚（闭经）

钱女

季春流产后，血大下如崩，曾经晕厥，虽未濒于危殆，以此血液亏耗，难以恢复。夏天经曾一见，迄于今兹。征以面容之惨淡，心之动悸，攻是无益。

全当归9克　阿胶珠15克　枸杞子9克　潞党参12克　山萸肉9克　熟地黄18克　旱莲草9克　抱本神12克　谷麦芽各9克

另：两仪膏24克，每服1匙，日2次，开水冲服。

【赏析】

闭经一证，有虚实之别，论治也自当有补有攻。此案之闭经，病发于季春，因流产而致大崩之后。夏日曾偶有经见，其后则闭。再参合患者面容惨淡，心悸，知是大崩之后气血亏虚经闭。此时宜大补气血，缓而图之，故章公用当归、阿胶珠、枸杞子、党参、山萸肉、熟地黄、旱莲草等补益气血，尤其用两仪膏，以加强补益气血之力。用之使气足血复，则经自行。此案未用破血行血药，足见先生认证之精。若以经闭贸然攻伐，活血化瘀，则必使正气更伤，乃犯虚虚之戒，为害甚烈。

案 5　肾虚不固（崩漏）

朱女

经先期，淋沥半月，其量多，其色或鲜或紫。此症起于产后，已历数年。腹不痛而腰脊酸，加凝固血液与收缩子宫之属。

益母草 12 克　生茜草 9 克　仙鹤草 12 克　熟地 15 克　大川芎 6 克　杜红花 4.5 克　苎麻根 12 克　桑寄生 12 克

另：乌贼骨 18 克，研末，分 3 次吞。

【赏析】

本案例于产后出现月经提前，每次量多，且淋漓半月之久，如此已历数年。据此表现，当属西医所谓的功能性子宫出血，简称"功血"，中医称之为"崩漏"。引起功血的原因复杂，有虚有实，或因血热，或因瘀血，或因虚而血失统摄。本案病发于产后，月经提前且量多，经色虽或鲜或紫，但据其腹不痛而腰脊酸，可断其出血乃因虚而血失统摄所致。故章公治疗此证，紧紧抓住"凝固血液"（即止血）与收缩子宫用药，以生茜草、仙鹤草、苎麻根、乌贼骨增加血液凝固而止血，以益母草、熟地、川芎、红花、桑寄生促进子宫恢复。因无腹痛，瘀血不明显，故只用小剂量红花、川芎以活血宁血。全方止血为主，活血为辅，扶正为本。用药虽简，但主次分明，用药精当，充分体现了章公的用心。尤其难能可贵的是治疗中的中西融汇思想，反映了先生不拒门户，勇于接受新事物，以为我所用的创新精神。

案 6　血虚（崩漏）

张女

经曾停止 3 个月有余，因登楼闪动而下血块，从此淋沥不净，4 个月有余。

熟地 12 克　炒当归 6 克　阿胶珠 12 克　金毛脊 9 克　仙鹤草 15 克　苎麻根 12

克　藏红花6克　川断9克　震灵丹6克，(分2次吞)

二诊：漏红止，腰酸，上膈隐痛，入夜微有惊惕，皆贫血使然也。

熟地12克　川断9克　党参9克　枸杞9克　酸枣仁9克　黄芪皮12克　龙眼肉9克　菟丝子12克　仙鹤草15克

【赏析】

本案患者停经三月在先，虽不能肯定为虚，但此次爬楼闪挫而致月经淋漓四月不净，当属虚无疑。治当补血止血。先生一诊以熟地、当归、阿胶珠以补其血，仙鹤草、苎麻根以止其血，以红花祛其瘀，金毛脊、川断以固其本，妙在用震灵丹（南岳魏夫人方，药用禹余粮、赤石脂、代赭石、紫石英各120克，制乳没、五灵脂各60克，朱砂30克，依法为丸）化瘀固涩止血。患者一诊即药到病除而露红止。二诊而尚见腰酸、夜不安，乃气血未复使然，故以补益气血，养心安神善后，以图其本，除其根。此案反映章公在应对虚实夹杂疑难病证面前，用药主次分明、补泻有度、胆大心细、灵活变通的高超技巧。

案7　血瘀（崩漏）

吴女

行经量多如冲，经历8日，量虽减少，但淋沥不易尽，腰痛如折，良以为苦。今拟收缩子宫与增加血液凝固合剂。

藏红花3克　瞿麦穗12克　杜仲9克　大川芎6克　益母草9克　川断肉9克熟地18克　金樱子9克　生阿胶15克　藕节5只　震灵丹6克(分2次吞服)

案8　血瘀（崩漏）

张女

经曾停2个月。既至，淋沥不易净，迄今1个月有余，腹痛则其量更加。此证据其舌、脉，当用补涩；但痛，又当和瘀。二者并用可矣。

益母草9克　瞿麦穗9克　仙鹤草18克　大川芎6克　干地黄12克　生阿胶

24克（烊冲）　五味子3克　金樱子9克　陈棕炭30克（煎汤代水）

【赏析】

瘀阻型崩漏在临床极为常见。其证以经血淋漓不断，或突然大出血，色紫黑，有瘀块，伴腹痛、腹胀，舌质紫暗，有瘀点、瘀斑，脉细涩为特点。前人治疗此证，急则治标止血，缓则图本祛瘀，是为定法。章公治此证，注重祛瘀药与收涩药并用，并注意使用收缩子宫及增加血液凝固之药。这从其医案中多处提及"通涩并用"，上述医案即可证之。

吴案先行经量多如冲8日，继则淋沥不尽，伴腰痛如折，乃先崩后漏；张案停经二月在前，继则淋漓月余，伴腹痛，乃以漏为主。二者前因有别，后果相似，皆属瘀血性漏症，故治疗上皆用活血化瘀之剂以收缩子宫，用收涩补益之剂以止血。二案均以益母草、瞿麦相伍以收缩子宫，以阿胶、金樱子等以收涩养血止血。二案均以通涩并用法而收功。

由此可见，章公临证，不仅谨守中正之法则，又具有敢于接受新事物、意欲融中西医之长、不落俗套的创新精神，给后人以启迪。

案9　虚实夹杂（崩漏）

石女

病较重之时症后，而经见淋沥不易净，为时已及两旬，腹部微痛，痛则下。此宜古人久漏当攻之法。

杜红花9克　桃仁泥12克　黑荆芥6克　瞿麦9克　大川芎4.5克　延胡索9克　益母草9克　生蒲黄9克（包）　赤白芍各6克　来复丹6克（吞）

二诊：以通为止，经淋沥者量已少，亦不感腰酸、腹胀，此可固摄之。

绵杜仲12克　熟地黄15克　生黄芪9克　升麻4.5克　乌贼骨30克　金毛脊9克　阿胶珠18克　川断肉9克　核桃肉9克

另：常服两仪膏。

【赏析】

本案继发于重症之后，其人必虚。今见月经淋漓两旬，可见此经漏因虚而起。但其经淋漓而伴腹痛，又虚中夹瘀，瘀不除，血难止，虚难复。故章公一诊先救其急，采用祛其瘀，收缩其子宫而止其血。药用红花、桃仁、赤白芍、川芎祛其瘀；益母草、瞿麦通经活血，助收缩子宫；生蒲黄止其血；更加来复丹通涩并用。药后经淋漓渐失，腹痛已消。遂转用益气、养血、固肾，以图其本。药用黄芪、升麻益气；熟地黄、阿胶珠补血养血；杜仲、川断、核桃、狗脊、两仪膏补肾；乌贼骨收敛止血。诸药合用，则扶正固本而收全功。

本案妙在章公在虚人久漏之时，敢于用大量活血化瘀之药，通因通用，证实久漏当攻之理，实乃艺高胆壮，颇能启迪后人。

二、带下病

案1　湿热下注

邓女

黄带多属湿热下注，其质虽黏，却无腥臭。

粉萆薢 9 克　泽泻 9 克　云苓 12 克　冬葵子 9 克　瞿麦 9 克　白薇 9 克　三妙丸 12 克　小生地 12 克　剪芡实 9 克　萹蓄草 9 克

另：海金沙 9 克，飞滑石 12 克，二味同泡代茶。

案2　脾肾两虚

徐女

带下色淡如水，且无臭气，其脉弱，补之可愈。

杜仲 9 克　金毛脊 9 克　山药 9 克　怀牛膝 9 克　金樱子 9 克　五味子 4.5 克　芡实 9 克　鹿角霜 15 克　震灵丹 9 克（分 3 次吞）

案 3 湿热兼瘀

王女

带下频仍，少腹两侧痛，按之痛益甚，放散于两腿。多属子宫附件有炎症，古人则属诸湿热下注。

川黄柏4.5克 苦参片9克 白芍9克 樗白皮9克 生侧柏叶9克 小茴香2.4克（后下） 炙乳没各9克 马鞭草9克 凤尾草9克（2剂）

二诊：药后腹痛大定，带下频仍，黏而腥。

原方加丹皮9克 小蓟12克 大贝母9克 甘草梢4.5克

【赏析】

以上三案均是带下症。带下，系由带脉失于约束而为病。究其原因，或因脾虚失运，精微下泄；或因湿热下注；或因肝郁气滞；或因肾亏。其精微下泄者为虚，湿热下注者为实。故治法亦各不相同。

邓案之带，黄而黏稠，但无腥臭，显系湿热下注，然又湿重于热。故治疗以清利下焦湿热为主，但又以祛湿为先。药用萆薢、萹蓄、瞿麦、海金沙、滑石、泽泻、云苓、三妙丸等大量燥湿利湿兼清热之品，而以白薇清其郁热。湿热甚则伤阴，故用生地养阴清热，芡实固带。

徐案之带，色淡如水，且无臭气，其脉弱，显属脾肾两虚之纯虚之带，故用杜仲、狗脊、山药、怀牛膝、鹿角霜补益肾脾，金樱子、芡实收涩止带，另用震灵丹疏通，使补而不滞，免生它患。

王案带下频仍，伴少腹两侧痛，按之痛益甚，是属湿热下注兼瘀滞所致。故治疗在清利湿热基础上加用活血化瘀之品。药用黄柏、苦参、侧柏叶以祛湿热，以炙乳没、小茴香行气活血祛瘀止痛，以樗白皮、马鞭草、凤尾草清热祛湿止带。其中，凤尾草、马鞭草章公尤喜用之，称为止带效药。

由上可见，虽同属带症，然因不同，治法用药也迥异。于此，足见章公临证施治之灵活，选方用药之游刃有余。

三、妊娠病

案1 脾肾两虚

谢女

经居3个月，其脉滑。脉滑者，孕象也。所虑不在恶阻，而在腰酸、带下，此为重身者所不应有，有之则须防其流产。

春砂仁 2.4克（后下）　沉香曲 9克　云茯苓 9克　陈皮 4.5克　乌梅肉 7.5克
伏龙肝 24克（煎汤代水）　五味子 4.5克　金毛脊 9克　杜仲 9克　桑寄生 12克

案2 肾虚腹痛

姜女

妊娠而见腹痛，已属可虑，腰脊酸楚，小溲短少，尤为可虑。急当静卧，助以药力，或可弥患于无形。

杜仲 9克　桑寄生 12克　熟地 18克　金毛脊 9克　川断 9克　绿升麻 2.4克
仙鹤草 15克

案3 脾肾两虚（胎漏）

朱女

经停3个多月，数日来带下较多，继以漏红，少腹及腰沉坠。急起直追，犹恐不及。

熟地 24克　黄芪 12克　续断 9克　杜仲 9克　阿胶 24克（烊冲）　陈棕炭 12克
苎麻根 15克　金毛脊 12克　仙鹤草 15克　升麻 3克　牛角鰓炭 9克

【赏析】

妊娠为女性的特殊生理期。由于腹中孕育胎儿，出现恶心、呕吐、倦怠等不适乃正常反映。若症状轻微，不影响正常进食，不足为虑。但若反应程度较重，影响进食，或增加额外症状，则应引起注意，防其引起流产。

以上三案，均为孕早期出现不应有的症状，均有腰酸，有流产之虑。但症有轻重，个体有差异，故调治也有别。

谢女孕三月，出现腰酸、带下。腰为肾之府，腰酸者，肾虚也；带下者，带脉失于约束，脾虚也。脾肾之虚，易致胎元不固。故章公以金毛狗脊、杜仲、桑寄生益肾安胎；以茯苓、陈皮、沉香曲、砂仁健脾安胃；伏龙肝、乌梅肉止呕。意使肾气充，脾胃安和而胎安。

姜女在孕期，不仅见腰脊酸楚，还见腹痛、小便短少，明其子宫出现不正常收缩，有流产之虑。故章公急令其静卧，同时，以杜仲、桑寄生、熟地、金毛脊、川断等大量补肾之剂以固胎，以升麻升提保胎，以仙鹤草防出血。

朱女怀孕三月，正值胚胎形成期，出现带下，少腹及腰沉坠，且已见漏红，其情势更危，流产迹象显见。故章公急以熟地、阿胶养血，黄芪、升麻益气升提，续断、杜仲、金毛脊补肾，同时用陈棕炭、苎麻根、仙鹤草、牛角鰓炭以止血。

以上三案，章公辨证治病之明晰，用药之精细，于此可见一斑。

四、产后病

案1 脾肾两虚（恶露不尽）

汤女

产后恶露淋漓，迄今两月未净。其色鲜红，当是子宫出血，腹不胀痛，只宜温摄，不宜去瘀。

生熟地各12克　黄肉9克　乌贼骨150克（煅）　阿胶24克（烊冲）　牛角鰓炭9克　五味子4.5克　炮姜炭2.4克　生艾叶4.5克　诃子肉9克　震灵丹9克（分2次吞）

案2 湿热瘀滞（恶露不尽）

陈女

7个月早产后，迄今四旬，恶露未净，时下白带而腥臭，可知生殖器官有慢性炎症，带下频则腹痛更急。

白芍12克　当归9克　荜澄茄9克　生侧柏叶15克　干地黄12克　象贝母9克　苦参片6克　黄柏6克　小茴香2.4克（后下）　台乌9克

【赏析】

产后恶露不净，究其原因，西医认为是产后胎膜剥脱不净，或感染，或子宫复旧不良所致。中医认为乃因产后气虚，或因血瘀，或因血热等所致，因而具有气血亏虚、虚实夹杂的特点。故治疗务必辨明虚实寒热主次，权衡轻重缓急用药，方能奏效。

以上两案均为产后恶露不净，但汤女案虽恶露两月不绝，然其恶露颜色鲜红，腹不痛，明其瘀阻已去，当属虚漏。故章公大胆采用生熟地、萸肉、阿胶、五味子、炮姜炭、艾叶温养止血，以乌贼骨、诃子肉、牛角鰓炭收敛摄血，因俱大量补摄药有留邪之虑，又以震灵丹通涩并用而建功。

而陈女案之恶露不净，缘于早产之后，其恶露月余不净，而并见带下腥臭、腹痛，明其湿热瘀滞，以致引起子宫复旧不良。章公治疗此症，未仓促止涩，而以清热燥湿、理气养血为治。先生以苦参、黄柏、象贝母清热燥湿，又虑湿性黏滞，故用荜澄茄、小茴香、台乌行气化湿，白芍缓急止痛，当归、生地养血扶正，仅以侧柏叶清热止血。全方配伍精炼，充分体现了章公辨证治病之明晰。

以上两案，均以恶露不净为主症，但引起的原因有别。前者乃气血虚弱无以摄血引起；后者乃湿热纠结胞宫，使血难以归经所致。故章公治前案，大胆进补；诊后案则用清热燥湿行气之药以攻邪。足见章公临床辨证之明晰，用药之精当。

第三章 儿 科

一、温病

案1 热重于湿

丁弟

热病延长二候以外，而神志迷蒙者，其病灶多半在肠。仲景则以为白虎证、承气证。清代则以为伏气温病，有湿重、温重之分。苔腻者湿重。病者其苔并不垢腻，而神志时明时昧，温重也。凡时症后期，凭脉而不凭舌，今两脉细数，阳症而见阴脉，危候也。

连翘12克　天竺黄2.4克　黄芩9克　蚤休6克　石菖蒲12克　带心川贝6克 青蒿9克　大地龙9克　陈胆星5克

另：紫雪丹1.2克，葡萄酒送服。

二诊：仍予前方加减。

石菖蒲12克　黄芩9克　干地黄15克　天花粉12克　连翘12克　陈胆星6克 升麻5克　肥知母12克　紫雪丹0.9克（吞）

三诊：紫雪丹原出《本事方》，尝用而大行于世者为叶天士，此可补仲景强心方法之不足。病者服之，谵语神蒙立止。此药兼有解毒、镇静能力。如是重症，非大量不能见效。今是轻者耳！

青蒿9克　白薇9克　银花9克　连翘12克　石菖蒲9克　带心川贝6克　天花粉15克　料豆衣12克　白茅根1扎

四诊：两脉沉细不鼓指。壮年人见此脉，便难挽救；未冠者之心脏浑璞，侵害易衰弱，亦易恢复，故见此脉，未必定是绝症。病历 18 日，清凉苦寒，自难再进。

当归9克　附子6克　潞党参9克　仙鹤草15克　大枣4枚　煨草果5克　云苓9克　白芍9克　炙甘草3克　谷麦芽各9克　酒淋黑大豆12克

【赏析】

本案患热病二候以上，伴神志迷蒙，舌苔并不垢腻，表明温病热重于湿，热蒙心窍。两脉细数，表明正气不足，病情危重。章公治用清热祛湿开窍法，药用黄芩、连翘、蚤休清热，青蒿清热祛湿，天竺黄、石菖蒲、川贝、陈胆星化痰开窍，地龙清热息风，紫雪丹清热解毒，镇惊开窍。二诊仍守上法，以上方加减，药用黄芩、连翘清热，石菖蒲、陈胆星化痰开窍，紫雪丹清热解毒，镇惊开窍，加干地黄、天花粉、知母滋阴清热，升麻解毒。三诊时谵语神蒙已止，表明药已中的，其中紫雪丹清热解毒，镇静开窍之作用尤巨。然余邪未尽，故治以滋阴清余热，兼以化湿之法。药用青蒿、白薇、银花、连翘以清余热，天花粉滋阴清热，石菖蒲、川贝化痰，料豆衣化湿，白茅根利湿。四诊时两脉沉细不鼓指，表明脾肾阳虚。患儿初诊时即两脉细数，本已正气不足，又病历 18 日，见两脉沉细不鼓指，说明正气衰微至极。此时，正衰已成主要矛盾，故章公云"清凉苦寒，自难再进"，而改用温肾补脾法治之，药用附子温补肾阳，党参、大枣、云苓、炙甘草补脾益气，草果温中，黑大豆调中下气，当归、白芍补血，仙鹤草健胃强力，谷麦芽消导。

章公此案，首辨温病热重湿重，以明清热与化湿药之轻重。当谵语神蒙止后，则用清余热，兼以化湿之法。末诊正气虚衰至极，则又急用温补脾肾之法以救之。全案充分体现了因证立法，随法处方用药，圆机灵活的辨证论治精神；尤其体现了章公治病中善于抓主要矛盾的思想，足以启迪后人。

案 2　阳明热盛

陆幼

高热 4 日，入夜为甚，则气喘而神蒙，因其排便不爽，予凉膈散加广郁金、牛黄抱龙丸。

二诊：其热弛张起伏，有时神迷谵语，其腹按之膨满。此阳明证，清之、下之。

寒水石12克　黄芩6克　连翘9克　肥知母5克　青蒿6克　瓜蒌9克　枳实5克　郁金5克　酒洗地龙9克　晚蚕沙9克（包）　皂荚子3克　神犀丹1粒（化服）槟榔6克

三诊：高热40℃见退，右鼻腔有热疮，呼吸尚有紧张状，所幸时作咳，温邪有外泄之路。

北沙参9克　嫩射干5克　净连翘9克　肥知母5克　玉桔梗3克　远志3克　石菖蒲9克　麦冬6克　陈胆星2.4克　粉甘草3克　神犀丹1粒（化服）

【赏析】

此案患儿高热4日，入夜为甚，并见气喘而神蒙，而又排便不爽，表明不仅邪热壅盛于里，而且阳明里有积滞，故章公凉膈散泻热通便，导热下行，因其神蒙，故加郁金、牛黄抱龙丸清心化痰开窍。二诊时其热弛张起伏，有时神迷谵语，其腹按之膨满，则阳明经热炽盛、腑气壅遏之象进一步显露，故治用清之下之。药用寒水石、知母、黄芩、连翘等清泄里热，枳实、瓜蒌、槟榔、蚕沙行气和胃导滞，郁金、皂荚、神犀丹清热凉血清心、化痰开窍，地龙清热息风，防其热盛动风。三诊时高热见退，右鼻腔有热疮，呼吸尚有紧张状，时作咳，说明大热已去，而余邪未尽，肺有余热，且阴液损伤，故以养阴清热、宣肺化痰止咳为治，药用北沙参、麦冬养阴清热，连翘、知母、射干等以清余热，桔梗、远志、陈胆星化痰止咳，石菖蒲、神犀丹清热凉血、化痰开窍。全案辨证明晰，处方用药精到，体现了章公处治危重症的高超技巧。

二、小儿肺炎

案1　麻毒内陷

柯幼

麻疹后 1 周，气逆鼻煽，肌热不退，啼哭不能出声，肺气有壅闭之虑。（麻疹后肺炎）

生麻黄 2.4 克　玉桔梗 3 克　带心川贝 6 克　淡黄芩 5 克　杏仁 6 克　嫩射干 5 克　净连翘 9 克　石菖蒲 6 克　远志肉 3 克　粉甘草 3 克

另：苏合香丸 1 粒，研末，分 4 次调服，每 3 小时 1 次。

二诊：药后气逆大定，热挫。假使其热夜间不再上升，有出险之望。

生麻黄 2.4 克　净连翘 9 克　淡黄芩 5 克　远志 3 克　石菖蒲 5 克　川贝 6 克　射干 5 克　紫菀 6 克　苏子 6 克（包）　粉甘草 3 克

【赏析】

小儿肺炎是以发热，咳喘，气急，鼻煽为主要临床表现的呼吸道急症。其证多因外感风邪，或麻疹毒邪内陷，致肺气郁阻，清肃失令所致。本病的治疗多以宣肺透邪、清热化痰为主。本案为麻疹后，见气逆鼻煽、肌热不退、啼哭不能出声，显系麻毒内陷、邪气阻肺、肺气有壅闭之虑，故章公治用清肺开闭之法，防肺气之壅闭。药用黄芩、连翘清肺泄热，麻黄、杏仁、桔梗开泄肺气，更用苏合香丸之温开，以开泄肺气，射干、川贝、石菖蒲、远志泄肺化痰。全方清热化痰与开泄肺气并用。药后，气逆大定，热挫，表明药已中的，病情已转危为安。故二诊续用清开之法，继用上方化裁。然减杏仁、桔梗、苏合香丸等开泄肺气之药，仅用麻黄开泄肺气，仍用黄芩、连翘、射干、川贝、石菖蒲、远志等清肺化痰，加紫菀、苏子肃肺。此案一诊时病势较危急，肺气有壅闭之虑，故用大队开泄肺气之药，以防肺气之壅闭，病邪之内陷。二诊时病势已挫，表明药后肺气得宣，肺热得泄，故仅用一味麻黄开泄肺气，并稍加肃降肺气之药。前后二诊，充分体现了章公据证施治、灵活用药的特点。

案 2　肺热壅盛

王孩

壮热（39.5℃），两颧发赤；两颧属肺，肺热可知。呼吸微急，进一步便是气急鼻煽。

薄荷5克（后下）　连翘9克　黄芩9克　浮萍3克　苏子9克（研炒）　桑白皮9克　射干2.4克　地龙9克　冬瓜子9克　茅根1扎　粉甘草2.4克

二诊：检温38.6℃，热虽稍轻，胸中烦热殊甚，咳引右胁下痛，舌前半抽剥，后半垢腻。胁肋为肺之分野，热伏于肺，以辛散之，以苦泄之。

薄荷5克（后下）　连翘9克　黄芩9克　前胡6克　杏仁泥15克　桔梗2.4克桑白皮9克　知母9克　大力子9克　全瓜蒌12克　活芦根30厘米

三诊：体温39.2℃，前方不能挫其热势，入夜两颧烘热，今以白虎汤为骨干，舌红加地黄，便秘加芒硝。

生石膏24克　知母9克　鲜生地24克　桑白皮9克　苏子12克（研）　玄明粉9克（冲）　全瓜蒌12克　活芦根30厘米　生甘草5克　粳米1撮

四诊：测温39.5℃，热稽留不退，痰中带有淡红色血液，肺热之鸱张可知。肺与大肠为表里，若不通大便，热不得下泄。

石膏30克　知母15克　黄芩9克　桑白皮9克　麦冬9克　玄参12克　地龙12克　鲜芦根30厘米　瓜蒌仁18克　玄明粉9克　白萝卜汁30克（冲）

五诊：咳喘颧红，高热不退，痰中带血，其为肺热叶举，殆无疑义。昨起时有寒意，汗亦不多；肺主皮毛，皮毛不得疏泄，则肺气失宣。

鲜芦根30厘米　生麻黄3克　生石膏30克（打）　知母15克　光杏仁15克桔梗5克　黄芩9克　连翘12克　甜葶苈9克　地龙15克　石菖蒲9克　生甘草3克

六诊：颧红面积已缩小，肺热亦渐次减轻；咳虽增剧，肺热有外泄之路，不足虑也。

鲜芦根30厘米　生麻黄3克　生石膏30克（打）　桑白皮9克　光杏仁15克桔梗5克　黄芩9克　连翘12克　地龙15克　甜葶苈9克　生甘草6克

七诊：病历第八日，其热已成尾声。清肃肺气，以善其后。

知母6克　麦冬9克　连翘9克　苏子12克（研）　炙紫菀9克　象贝母9克

光杏仁 15克　桑白皮 9克　生甘草 5克　清炙枇杷叶 9克

【赏析】

此案初诊壮热，两颧发赤，呼吸微急，是属肺热壅盛可知。章公用苦泄辛散法以清宣肺热，冬瓜子、茅根以清泄肺热，桑白皮、射干、地龙、苏子以开泄肺气，薄荷、浮萍透表散邪，期邪热从外而散。二诊时其热稍减，然胸中烦热殊甚，咳亦较甚，表明热伏于肺未去，故仍用苦泄辛散法，于上方略事加减，用连翘、黄芩加知母、芦根以加强清肺热之力，加前胡、杏仁、桔梗、全瓜蒌、杏仁以化痰止咳，以薄荷、大力子透表散邪。三诊时高热仍不退，体温 39.2℃，前方不能挫其热势，入夜两颧烘热，舌红，便秘，表明阳明热盛，而又腑气壅滞，兼及血分，故章公改用清下并用之法，以白虎汤清阳明在经之热，加芒硝通下泻热，生地清热凉血。四诊时高热稽留不退，且痰中带有淡红色血液，表明肺热鸱张，故仍用清下之法，于上方加减用之。五诊时仍高热不退，咳喘颧红，痰中带血，表明肺热叶举无疑。然自昨起时有寒意，汗亦不多，说明肺气失宣。改用宣肺泄热法，用麻杏甘石汤与白虎汤合方，加黄芩、连翘、鲜芦根、桔梗、甜葶苈、地龙、石菖蒲等清肺泄热、化痰止咳平喘之剂，清宣并用，使邪有外泄之路。六诊时肺热渐次减轻，颧红面积已缩小，表明肺热得以外泄，故咳虽增剧，不足为虑。效不更方，故继用上方减清热润燥之知母，化痰之石菖蒲，加桑白皮泻肺平喘。七诊时其热已成尾声，故治用清肃肺气，以善其后。

本案高热，咳喘颧红，且痰中带血，病情甚为危重。前后历 8 日，共七诊。章公对于此证，分析透彻，辨证明晰，处治果断正确，终使病情转危为安。

案 3　风温犯肺

杨幼

骤然惊厥，当由高热而来。咳呛半月之久，今气急鼻煽，喉中痰声漉漉。

温邪犯肺，肺热叶举，失其肃降之常，急以麻杏石甘汤以开其闭。

活芦根30克　麻黄1.8克　生石膏18g　杏仁泥12克　苏子9克　炙紫菀6克
射干2.4克　连翘9克　桔梗5克　甘草1.5克

二诊：越宿热退神清，以此方清肃肺气。

桑叶皮各5克　苏子9克　杏仁泥12克　象贝6克　玄参9克　知母6克　麦
冬6克　冬瓜子9克　甘草2.4克

案4　风寒犯肺

刑幼

寒热无汗，咳呛气急，鼻翼煽动，脉弦紧，此俗呼为肺风痰喘。

大青龙汤加葶苈子、桑皮。

案5　痰热闭肺

夏幼

壮热三日，鼻煽，啼哭无泪，痰声漉漉，此肺闭也。

竹沥半夏9克　胆星5克　生白附子5克　白芥子5克　远志5克　石菖蒲5克
蚤休6克　地龙9克　玉雪救苦丹1粒（化服）

另：麻黄9克，白芷12克，苏子15克，橘皮、佩兰各9克，煎汤，令吸
其蒸汽，勿入口。

【赏析】

此三案均系小儿肺炎咳喘鼻煽，然病情不同，故治法迥异。杨案见惊厥，
高热，咳呛，气急鼻煽，喉中痰声辘辘。是为风温犯肺，肺气郁闭所致，故
治用宣肺泄热，药用麻杏石甘汤加连翘、芦根、射干、桔梗、紫菀、苏子等
清热化痰、止咳平喘之剂，药后即热退神清，继用清肃肺气善后。邢案见寒
热无汗，咳呛气急，鼻翼煽动，脉弦紧。显系外感风寒，内蕴郁热，故治用
外散风寒，内清郁热。药用大青龙汤加葶苈子、桑白皮等泻肺平喘之品。夏

案见壮热，鼻煽，啼哭无泪，痰声辘辘，乃系痰热闭肺，故治用涤痰开闭，药用蚤休、胆星、竹沥半夏、生白附子、白芥子、远志、石菖蒲、地龙等以清热燥湿化痰平喘；并用玉雪救苦丹开泄疏托，以开肺闭；另以麻黄、白芷、苏子、橘皮、佩兰等，煎汤吸气，以宣肺化痰，起到辅助治疗作用。三案同系肺闭咳喘之证，但一系热闭，一系寒闭，一系痰闭，故治法完全不同，章公一用辛凉清宣肺气的麻杏石甘汤，一用外散风寒、内清郁热的大青龙汤，一用涤痰开闭的胆星、竹沥半夏等药，充分体现"观其脉证，随证治之"的精神，值得后学司法。

三、麻疹

案 1　麻疹初起

孙幼

口颊黏膜散布细小之白点，此点见于发热数日以后，终是麻疹现象。未曾透布，先发惊厥而喉有痰声，预后不能必其安全，是在看护得宜，方法另具别纸。

粉葛根9克　桔梗3克　炙苏子9克（包）　粉前胡3克　牛蒡子6克　芫荽子6克　无价散0.9克（分2次调入）　粉甘草2.4克　扁豆衣9克　干荷叶1角

二诊：麻疹稀朗隐约，关乎体质之薄弱，予补中益气汤，痉厥加地龙、龙齿。

生黄芪5克　党参6克　橘皮6克　当归6克　生白术9克　升麻2.4克　春柴胡2.4克　粉草3克　青龙齿6克（煅研末冲）　大地龙9克

【赏析】

麻疹是小儿常见发疹性急性传染病。其病由麻疹时邪所致。其临床表现为发热三天后，遍身出红色疹点，状如麻粒，故名麻疹。本病一般可分初热、见形、收没三期。初热期治宜辛凉透表，见形期宜清热解毒，收没期宜甘凉养阴。本案见发热数日以后，口颊黏膜出现散布细小之白点，称作柯氏斑，俗云"麻疹斑",是麻疹早期的特有体征,为麻疹早期确诊的重要依据。章公据此而断为"终是麻疹现象",表明章公能吸纳西医知识,而为我所用的科学态度。此时,疹尚未透布,即见惊厥而喉有痰声,有肺气壅闭之象,故章公用宣肺透表法,药用葛根、桔梗、前胡、牛蒡子、芫荽子等。二诊时见麻疹稀朗隐约,表明药后麻疹未能透发,乃因患儿中气虚弱,正虚不能托毒外出,故治用补中益气,扶正透疹,方用补中益气汤。因痉厥,故加龙齿、地龙镇静息风。

案2 麻疹合并肺炎

张幼

瘄历6日,依旧壮热,脉数,气粗鼻煽,肺气有壅闭之虑,火毒有燎原之势。

生麻黄2.4克 生石膏24克(先煎) 玄参9克 连翘9克 北秦皮6克 银花炭12克 川贝母5克 苏子9克(包) 碧玉散12克(包) 杏仁泥9克 射干3克

另用:干荷叶1角,绿豆衣9克,代茶。

二诊:险象大退,仍予开肺气,生津液,解痧毒,原法循序渐进。

生麻黄2.4克 麦冬9克 射干3克 肥知母9克 炙紫菀9克 玄参9克 天花粉9克 绿豆衣9克 金银花12克 粉甘草5克

【赏析】

本案麻疹历6日,依旧壮热,脉数,气粗鼻煽,表明麻毒内陷,肺气有壅闭之虑,火毒有燎原之势。此乃麻疹合并肺炎之证,病情较重。章公治用开肺泄热解毒之法,方用麻黄杏仁甘草石膏汤化裁。药用麻黄、石膏、杏仁开肺泄热,黄芩、连翘、射干、玄参、银花炭、秦皮清热解毒,苏子肃肺平喘,川贝清热化痰,碧玉散清热解毒利湿,另用干荷叶、绿豆衣代茶,以清热解毒利湿。二诊时险象大退,表明药已显效,故仍予"开肺气"、"解痧毒",同时兼以"生津液"。因热势已挫,故去泻火清热之石膏、黄芩、连翘、秦皮等，加麦冬、知母、花粉之养阴润燥生津。

四、小儿泄泻

案1　脾肾阳虚

王幼

泄泻次数虽不多，但经过1星期之久，四肢厥冷，已属严重，何况又见高热，而脉沉细。心力大衰，非温药不能拨乱反正。

潞党参12克　生白术9克　炮姜炭3克　炮附块9克　炙甘草3克　扁豆衣9克　绿升麻3克　陈红茶6克　焦六曲9克　川连1.8克

【赏析】

本案泄泻次数虽不多，但经过1星期之久，更见四肢厥冷，脉沉细，表明少阴阳气虚衰，病情危重。此时见高热，乃阳气浮越于外的假热之象。故治疗急用温补脾肾阳气，用附子理中汤化裁。妙在用少量黄连反佐，有通脉四逆加猪胆汁之义。若见高热而用大剂苦寒清热之剂，则势必更伤已衰之阳，而致亡阳之变。

案2　脾虚泄泻

蒋幼

便溏3日，面黄而瘦，无表证，脾虚也。脾虚不能运化水谷，而消化为之不良。

黑防风5克　生白术9克　扁豆衣5克　焦六曲9克　鸡内金9克　陈皮5克　焦谷芽9克　薤白头5克　陈红茶5克

【赏析】

此案便溏而面黄而瘦，无表证，显系脾虚无疑。脾虚不能运化水谷，水湿下注，故便溏；脾为后天之本，脾虚不能运化水谷，气血生化无源，故面黄而瘦。章公治用健脾祛湿法。药用白术、扁豆衣健脾化湿，防风祛风胜湿，陈皮、薤白理气化湿，焦六曲、焦谷芽、鸡内消食导滞，陈红茶消食涩肠。全方紧紧抓住健脾祛湿这一中心，用药轻灵平和，然平中见奇，十分适合小儿用药特点，体现了先生临证处方用药的功力。

案3　大肠热炽

庞幼

主症热而泄泻，其泄是水，苦以坚之。

粉葛根 12克　川连 1.5克　赤苓 9克　银花炭 12克　淡黄芩 6克　飞滑石 12克　嫩白薇 9克　荷叶 1角

二诊：药后，便反秘，腹隐痛。

海南片 6克　郁李仁 3克　杭白芍 6克　生枳实 5克　糖炒山楂 9克　熟锦纹 3克　皂角子 3克　晚蚕沙 5克（包）　玉桔梗 2.4克　香连丸 2.4克（吞服）

三诊：下五六行，无赤黏液，亦不后重。下之，前后腹皆隐痛。

小茴香 5克　生艾叶 6克　熟锦纹 5克　杭白芍 12克　六曲 9克　枳实炭 6克　晚蚕沙 9克（包）　香连丸 5克（分2次吞）

四诊：下三四行，下则肛为之脱，赤白黏液尚未尽除，此可通涩并进。

锦纹 5克　白芍 12克　五味子 3克　白槿花 12克　生艾叶 6克　乌梅 9克　诃子肉 9克　海南片 6克　炒防风 6克　炒枯赤砂糖 12克

另：罂粟壳 12克、五倍子 15克、石榴皮 15克、陈红茶，煎汤熏洗肛门。

五诊：大便次数减少，日一二行：下则肛脱如故，带白色黏液，再守原意，佐以益气。

白芍 12克　乌梅 9克　五味子 3克　补骨脂 9克　诃子肉 9克　海南片 6克　炒谷芽 12克　炒枯赤砂糖 12克　炒苡仁 12克　黄芪 12克　甘草 5克

六诊：便泄日仍一二行，带有黏液少许，病情已尾声，予丸剂、参苓白术散、乌梅丸交替服。

【赏析】

本案初诊见发热泄泻，所泄是水，章公辨证属热泄，治用苦寒清热坚阴止利，即所谓"苦以坚之"。方用葛根黄芩黄连汤清热燥湿止泻，加银花、白薇清热解毒，赤苓、滑石利湿，使湿从下而去，荷叶清热利湿升清。药后便反秘，腹隐痛。表明湿反成滞。故章公二诊改用通下导滞法。药用熟锦纹、郁李仁、白芍、枳实、山楂与香连丸等清热导滞。三诊时泄泻日五六行，伴前后腹皆隐痛，说明积滞未尽，故继用上方去郁李仁等，以减导滞攻下之力，加小茴香、艾叶以温里止痛。四诊时，泄泻减为日三四行，赤白黏液尚未尽除，伴脱肛，表明兼气虚下陷，章公再改用通涩并进法。药用锦纹、白芍以通下，白槿花、海南片以清热燥湿和胃，防风祛风胜湿，乌梅、诃子肉、五味子以涩肠止泄。另用罂粟壳、五倍子、石榴皮、陈红茶，煎汤熏洗肛门，以助涩肠。五诊时，大便次数减少为日一二行，带白色黏液，然仍下则肛脱如故，故治疗再守原意，佐以益气。上方去锦纹之攻下，加黄芪、甘草以补气，苡仁健脾去湿，炒谷芽健脾开胃。六诊时便泄日一二行，带有黏液少许，病情已尾声。章公用参苓白术散、乌梅丸交替服，以健脾、清上温下、固涩止利善后。

此案先生前后六诊。一诊用清热燥湿止泻，二、三诊用通下导滞法，四诊通涩并进，五诊佐以益气，六诊健脾及清上温下固涩止利而善后。整个治疗过程，病情变化较多，但治疗随证而变，圆机灵活，终至获愈。

案4　邪郁少阳

叶幼

肠炎之热，多起伏无定，然则仲景之小柴胡汤，其适应证亦在消化系。

柴胡 3 克　黄芩 6 克　神曲 6 克　百草霜 5 克　甘草 1.5 克　半夏 3 克　党参、苦参各 6 克　红茶 3 克　生姜 1 片

【赏析】

本案肠炎之热，多起伏无定，其与《伤寒论》少阳病"往来寒热"相类

同，显系邪郁少阳，故章公治以和解少阳为主，方用小柴胡汤和解少阳，加苦参以清热燥湿，百草霜、红茶以止泻，神曲以消食和胃。章公本案依据肠炎发热之"起伏无定"，而果断用小柴胡汤，正是根据张仲景《伤寒论》"有柴胡证，但见一证便是，不必悉具"精神的巧妙运用。章氏还指出："仲景之小柴胡汤，其适应证亦在消化系。"可谓要言不烦，甚有见地。盖因小柴胡汤为少阳病主方，少阳属胆，胆属木，而脾胃属土，胆木容易克伐脾土而致脾胃病。故此类脾胃病，其根源在于少阳邪乘，故治疗自当从少阳论治，用和解少阳法，方用小柴胡汤化裁。

案5 心肾阳虚

徐幼

大便清稀，日十余行，精神疲乏异常，终日迷迷然嗜睡，面白肢冷。

附子5克 白术6克 党参6克 炮姜炭2.4克 清炙草3克 扁豆衣6克

【赏析】

本案大便清稀，日十余行，其属虚寒泄泻可知。伴精神疲乏异常，终日迷迷然嗜睡，表明泻久损伤脾肾，心肾阳气虚衰，神失所养，病已及少阴，即少阴病之"但欲寐"是也。更见面白肢冷，进一步证实属脾肾阳衰无疑。当此危重之候，章公急用温补脾肾法，方用附子理中汤（附子，白术，党参，炮姜炭，炙草），加白扁豆健脾化湿。于此案可见，章公乃善用经方的高手。

五、小儿痢疾

案1 热毒痢

周幼

西医诊为细菌性痢疾，服药未效，今高热不退，非白头翁汤不能。

白头翁9克 川黄柏5克 川雅连1.5克 北秦皮9克 苦桔梗6克 杭白芍9

克 枳实炭9克 马齿苋9克 苦参片6克 白槿花12克 荠菜花9克

【赏析】

痢疾而见高热不退，显系热毒之痢。章公治用清热解毒止痢，方用白头翁汤化裁，药用白头翁汤（白头翁，黄柏，黄连，秦皮）清热解毒，凉血止痢，加马齿苋、苦参、白槿花热燥湿止痢，荠菜花止痢，枳实行气，白芍活血，桔梗升提。白槿花即木槿花，其性味甘苦凉，功能清热燥湿，能主治肠风便血、痢疾等，故章公常用治疗泻痢症。荠菜花亦能"治久痢"（《日华子本草》），故章公亦每用之治疗泻痢症。白头翁汤出自《伤寒论》，为治疗"热利下重"（即热毒痢疾）的经典名方，临床上广泛用于细菌性痢疾及阿米巴痢疾，均有较好的疗效。

案2 脾肾阳虚痢

陈幼

始下赤白痢，将及两旬，继则溏薄中夹有黏液。因营养缺乏太甚，目眣无所见，两足亦有浮肿状。此脾阳大虚之候。

炮附片9克 潞党参9克 赤石脂12克 肉豆蔻9克 生艾叶5克 乌梅丸9克 炮姜炭3克 淮山药9克 云苓12克

共研细末，每取5克，稍加白糖，和入饮食中。

【赏析】

本案始下赤白痢，将及两旬，继则溏薄中夹有黏液，伴目眣无所见，两足浮肿，表明痢久损伤脾肾，致脾肾阳虚所致。脾主运化，脾虚不能运化水谷，水湿下注，故大便溏薄。《灵枢·大惑论》云："五脏六腑之精气，皆上注于目而为之精。"肾为先天，脾为后天，今脾肾阳虚，先天及后天之精不能上注于目，故目眣无所见。脾肾阳虚，水湿不化，故两足浮肿。证属脾肾阳虚，故治用温补脾肾，方用附子理中汤化裁。药用炮附片、党参、干姜温补脾肾，艾叶温里散寒，赤石脂、肉豆蔻涩肠止痢，山药健脾益肾，云苓健脾利湿，乌梅丸寒温并用，且酸敛收涩，有涩肠止痢之功，是为治疗久痢之良方。

案 3　寒热错杂痢

李大弟

病泻数月之久，始则作白黏液，赤者则为近半月事。仲景乌梅丸能治久痢。

乌梅丸 15 克　生艾叶 5 克　海南片 6 克　炮附块 5 克　石榴皮 9 克　陈红茶 6 克　炒枯赤砂糖 9 克

【赏析】

本案病泻数月之久，泻下赤白黏液，显由急性痢疾转为慢性痢疾。章公用乌梅丸为主治之。考仲景乌梅丸，乃寒热并用、清上温下之剂。药用黄连、黄柏清热燥湿，干姜、附子、细辛、蜀椒、桂枝温里散寒，人参、当归补益气血，乌梅酸敛，以涩肠止利。全方寒温并用，且酸敛收涩，能涩肠止利，故适用于寒热错杂的久利证。而痢疾日久，多正气损伤而湿热不去，往往寒热错杂为患，故用乌梅丸治之甚当。本案除用乌梅丸外，尚因泻达数月之久，痢久损伤脾肾。故加炮附片以温肾，艾叶温里散寒，海南片解毒和胃，石榴皮、陈红茶涩肠止痢，炒枯赤砂糖补中涩肠，《医林纂要》称其能"暖肾补脾，……涩肠"。

六、小儿咳嗽

案 1　风寒咳嗽

薛幼

咳呛有表证而日久者。三拗合止嗽散最为的当。

生麻黄 2.4 克　杏仁 9 克　甘草 3 克　炙紫菀 9 克　百部 6 克　白前 6 克　桔梗 5 克　橘皮 6 克　荆芥 5.4 克

【赏析】

本案咳呛有表证而日久，有表证当解表散邪，咳嗽日久当止咳。先生以解表散邪与化痰止嗽合法，用三拗合止嗽散。药用三拗汤合荆芥散其表邪，紫菀、百部、白前、桔梗、橘皮化痰止嗽。既用三拗汤解表，其表当属风寒表证无疑。若属风热表证，可仿此法用桑菊饮合止嗽散，疗效亦甚佳。

案 2　痰浊内阻

郭弟

咳声如在瓮中发，惟气管痉挛者有之，故有痰而不易咯唾。以古人经验，当重用开肺。开肺祛痰一也；弛缓痉挛二也。

生麻黄 2.4 克　炙紫菀 9 克　白前 6 克　白芍 9 克　射干 5 克　干蟾皮 6 克　葶苈子 9 克　桑白皮 9 克　粉甘草 3 克

二诊：咳顿挫，再事原方出入。

生麻黄 2.4 克　白前 6 克　射干 5 克　桔梗 2.4 克　桑白皮 9 克　炙紫菀 9 克　葶苈子 9 克　粉甘草 3 克

【赏析】

此案咳声如在瓮中发，有痰而不易咯唾，显系痰浊内阻，肺气失宣。章公治用开肺化痰法。药用生麻黄、桑白皮、葶苈子开宣肺气，紫菀、白前化痰止咳，射干、干蟾皮清热解毒祛痰，白芍敛阴，寓散中有收之义。二诊时咳顿挫，表明药已中病，故继用上方去白芍、干蟾皮加桔梗开肺祛痰。先生治疗此证，提出"当重用开肺。开肺祛痰一也；弛缓痉挛二也"，诚属经验之谈，可资借鉴。

案 3　风热咳嗽

朱弟

咳嗽兼见咽痛，咽头充血故也。无须消炎，疏散亦是消除郁血之一法。

冬桑叶9克　杭菊花9克　射干3克　浮萍2.4克　薄荷叶3克　大力子9克　杏仁泥9克　胖大海3只　桔梗5克　生甘草3克

【赏析】

本案咳嗽兼见咽痛，系外感风热所致，先生治用辛凉疏散之法。药用桑叶、菊花、浮萍、薄荷疏风解表，桔梗、胖大海、生甘草利咽止咳，射干、大力子清热解毒利咽，杏仁肃肺止咳，合用则有疏风散邪之功用，用之使外邪得去，风热得除，则咳嗽咽痛自解，即所谓"疏散亦是消除郁血之一法"也。此方实为桑菊饮化裁，即桑菊饮（桑叶、菊花、薄荷、杏仁、桔梗、连翘、芦根、甘草）去连翘、芦根加射干、大力子、胖大海、浮萍疏风利咽之剂而成。临床实践证明，外感风热而致咳嗽咽痛者，用疏散风热的桑菊饮化裁治疗确有良效。

七、丹痧

喉痧重症

王幼

丹痧发于遍身，骨节酸痛异常，喉痛，此喉痧重症。舌红起刺如杨梅，是其特征。

浮萍草5克　前胡5克　板蓝根9克　紫草2.4克　山栀皮9克　蒲公英9克　薄荷6克　大力子9克　射干2.4克　丹皮6克　连翘9克　六一散9克（包）　白茅根30克（打）

另：玄明粉30克，水冲多次漱口。

二诊：喉痧重症，表之后当清之。

小蓟9克　玄参9克　麦冬9克　连翘9克　升麻2.4克　板蓝根9克　知母9克　银花9克　生山栀9克　通草3克　鳖甲24克（先煎）　藏青果5枚

另：陈莱菔英120克，煎汤代茶。外吹锡类散。

三诊：再投养阴凉血之属。

鲜生地12克　小蓟9克　白薇9克　麦冬9克　夏枯草9克　梗通1.5克　玄参9克　浮萍草5克

四诊：喉痧寻愈，一身关节疼痛，不利转侧。

浮萍草6克　西河柳9克　豨莶草9克　桃仁泥9克　丹皮9克　薄荷6克　白芍9克　汉防己12克　海桐皮6克　晚蚕沙9克（包）

【赏析】

丹痧，又名烂喉痧，或喉痧，是以发热、咽喉胀痛糜烂、肌肤丹痧密布、杨梅舌为临床特征的病证，即西医学当猩红热。其病由疫痧时气，吸从口鼻，并入肺经气分则烂喉，并入胃经血分则发痧。此病初期宜辛凉解表，透邪外出；中期或清或下，或清营凉血；后期宜育阴。本案初诊时丹痧发于遍身，喉痛，舌红起刺如杨梅，为丹痧的典型特征。章公治用解表透邪，清热解毒。药用浮萍草、前胡、薄荷透表散邪，板蓝根、紫草、山栀、蒲公英、连翘解毒泄热，丹皮清热凉血，射干、大力子解毒利咽，六一散、白茅根清热利尿使热从下而去，另用玄明粉，水冲多次漱口，以清热利咽，直接作用于咽喉局部。二诊时，章公采用"表之后当清之"的治疗法则，以清热为主，兼以养阴。药用板蓝根、连翘、银花、生山栀、知母、升麻以清热泻火解毒，藏青果清热解毒利咽，小蓟清热凉血，通草清热利尿，使热从下而去，玄参、麦冬以养阴清热，鳖甲滋阴清热。另用陈莱菔英煎水代茶饮，有辅助治疗作用，《随息居饮食谱》云："凡一切喉症，时行瘟疫，斑疹疟痢，……痧毒诸病，洗尽浓煎服之。"外用锡类散吹于咽喉糜烂处，以清热解毒、利咽消肿、去腐生新。三诊章公继用养阴清热凉血之法，然却以养阴为主，清热为辅。药用生地、麦冬、玄参养阴，白薇、小蓟清热凉血，夏枯草泻火散结，梗通清热利尿，使热从下而泄，浮萍草散邪。四诊时喉痧寻愈，而一身关节疼痛，不利转侧，是属邪毒侵袭关节。章公则治用透邪宣络为主。药用浮萍草、西河柳、薄荷以疏风散邪，豨莶草、汉防己、海桐皮、晚蚕沙以祛风湿、通经络，桃仁活血，丹皮清热凉血，白芍缓急止痛。

由上可以看出，章公治疗此病，根据疾病的不同发展阶段及病理变化，而第次用药，治疗十分有分寸，故取得了较好疗效，充分证明章公临床用药之高妙。